Sander • Schweiger
Vitamin D

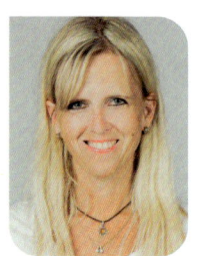

Susanne Sander entdeckte 2017 die erstaunliche Wirkung von Vitamin D bei der erfolgreichen Therapie ihrer eigenen Autoimmunerkrankung mit einer Vitamin-D-Hochdosis (Coimbraprotokoll®). Seit dieser Erfahrung ist es ihr ein großes Anliegen, ihr Wissen weiterzugeben, um auch andere vor Krankheit zu bewahren und Autoimmunerkrankten eine bahnbrechende Therapieoption aufzuzeigen. Aus diesem Grund bildete sie sich umfangreich fort und erreichte 2019 den Abschluss zur Vitalstoffberaterin und Vitamin-D-Beraterin. Susanne Sander ist Diplomverwaltungswirtin und lebt mit ihrer Familie am Niederrhein.

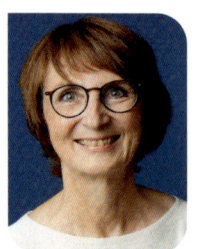

Dr. med. Beatrix Schweiger studierte Humanmedizin in Tübingen, Würzburg und New York. Einen Teil der Facharztausbildung absolvierte sie in Newcastle (UK) und lernte schon früh den Blick über den Tellerrand zu schätzen. In ihrer mittlerweile 30-jährigen Berufserfahrung war sie immer wieder auf der Suche nach neuen Therapiemöglichkeiten, um ihren Patienten noch besser helfen zu können. So stieß sie 2016 auf das Hochdosisprotokoll Vitamin D von Prof. Coimbra aus Brasilien und reiste als eine der ersten aus Deutschland zu ihm, um sich im Coimbraprotokoll® ausbilden zu lassen. Vom Erfolg überzeugt, behandelte sie mittlerweile über 1000 Patient*innen und baute in Deutschland die Coimbraprotokoll®-Ausbildung für Ärzte auf, um noch mehr Patienten die Möglichkeit zu dieser besonderen Therapie zu geben. Sie publizierte hierzu bereits in »Frontiers in Immunology«.

Für Hanna und Lina

Susanne Sander
Dr. med. Beatrix Schweiger

Vitamin D

Heilung gezielt unterstützen und gesund bleiben.
Die Therapieoption bei Autoimmunerkrankungen

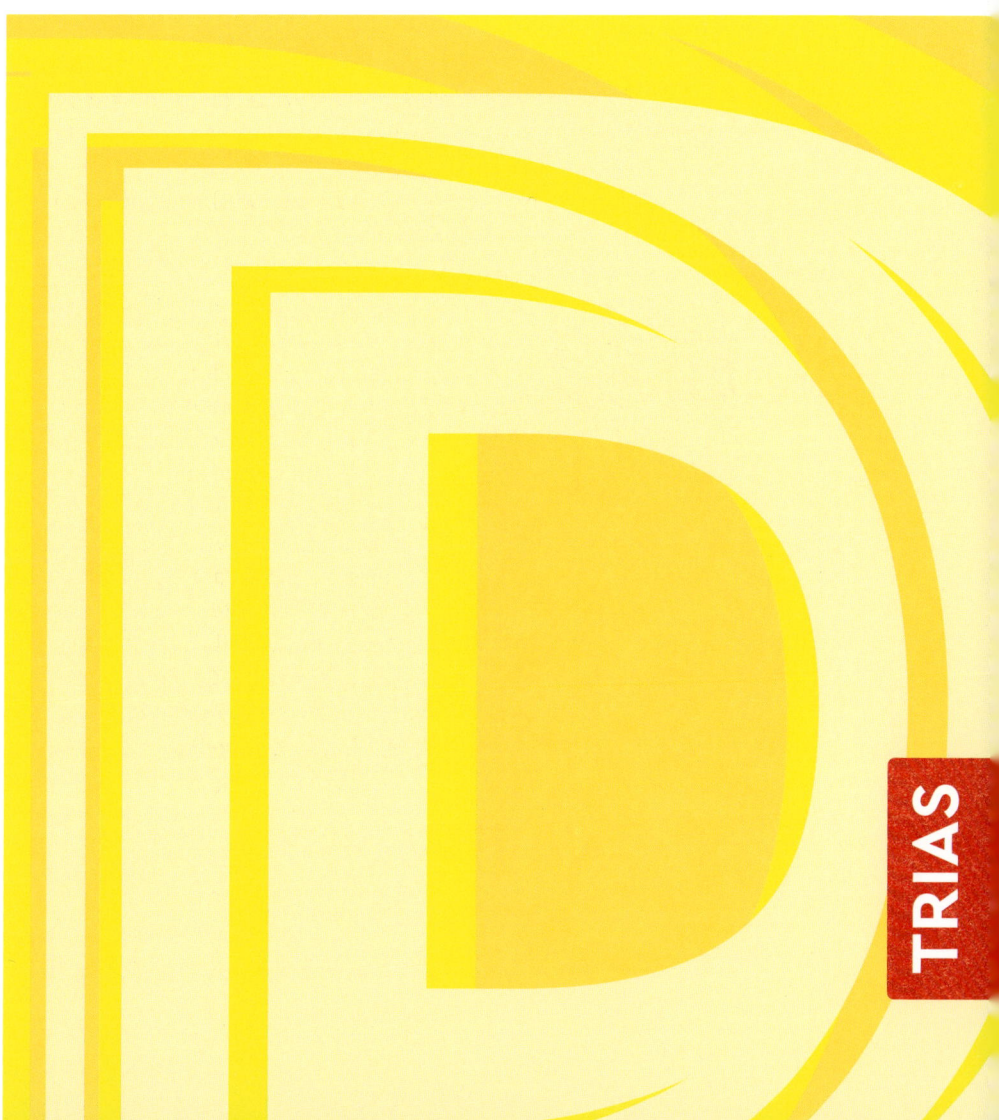

TRIAS

11 Wissenswertes zu Vitamin D

12 Vitamin D – ein Steckbrief
- 12 Warum Vitamin D so wichtig ist
- 14 Unser Lebensstil ist Vitamin-D-feindlich
- 14 Verbreitete Irrtümer über Vitamin D
- 15 Meine erste Begegnung mit Vitamin D
- 16 Die Geschichte von Vitamin D
- 17 Vitamin-D-Supplementation kostet nicht viel
- 17 Vitamin-D-Synthese oder Frau S. tankt Vitamin D
- 20 Vitamin-D-Forschung und -Experten

22 Wie gut sind wir mit Vitamin D versorgt?
- 22 Wie steht es um die Vitamin-D-Versorgung in Deutschland?
- 23 Vitamin D – Stiefkind der Deutschen?
- 25 Vitamin-D-Bildung an verschiedenen Orten der Welt
- 30 Unsere Vitamin-D-Versorgung ist mangelhaft
- 32 Wie viel Vitamin D wird in der Sonne gebildet?
- 34 Unmöglich: Vitamin-D-Bedarf durch Lebensmittel decken
- 36 Grippewelle im Winter und ihre Ursachen
- 38 Wer hat ein hohes Risiko für Vitamin-D-Mangel?
- 40 Symptome eines Vitamin-D-Mangels

43 Gesundheitsprävention durch Vitamin D

44 Vitamin D kann das Erkrankungsrisiko senken
- 44 Alzheimer-Krankheit, Demenz
- 45 Parkinson-Krankheit
- 46 Krebs
- 50 Infektionen
- 51 Schutz vor Covid-19 durch Vitamin D
- 56 Multiple Sklerose
- 58 Osteoporose
- 59 Autoimmunerkrankungen
- 60 Schutz von Zielgruppen mit Vitamin D

66 Vitamin D – die Diskussion
- 66 Vitamin D – ein Dorn im Auge der Pharmaindustrie?
- 68 Werden Nahrungsergänzungsmittel vom freien Markt genommen?
- 69 Standardtherapien der Schulmedizin und ihre (Neben-)Wirkungen
- 69 Das finnische Vorbild
- 70 Neues Heilmittel oder altbekannte Medizin
- 71 Was haben DDR-Wiegekarten mit Vitamin D zu tun?
- 71 Tod durch Vitamin-D-Mangel?

73 Optimieren Sie Ihren Vitamin-D-Spiegel

74 Vitamin-D-Spiegel messen und optimieren
- 74 Messungen
- 75 Welches Vitamin-D-Präparat ist geeignet?
- 77 Vitamin-D-Versorgung durch Sonnenlicht
- 78 So sonnen Sie sich richtig für eine optimale Vitamin-D-Bildung
- 78 Wie hoch liegt der optimale Vitamin-D-Spiegel?
- 79 Wie viel Vitamin D sollte man täglich einnehmen?
- 82 Vitamin D muss täglich supplementiert werden

85 Vitamin-D-Hochdosis – das Coimbraprotokoll®

86 Was ist das Coimbraprotokoll®?
- 87 Mir hat das Coimbraprotokoll® sehr geholfen
- 88 Vitamin-D-Resistenz als Auslöser für Autoimmunerkrankungen

88 Mutationen im Vitamin-D-Rezeptor – VDR-Blockade
90 Fakten zum Coimbraprotokoll®
90 Wem könnte das Coimbraprotokoll® helfen?
91 Was gehört zum Coimbraprotokoll®?
92 Ausbildung der Protokollärzte
92 Erfolgskontrollen des Coimbraprotokolls®
93 Wie das Coimbraprotokoll® abläuft
93 Die Coimbraprotokoll® gUG
94 Wer ist Dr. Coimbra?
94 Die Eckpunkte des Coimbraprotokolls® gemäß Dr. Coimbra
98 Erfolge des Coimbraprotokolls®

100 Das Coimbraprotokoll® aus ärztlicher Sicht

101 Ist das Coimbraprotokoll® wissenschaftlich gesichert?
102 Was ist denn nun der optimale Vitamin-D-Spiegel?
102 Angst vor einem zu hohen Vitamin-D-Spiegel
102 Ich kann nicht auf Kalzium/Käse verzichten
104 Ich kann nicht 2,5 Liter pro Tag trinken
105 Angst vor Nierenschäden
106 Woran merke ich, dass das Coimbraprotokoll® wirkt?
106 Wie schnell und wie gut wirkt das Coimbraprotokoll®?
106 Was bleibt abschließend noch zu sagen?
107 Aktuelle Studien zum Coimbraprotokoll®

110 Meine persönliche Geschichte

110 Die Suche nach der Ursache beginnt
111 Ich fühle mich unsicher und krank
111 Raynaud-Syndrom
112 Diagnose »Myositis«
112 Ich entscheide mich gegen die Schulmedizin
113 Keinen der Ärzte interessierte mein Vitamin-D-Mangel
113 Ich suche verzweifelt nach einer alternativen Behandlung
113 Ein Vortrag von Robert Franz ändert alles
114 Sonnenlicht und Vitamin D
115 Begegnung mit dem Coimbraprotokoll®
115 Ich wollte das Coimbraprotokoll®, und zwar auf der Stelle
115 Mit steigenden Vitamin-D-Dosen verbessern sich meine Werte
118 Glückskurve und Sektkorken
118 Ein überraschter Radiologe

120 Ernährung und Regeln im Coimbraprotokoll®

120 Ernährung
121 Trinkmenge und Wassersorten
122 Medizinische Überwachung und Vitamin-D3-Dosis-Ermittlung
122 Kosten
122 Sportprogramm: für ausreichende Knochendichte sorgen
123 Cofaktoren im Coimbraprotokoll®
128 Seelische Ausgeglichenheit
128 Wie finde ich einen Arzt, der mitmacht?

130 Stimmen zur Vitamin-D-Hochdosis-Therapie

131 Interview mit dem Arzt Dr. med. Volker Schmiedel
137 Interview mit dem Apotheker Hugo Schurgast
142 Interview mit dem Arzt Prof. Dr. med. Friedemann Paul

146 Nachwort

147 Danksagung

148 Quellenangaben
152 Stichwortverzeichnis
154 Empfehlungen von Susanne Sander

Liebe Leserin, lieber Leser,

es ist Frühling 2023. Die Tage werden heller, unser Herz geht auf. Das liegt vor allem daran, dass unser Verlangen nach Licht und Sonnenschein gestillt wird. Mit ihren Strahlen bringt uns die Sonne auch wieder Vitamin D. Im Sommer sind wir gesünder und widerstandsfähiger. Es ist möglich, mit einer geeigneten Vitamin-D-Supplementation auch im Winter unseren Körper entsprechend zu stärken. Und genau darum geht es in diesem Buch: Ich möchte Ihnen davon erzählen, welche vielversprechenden Wirkungen unser Sonnenvitamin hat.

Es ist mein Ziel, dass Sie sich nach der Lektüre dieses Buch gleich morgen in die Sonne setzen und Vitamin D tanken oder Ihren Vitamin-D-Spiegel messen lassen und dann optimieren. Es reicht eben nicht, an die frische Luft zu gehen oder sich kurz (bekleidet) in die Sonne zu setzen, um ausreichend Vitamin D zu tanken. Sie haben es in der Hand, Ihre Gesundheit deutlich zu verbessern! Eine gute Vitamin-D-Versorgung hat zahlreiche positive Wirkungen auf Ihren Körper. Es ist Zeit, diese in Ihr Leben zu integrieren.

Wenn Sie im Winter nicht täglich Vitamin D supplementieren oder einen Urlaub in einem Land nahe des Äquators verbracht haben, ist es nahezu sicher, dass Sie spätestens im Januar/Februar einen Vitamin-D-Mangel entwickeln.

Erzählen möchte ich Ihnen auch von meinem persönlichen Wunder, denn Vitamin D hat mir geholfen, eine schwere Gesundheitskrise (Autoimmunerkrankung) gut zu überstehen. Eine Hochdosis-Therapie mit Vitamin D (Coimbraprotokoll®) ist dafür verantwortlich, dass es mir heute wieder gut geht. Das Coimbraprotokoll® verursacht im Gegensatz zu vielen Medikamenten keine schweren Nebenwirkungen und hat schon vielen Autoimmunerkrankten auf dem Weg zur Beschwerdefreiheit und Gesundheit geholfen. Es ist mir ein Herzensanliegen, Ihnen meine Vitamin-D-Geschichte zu erzählen. Vitamin D kann nicht nur Gesundheit erhalten, sondern auch Gesundheit zurückgeben. Es kann schützen und heilen. Wir alle brauchen Vitamin D.

In diesem Sinne: Bleiben oder werden Sie gesund – vor allem mit Vitamin D!

Ihre Susanne Sander

Die Sonne und Vitamin D

Ohne die Sonne gäbe es keine Vitamin-D-Bildung, ohne die Sonne gäbe es uns Menschen nicht. Die Sonne – Lebenselixier und ein und alles für jedes Lebewesen auf dieser Erde. Die Sonne macht das Leben auf unserer Erde erst möglich. Ohne sie gäbe es keine Menschen, keine Tiere und keine Pflanzen. Ohne sie gäbe es nur Dunkelheit und Kälte. Jeder von uns benötigt Sonnenlicht, Kinder für ein gesundes Aufwachsen, Erwachsene, um gesund zu bleiben. Die Sonne ist der Stern, der der Erde am nächsten ist. Sie ist der Mittelpunkt unseres Sonnensystems. Sie schenkt Licht und Wärme, Lebendigkeit, Fröhlichkeit und unsere Jahreszeiten. Unsere Welt kreist um die Sonne. Sie ermöglicht die Photosynthese bei den Pflanzen und die Vitamin-D-Synthese beim Menschen. Sie ist wichtig für unsere Gesundheit und unser seelisches Befinden. Durch das Licht der Sonne wird das Glückshormon Serotonin hergestellt und Endorphine werden ausgeschüttet. Durch Serotonin werden unsere Stimmung und das seelische Befinden verbessert. Glückshormone entstehen, wenn Sonnenlicht unseren Körper berührt. Erhält ein Mensch zu wenig Sonnenlicht, kann dies zu Gesundheitsstörungen führen, z. B. zu Depressionen. Die UV-Strahlung der Sonne senkt den Blutdruck und verbessert unsere Immunabwehr; Sonne fördert unsere Gesundheit.

Wenn die Sonne scheint, sind wir glücklicher. Im Sommer tragen wir kurze Hosen, Tops und T-Shirts, halten unser Gesicht in die Sonne und – lächeln. Die Sonnenstrahlen tun uns gut, sie fühlen sich gut auf der Haut an. Instinktiv weiß jedes Lebewesen, dass die Sonne dem Körper guttut. Auch die Tiere halten inne, Kaninchen und Katzen legen sich in die Sonne und die Blumen recken ihre Köpfchen in ihre Richtung. Die Sonne spendet allen Lebewesen das lebenswichtige Vitamin D. Doch unsere Lebensumstände, das Leben in Räumen und Sonnenschutzmittel verhindern die so wichtige Vitamin-D-Bildung über unsere Haut. Wie viel Vitamin D über die Sonne gebildet wird, hängt jedoch von diversen Faktoren ab: dem Ort, der Dauer der Besonnung, der Jahreszeit, der Uhrzeit, dem Wetter und der Höhe, auf der wir uns befinden, unserem Hauttyp, unserem Alter, unserer Kleidung, ob wir Sonnenschutz aufgetragen haben usw.

In vielen Ländern, wie z. B. Deutschland, ist eine Vitamin-D-Bildung nur in wenigen Monaten möglich. Die Stärke der Vitamin-D-Bildung hängt davon ab, wie weit sich das Land vom Äquator entfernt befindet. In nördlichen Ländern ist es wichtig, im Sommer viel Sonnenvitamin zu speichern und im Winter Defizite durch Vitamin-D-Einnahme auszugleichen.

Viele Forschungsergebnisse zeigen, dass Vitamin D einen großen Einfluss auf unsere Gesundheit haben kann. Dennoch wird diese Tatsache oft ignoriert. Viele Krankheiten können entstehen, die mit einem ausreichenden Vitamin-D-Spiegel hätten vermieden werden können. Krankheiten, die durch Behebung des vorhandenen Vitamin-D-Mangels geheilt werden könnten, werden nicht geheilt und stattdessen mit nebenwirkungsreichen Medikamenten behandelt. Vitamin-D-Mangelzustände werden erst gar nicht erkannt oder nicht therapiert.

Vitamin D ist eine »Wundertüte« und vieles muss noch erforscht und bewiesen werden. Aber viele beeindruckende Gesundheitseffekte sind bereits bekannt und die können und sollten wir uns – unserer Gesundheit zuliebe – zunutze machen.

Wie kann man einen Vitamin-D-Mangel feststellen und beheben? Reicht es, wie viele meinen, wenn man »viel an der frischen Luft« ist? Muss man Vitamin D supplementieren oder kann man es auch ausreichend natürlich empfangen? Was muss dabei beachtet werden? Warum haben Kinder im ersten Lebensjahr keinen Vitamin-D-Mangel? Und stimmt es, dass ein guter Vitamin-D-Spiegel auch eine Covid-19-Erkrankung mildern kann? Wie kann man seine Gesundheit stärken und seinen Stoffwechsel und sein Immunsystem optimieren? Wie kann man Krankheiten heilen und vermeiden? Meine persönliche Vitamin-D-Geschichte wird Ihnen verdeutlichen, welche unglaubliche Wirkung Vitamin D haben kann. Gehen auch Sie den Weg zu Ihrer Gesundheit. Sie haben nur die eine.

Wissenswertes zu Vitamin D

Wenn Ihnen Ihre Gesundheit wichtig ist, dann führt kein Weg an Vitamin D vorbei. Schauen wir uns dieses Vitamin, das eigentlich ein Vorhormon ist, genauer an.

Vitamin D – ein Steckbrief

Wie schön wäre es, wenn viele unserer gesundheitlichen Beschwerden gelindert werden könnten, wenn sich krankheitsbedingte Probleme ganz einfach lösen ließen.

Wir wissen, dass es viele Stellschrauben gibt, die die eigene Gesundheit verbessern können. Stellen Sie sich vor, Sie liegen entspannt in einem warmen, duftenden Schaumbad und auf der Wasseroberfläche schwimmen schillernde Seifenblasen, kleine und große. Jede dieser Seifenblasen stellt einen Teil Ihrer Gesundheit dar. Eine Seifenblase heißt »regelmäßige sportliche Betätigung«, eine heißt »ausreichend Schlaf«, eine andere wiederum heißt »Stressbewältigung«, die nächsten Seifenblasen haben die Bezeichnungen »gute soziale Beziehungen«, »ausgewogene Ernährung«, »Darmgesundheit« und »ausgeglichener Haushalt an Vitaminen, Mineralien und Spurenelementen«. Eine der größeren Seifenblasen symbolisiert einen ausreichenden Vitamin-D-Spiegel. Und wie es in einem Schaumbad so ist, platzt mit der Zeit eine Seifenblase nach der anderen. Übertragen auf Ihre Gesundheit bedeutet dies: Je mehr der genannten Gesundheitselemente verloren gehen, umso schwieriger wird es für Ihren Körper, die Balance zu halten und gesund zu bleiben.

Dabei wäre es so einfach, sich z. B. um eine ausreichende Vitamin-D-Versorgung zu kümmern. Vitamin D ist kostengünstig, hat keine Nebenwirkungen, ist altbekannt und seine Wirksamkeit wurde schon so oft bewiesen. Es fällt schwer zu verstehen, warum diese einfache und so effektive Gesundheitsmaßnahme es so schwer hat, in die heutige Medizin vollständig integriert zu werden. Wäre es nicht ein schönes Bild, wenn die Menschen irgendwann ihre Arztpraxis aufsuchen, um ihre Gesundheit zu erhalten und nicht, weil es ihnen schlecht geht?

Warum Vitamin D so wichtig ist

Vitamin D spielt eine sehr wichtige Rolle bei der Regulation zahlreicher Prozesse im menschlichen Körper wie z. B. der Muskelbildung und -regeneration, dem Knochenstoffwechsel und vor allem dem Immunsystem. Es wird vermutet, dass es eine Rolle beim Schutz vor chronischen Erkrankun-

gen, Diabetes mellitus Typ 2, bestimmten Krebsarten sowie Herz- und Kreislauf-Erkrankungen spielen kann. Fast alle Zellen des menschlichen Körpers verfügen über »Andockstellen« für Vitamin D, die Vitamin-D-Rezeptoren.

Vitamin D ist ein Prohormon

Wir sprechen zwar von Vitamin D, es handelt sich jedoch eigentlich nicht um ein Vitamin, sondern um ein sogenanntes Prohormon, also die Vorstufe eines Hormons. Vitamine gehören zu den essenziellen Stoffen (Eselsbrücke: »Man muss sie essen«), das heißt, sie müssen mit der Nahrung aufgenommen werden. Vitamine sind keine Energieträger, sondern werden für lebenswichtige Körperfunktionen benötigt. Ein Hormon wird von Körperzellen selbst hergestellt und dem Kreislauf zugeführt. Das Blut transportiert es dann zu bestimmten Organen. Seine Aufgabe ist es dann, an diesen Organen eine Wirkung zu erzeugen. Bezogen auf Vitamin D bedeutet dies: Es wird von der Haut produziert, geht dann ins Blut und von dort in die Leber und in die Nieren. Hier wird es aktiviert und wirkt dann in vielen Bereichen des Körpers und in verschiedenen Stoffwechselprozessen. Da Vitamin D eben auch über die Haut gebildet werden kann, trifft die Bezeichnung »Vitamin« nicht ganz zu.

Es hat Einfluss auf viele biologische Prozesse

Vitamin D steuert den Aufbau zahlreicher wichtiger Hormone. Als Cholecalciferol, (»Kalkbringer«) transportiert es den »Kalk« zu den Knochen und Muskeln. Wir brauchen also nicht nur Kalzium, sondern auch ausreichend Vitamin D, damit das Kalzium in die Knochen und Zähne eingebaut werden kann. Vitamin D hat Auswirkungen auf viele unterschiedliche biologische Prozesse. Studien und Forschung finden immer neue Zusammenhänge zwischen einem bestehenden Vitamin-D-Mangel und schweren Erkrankungen. Vitamin D steuert, heilt, schützt, baut auf, hat große Auswirkungen auf das Immunsystem und die Psyche und kann die Therapie von schweren Erkrankungen wie z. B. Autoimmunerkrankungen und Krebs unterstützen. Auch Schwangere und Kinder sollten einen guten Vitamin-D-Spiegel haben, besonders aber auch Senioren. Vitamin-D-Mangel kann für viele Erkrankungen verantwortlich sein.

Vitamin D ist eines der wichtigsten Stoffe, die unser Körper für sein Funktionieren braucht. Unser Körper kann Vitamin D über die Haut bilden, aber nur geringfügig über die Ernährung zu sich nehmen. Eine weitere Möglichkeit ist die Einnahme von Vitamin D. Es ist mittlerweile bewiesen: Wer in unseren Breitengraden im Winter nicht Vitamin D substituiert, erleidet einen Vitamin-

D-Mangel. Aber auch im Sommer ist eine ausreichende Vitamin-D-Aufnahme nicht zu jeder Zeit und an jedem Ort möglich. Dies führt bei vielen Menschen zu einem mangelhaft gefüllten Vitamin-D-Speicher.

Unser Lebensstil ist Vitamin-D-feindlich

Der Lebensstil im 21. Jahrhundert wird leider immer Vitamin-D-feindlicher. Die Menschen verbringen einen Großteil ihrer Zeit in geschlossenen Räumen, Büros, Schulen, Werkstätten, Altenheimen usw. Wenn sie dann endlich der Sonne begegnen, benutzen sie hohen Sonnenschutz, um sich vor ihr zu schützen. Es stimmt zwar, dass ein Sonnenbrand die Haut nachhaltig schädigt und auferndes, regelmäßiges »Braten in der Mittagssonne«, um »schön« braun zu werden, langfristig zu vorzeitiger Hautalterung und Hautkrebs führt. Doch wie so oft verfallen viele Menschen dann ins andere Extrem und lassen nicht den kleinsten Sonnenstrahl an ihre Haut vordringen. So werden Kinder großzügig eingecremt mit auf der Haut weiss-pappender-Sonnenschutzfaktor-50-Creme. So dick, dass sie aussehen wie Clowns am Strand. Dies gibt den Eltern ein beruhigendes Gefühl. Ärzte und Apotheker raten uns dazu. Sogar ein Großteil der Hautpflegeprodukte und Kosmetika verfügt über einen Sonnenschutz. UV-Kleidung und Sonnenhüte ergänzen die Schutzmaßnahmen.

Fatal. Kaum einer warnt jedoch vor Vitamin-D-Mangel. Denn das natürliche Sonnenlicht ist lebenswichtig für jedes Lebewesen, und zwar in seiner gesamten Zusammensetzung und allen Strahlenanteilen (Infrarot, sichtbares Licht und UV-Licht). Wundersam, dass nur wenige davor warnen, mit einem Vitamin-D-Defizit zu leben. Dabei ist es mindestens genauso gefährlich, über nicht ausreichend Vitamin D im Körper zu verfügen.

Verbreitete Irrtümer über Vitamin D

Wenn ich Menschen auf ihren Vitamin-D-Spiegel anspreche, erhalte ich meistens folgende Antworten:

»Vitamin D ist bei mir in Ordnung, ich gehe doch zum Check-up.« Es ist in vielen Arztpraxen so, dass Vitamin D nicht zu den Blutwerten gehört, die standardmäßig überprüft werden. Beim normalen Check-up wird dieser Wert also gar nicht überprüft. Wenn Sie eine Überprüfung wünschen, müssen Sie darum explizit bitten und die Kosten von rund 20 Euro selbst zahlen. Der Referenzwert der Labore liegt bei 20 ng pro ml. Und obwohl dieser Wert viel zu niedrig ist, halten viele es nicht für behandlungsbedürftig, wenn dieser Wert unterschritten wird. Wenn dann doch zu einer Behandlung geraten wird, wird oft empfohlen, 1× pro Woche 20 000 I. E. (Internationale Einheiten) einzunehmen. Auch dies ist in vielen Fällen viel zu wenig.

Hinzu kommt, dass viele Menschen großen Respekt vor Ärzten haben. Sie überlegen sich zuhause, was Sie alles wissen möchten, aber sobald sie dann in der Praxis sind, fragen sie kaum noch nach und nehmen alles widerspruchslos hin. Fragen Sie nach, fordern Sie, diskutieren Sie! Trauen Sie sich! Es geht um Ihre Gesundheit.

»Ich gehe oft an die frische Luft, ich habe keinen Vitamin D-Mangel!« Frische Luft allein hilft nicht, es ist eine ausreichende Bestrahlung zur richtigen Zeit notwendig, um Vitamin D zu bilden.

»Ich kann mich nicht in die Sonne setzen, da bekomme ich einen roten Kopf.« Oder »Ich habe eine Sonnenallergie, ich gehe der Sonne aus dem Weg.« Der rote Kopf in der Sonne und die Sonnenallergie (juckende Ausschläge nach dem Sonnenbad) haben oft mit einem Vitamin-D3-Mangel zu tun. Ich hatte ihn auch, als ich mich früher in die Sonne setzte. Seit mein Vitamin-D-Spiegel in einem guten Bereich ist, habe ich damit keine Probleme mehr.

»Ich gehe den ganzen Winter über jeden Tag spazieren.« Vitamin-D-Bildung im Winter ist in unseren Breitengraden nicht möglich.

»Ich schlucke doch keine Vitamin-D-Tropfen, ich nehme schon genug Medikamente.« Oder »Vitamin D? Neumodisches Zeugs.« Ich hoffe, dass Sie es nach der Lektüre dieses Buches ganz anders sehen, weil Sie erkennen, wie wichtig Vitamin D für Ihre Gesundheit ist.

Meine erste Begegnung mit Vitamin D

Ich bin das erste Mal mit Vitamin D in Berührung gekommen, als meine erste Tochter gerade auf die Welt gekommen war. Der Kinderarzt sagte mir, dass ich meinem Baby im ersten Lebensjahr täglich 500 Einheiten Vitamin D geben sollte. Er ergänzte, dass es sinnvoll sei, da mein Kind im Winter geboren sei, im ersten Halbjahr des 2. Lebensjahres mit der Vitamin-D-Gabe fortzufahren. Als mein Kind 18 Monate alt war, hätte ich also mit dem Vitamin D aufhören sollen. Ich fragte den Kinderarzt, ob es in Ordnung sei, wenn ich das Vitamin D meinem Kind einfach weiter täglich verabreichen würde. »Ja«, sagte der Kinderarzt, »das ist sogar empfehlenswert, tun Sie das.«

Ich verabreichte von nun an täglich diesen 1 Tropfen Vitamin D mit 500 Einheiten, nichtsahnend, dass diese Dosierung mit steigendem Alter hätte erhöht werden müssen. Der Kinderarzt kontrollierte nie den Vitamin-D-Spiegel. Niemand hatte sich dafür interessiert.

Wann kann unser Körper selbst Vitamin D bilden?

Vitamin D ist besonders, da der Körper durch Sonneneinstrahlung in der richtigen Konstellation selbst Vitamin D bilden kann. Vitamin D hat die seltene Eigenschaft, durch UVB-Strahlung über die Haut im Körper gebildet werden zu können. Aber: Die Höhe des gebildeten Vitamin D ist abhängig vom jeweiligen Breitengrad des Ortes, an dem man sich befindet, vom Wetter, von der Jahreszeit, von der Kleidung und von der Tageszeit. Es kommt sogar auf den Hauttyp eines Menschen an: Dunkelhäutige Menschen bilden weniger Vitamin D in der Haut als hellhäutige Menschen.

Einige Jahre später trat bei mir eine Autoimmunerkrankung auf. Auch bei mir interessierte sich niemand dafür, dass ich einen niedrigen Vitamin-D-Spiegel hatte. Ich habe im Selbstversuch täglich 2000 I. E. Vitamin D eingenommen und kontrollierte regelmäßig meinen Vitamin-D-Spiegel. Dies war nur unter ständigen Diskussionen mit dem Hausarzt möglich. Doch für mich damals unverständlich blieb mein Vitamin-D-Spiegel nicht nur auf niedrigem Niveau, sondern senkte sich sogar von 24 auf 19 ng/ml (Nanogramm pro Milliliter). Zweifel kamen in mir auf, ob die allgemein empfohlene Dosierung von 800 I. E. nicht viel zu niedrig liegt, wenn schon eine Dosierung von 2000 I. E. täglich nicht ausreicht. Ich fragte auch meinen damaligen Hausarzt, woran das liegen könne. Er hatte keine Antwort darauf.

Ich habe seitdem viele Gespräche mit Ärzten und Apothekern geführt. Die herrschende Meinung ist, dass »800 I. E. am Tag reichen« und »der Vitamin-D-Hype nicht nachzuvollziehen ist«. Wenn ich dann entgegnete, dass man deutlich mehr Vitamin D als 800 I. E. für einen Erwachsenen benötigt, erhielt ich oft ein verständnisloses Lächeln. Oft folgte dann auch der Hinweis auf die Toxizität von Vitamin D in höheren Dosierungen.

Die Geschichte von Vitamin D

Um das Jahr 1850 herum fand man heraus, dass Stadtkinder eher an einer Rachitis erkrankten als Landkinder. Rachitis ist eine Krankheit, bei der die Knochen weich und brüchig werden. Außerdem entdeckte man, dass die Sonne wichtig für die Knochengesundheit eines Menschen ist. Um die Jahrhundertwende wurde berichtet, dass Kinder, die in sonnigen Zonen lebten, nie Rachitis bekamen.

1919 wurde erstmals Rachitis durch die Bestrahlung mit künstlich erzeugtem UVB-Licht geheilt. Kurz darauf konnten Wissenschaftler beweisen, dass Sonnenlicht die gleiche Heilwirkung aufweist. In Lebertran befand sich ein Stoff, der die schlimme Rachitis beseitigte, er wurde »Vitamin D« genannt. McCollum isolierte Vitamin D. 1928 erhielt Dr. Adolf Windhaus den Nobelpreis für Chemie, da er den Syntheseweg von Vitamin D entdeckte. Durch diesen Fortschritt konnte Vitamin D synthetisiert werden und die Grundlage für die Vorbeugung und Behandlung der Rachitis war geschaffen. Im ersten Weltkrieg wurden bei US-amerikanischen Soldaten Mängel an ihren Nährstoffspiegeln festgestellt. Die Regierung forderte zur Supplementation von Vitaminen und auch Vitamin D auf. Es wurde später entdeckt, dass in sonnigen Gebieten verschiedene Krebsarten weniger auftraten, jedoch folgten daraus keine Konsequenzen. Ab 1970 wurde erfasst, wo Darmkrebssterblichkeit auf der Welt auftrat, und es wurde die Hypothese aufgestellt, dass gute Vitamin-D-Spiegel die Sterblichkeit verringerten. Seit 1970 bis heute erschienen immer mehr Studien über die Wirksamkeit von Vitamin D zur Prävention und Therapie, doch die Studien blieben in vielen Fällen unbeachtet.

Die Geschichte der Zukunft sollte sein, dass die Wirkung und der gute Einfluss von Vitamin D in vielen Bereichen vollständig anerkannt werden, Vitamin D zur Standarduntersuchung in jeder ärztlichen Praxis wird und es eine Selbstverständlichkeit wird, den Vitamin-D-Spiegel eines Menschen in einen optimalen Bereich zu bringen.

Vitamin-D-Supplementation kostet nicht viel

Vitamin D ist in Apotheken oder in Onlineshops frei verkäuflich. Vitamin D selbst ist kostengünstig. Ich möchte behaupten, dass es kein Luxus ist, seinen Vitamin-D-Spiegel zu optimieren. Um dies zu verdeutlichen: Ein Standard Vitamin-D3-Produkt in MCT-Öl kostet aktuell mit 50 ml (1700 Tropfen) rund 10 Euro, 1 Tropfen enthält 1000 I.E. Bei einer Beispielsdosierung von 5000 I.E. pro Tag (individuell zu bestimmen) kostet die Vitamin-D3-Einnahme rund 0,30 Euro, monatlich also 9 Euro.

Bevorzugt werden sollten Vitamin-D-Tropfen in öliger Form gegenüber der Tablettenform. Achten Sie darauf, dass keine unerwünschten Zusätze beigefügt sind und das Vitamin-D3-Produkt frei von Farbstoffen, unerwünschten Stabilisatoren, Aromen und Konservierungsstoffen ist sowie gentechnik-frei. Der Hinweis auf entsprechenden Nahrungsergänzungsmitteln lautet oft: »GMO frei ohne gentechnikveränderte Zutaten«. Es sollte das in Europa und den USA verpflichtende HACCP-Zertifikat (Hazard Analysis and Critical Control Point) haben.

Vitamin-D-Synthese oder Frau S. tankt Vitamin D

Aber wie genau erhöht nun das mit unserer Haut aufgenommene Sonnenlicht unseren Vitamin-D3-Spiegel? Damit dies möglich ist, muss die sogenannte »Vitamin-D-Synthese« stattfinden. Um sie zu verdeutlichen, möchte ich Ihnen die Geschichte von Frau S. erzählen:

Sie legt sich im Sommer in der Mittagszeit im Bikini in die Sonne, schließt die Augen und genießt die wärmenden Sonnenstrahlen, die sie sogleich auf ihrer Haut fühlt. Was passiert nun in ihrem Körper? In ihrer Leber wird das in ihrem Körper vorhandene Cholesterin zum Provitamin 7-Dehydrocholesterol umgewandelt. Dann wird dieses zu den Hautzellen transportiert und in der Haut gespeichert. Das Dehydrocholesterol ist der Stoff, von dem die Vitamin-D3-Produktion ausgeht. Die Vitamin-D-Synthese beginnt genau in dem Moment, in dem die UVB-Strahlung der Sonne auf die Haut von Frau S. trifft. Die ultraviolette Strahlung leitet eine sogenannte »Photolyse« ein. Als Resultat der Photolyse entsteht das wichtige Prävitamin D3. Natürlicherweise erwärmt

---

Vitamin D und seine Bezeichnungen

Die Allgemeinheit benutzt die Bezeichnung »Vitamin D«. Vitamin D3 wird durch Nahrung oder Nahrungsergänzungsmittel aufgenommen und durch Sonne gebildet. Vitamin D3 hat auch die Bezeichnung »Cholecalciferol«. Das im Blut zirkulierende Vitamin D nennt man »25-Hydroxy-Vitamin-D3« oder »25-OH-D« oder »Calcidiol«. Dieses kann im Blut nachgewiesen werden und ist eine Zwischenstufe von Vitamin D. Das Cholecalciferol wird über Calcidiol in das Hormon Calcitriol umgewandelt. Calcitriol heißt auch 1,25-Dihydroxy-Vitamin-D3 oder 1,25(OH)2-D3. Oft wird es auch als »Vitamin D1« bezeichnet. Der besseren Lesbarkeit halber wird in diesem Buch der einfache Begriff »Vitamin D« verwendet.

sich nun die Haut von Frau S. und damit auch das Vitamin D3. Da Vitamin D3 nicht hitzeresistent ist, wird es zu Cholecalciferol umgebaut.

Dieses macht sich über das Blut auf den Weg in die Leber und wird dort zu Calcidiol oder 25-OH-Vitamin-D3 hydroxyliert. Das bedeutet, dass ihm eine Einheit aus Wasserstoff und Sauerstoff (Hydroxylgruppe) angeheftet wird. In der Niere wird Calcidiol wieder hydroxyliert und es entsteht 1,25-Dihydroxycholecalciferol oder Calcitriol. Dieses ist das eigentliche, biologisch aktive Vitamin-D-Hormon. Vitamin D kann ca. 4 Wochen im Körper gespeichert werden.

Mehr Sonne auf der Haut = mehr Vitamin D im Blut

Je öfter Frau S. sich sonnt, umso mehr Vitamin D3 kann sie speichern und umso voller ist der Vitamin-D3-Speicher in ihrem Blut. In den Nieren wird das Calcidiol zum Vitamin-D3-Hormon, das dann den Namen »Calcitriol« trägt. Die Vitamin-D-Transformation ist nun vollzogen. Dies ist der sogenannte »endokrine Weg«. Der endokrine Weg ist vor allem wichtig, damit der Körper durch die Vitamin-D-Versorgung Kalzium aufnehmen kann und die Knochendichte optimal bleibt.

Der für die Immunkompetenz des Vitamin D wichtige Weg ist aber der autokrine oder parakrine Stoffwechsel in den Zellen und Geweben. Die Zellen haben die notwendige enzymatische Ausstattung und so kann in der Zelle selbst das aktive Vitamin D3 gebildet werden. Somit haben wir z. B. in Immunzellen eine direkte, genregulierende Wirkung. Dieser parakrine Weg ist wichtig für die optimale Funktion des menschlichen Immunsystems und die Regulation von über 2000 Genen. Hierdurch wird die starke Bedeutung von Vitamin D für unser Immunsystem deutlich.

Frau S. sollte sich nun nach 7 Minuten auf den Bauch drehen und so auch über ihre Rückseite Vitamin D tanken. Nach ca. 15 Minuten kann sie das Sonnenbad beenden. Auf diese Art und Weise kann Frau S. bis zu 25 000 I. E. Vitamin D über ihre Haut produzieren und damit einen sehr wichtigen Beitrag zu ihrer Gesundheit leisten.[1]

Kann ich zu viel Vitamin D über die Sonne aufnehmen?

Oft wird die Frage gestellt, ob man durch Sonnenbestrahlung zu viel Vitamin D aufnehmen kann. Dies ist jedoch nicht möglich. Der menschliche Körper besitzt einen Schutz und kann nicht mehr als 100 ng/ml aufnehmen. Vitamin D kann jedoch durch eine zu hohe Einnahmemenge überdosiert werden. Daher ist die individuelle Einnahmedosis immer durch einen medizinischen Experten einzustellen.

❱❱ Es braucht mehrere Schritte, bis das wirksame Vitamin-D-Hormon entsteht.

Besonnung – ja, bitte! Aber richtig!

Bei einer Besonnung ist es wichtig, dass man die Haut langsam an die Sonne gewöhnt und nach 10–20 Minuten, je nach Hauttyp, auch aus der Sonne geht bzw. die Haut mit Sonnencreme oder Bekleidung schützt, um keinen Sonnenbrand zu bekommen.

Vitamin D – ein Steckbrief

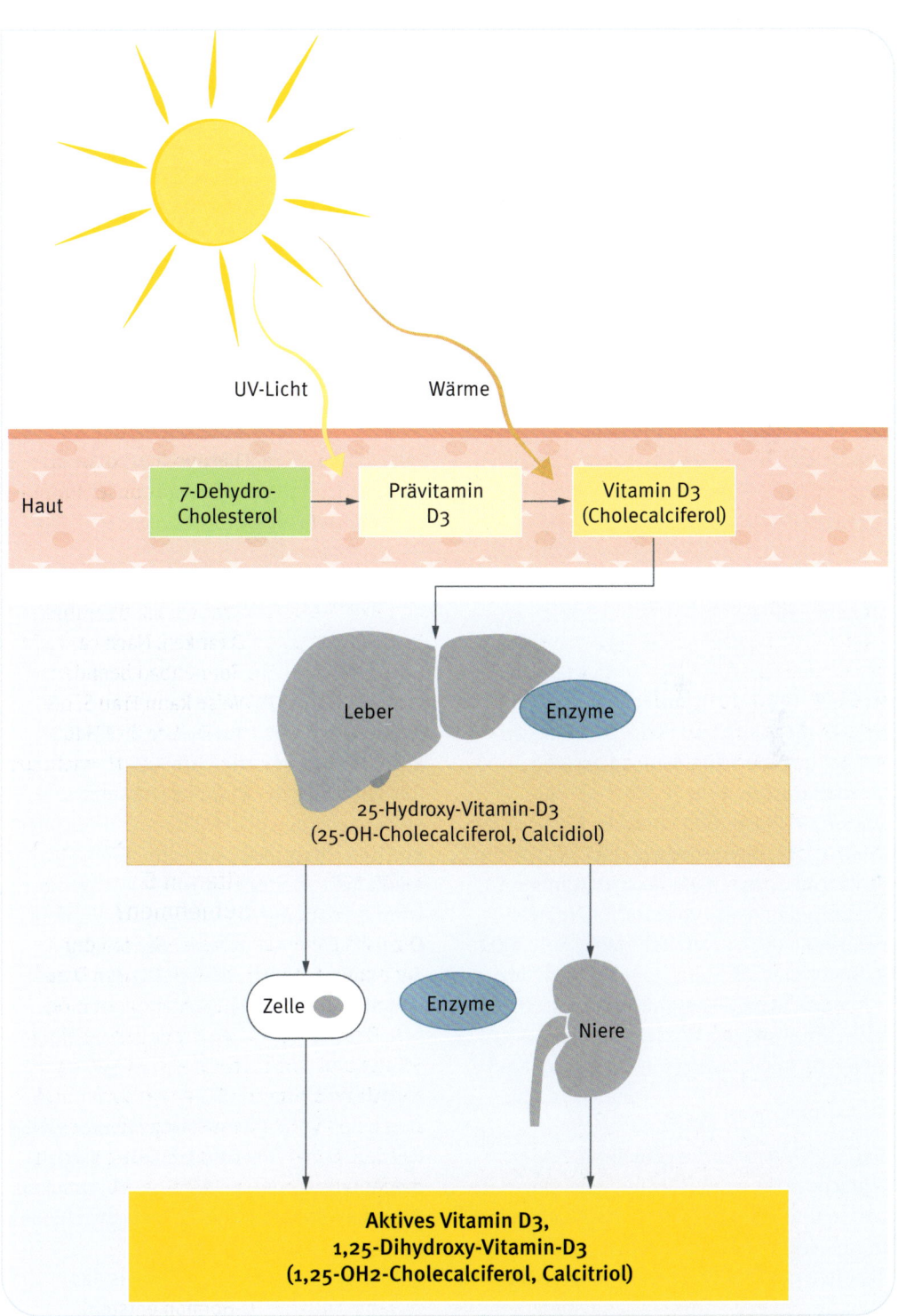

Vitamin-D-Forschung und -Experten

Einige Vitamin-D-Experten haben sich in den letzten Jahren durch ihre Fachbücher und Forschungen zu Vitamin D einen Namen gemacht. Sie arbeiten unermüdlich daran, über den Nutzen und die Vorteile von Vitamin D zu informieren und die Menschen über die enorme Wichtigkeit von Vitamin D aufzuklären. Eine Auswahl der bekanntesten Experten möchte ich Ihnen hier kurz vorstellen. In ihren Studien, Vorträgen, Büchern oder Internetauftritten, von denen ich einen Auszug auch im Anhang erwähne, beschäftigen sich diese Experten immer wieder mit spannenden Informationen zum Thema Vitamin D. Zum brasilianischen Vitamin-D-Experten Dr. Cicero Coimbra (Seite 94) kommen wir später.

Prof. Dr. med. Jörg Spitz

Prof. Dr. med. Jörg Spitz wurde 1943 geboren, kommt aus Schlangenbad bei Wiesbaden und ist Arzt für Nuklear-, Ernährungs- und Präventionsmedizin. Nach seiner Habilitation arbeitete er u. a. als Chefarzt für Nuklearmedizin am Städtischen Klinikum Wiesbaden und als Professor für Nuklearmedizin an der Universität Mainz. Seit 2009 widmet sich Prof. Spitz ausschließlich der Erarbeitung von Gesundheitskonzepten und der Verbreitung des Wissens zum eigenverantwortlichen Umgang mit Prävention und Genesung.

Hierzu gründete er die gemeinnützige Deutsche Stiftung für Gesundheitsinformation und Prävention und die Akademie für menschliche Medizin. Er ist zudem Präsident der Gesellschaft für Biologische Krebsabwehr e. V. (GfbK) in Heidelberg.

Prof. Dr. med. Jörg Spitz ist vor allem bekannt für seine hochinformativen Vorträge über Gesundheitsvorsorge im Allgemeinen und eine gute Vitamin-D-Versorgung im Speziellen. Er vertritt die Ansicht, dass ein Großteil der Menschen nicht ausreichend mit Vitamin D versorgt sei. Sein YouTube-Vortrag »Vitamin D – Hype oder Hope« wurde mittlerweile knapp 7 Millionen Mal aufgerufen. Jörg Spitz ist u. a. Autor einiger Bücher zum Thema Vitamin D und versteht sich selbst als »hochinfektiösen Gesundheitserreger«.

> *Vitamin D3 und Omega-3-Fettsäuren sollten – im Bedarfsfalle – das absolute Minimum unserer Nahrungsergänzung darstellen!*

(Prof. Dr. med. Jörg Spitz)

Dr. med. Raimund von Helden

Als Hausarzt seit 1991 wurde er 2006 der Entdecker und Erstbeschreiber des akuten Syndroms des Vitamin-D-Mangels. Er entwickelte den ersten Vitamin-D-Rechner und den Vitamin-D-Simulator. Die heilsamen Effekte der Kneipp'schen Wasserkur konnte er auf die Aktivierung des Vitamin D zurückführen. Publiziert hat er über die erhöhte Sterblichkeit durch den Vitamin-D-Mangel in Deutschland.

Robert Franz

Durch den Vortrag von Robert Franz in einem Restaurant in Willich im Jahr 2017 habe ich den Anfang meines persönlichen Vitamin-D-Wegs und damit meine Gesundheit gefunden und bin ihm dafür sehr dankbar.

Ursprünglich kommt Robert Franz aus Rumänien. Hier wurde er am 19. Mai 1960 in der Stadt Temeschwar geboren. Bereits in seiner Kindheit liebte er die Natur, ihre Pflanzen, Insekten und Tiere und verbrachte einen Großteil seiner Zeit an der frischen Luft. Bereits ab der 2. Schulklasse verbrachte Robert seine Ferien mit einem Freund in der Natur und lernte dort, sie zu lieben. Er versuchte aus Rumänien auszureisen und kam deshalb ins Gefängnis. Dort verarztete er Menschen. Mit 28 Jahren kam er nach Deutschland.

Er ist ein Gegner der Pharmaindustrie und beklagt sich darüber, dass natürliche Heilmittel bekämpft und Informationen darüber teilweise verschwiegen werden. Robert Franz großes Ziel ist, dass die Menschen wieder Selbstverantwortung übernehmen. Er ist der Meinung, dass Menschen sich selbst heilen und Erkrankungen vermeiden können. Robert Franz ist Autor von einigen Fachbüchern über Naturheilkunde.

Prof. Dr. med. Michael F. Holick

Prof. Dr. med. Michael F. Holick, einer der weltweit führenden Experten für das Sonnenschein-Vitamin, ist Direktor der Bone Health Care Clinic und des Heliotherapy, Light and Skin Research Center am Boston University Medical Center. Er blickt zurück auf über 40 Jahre Forschungsarbeit. Er veröffentlichte bereits über 400 wissenschaftliche Publikationen und ist Buchautor von »The Vitamin D Solution«. Er wurde zudem zahlreich national und international ausgezeichnet.

Prof. Holick erklärte in einem Interview, dass er mit Kollegen herausgefunden habe, dass bei einer täglichen Dosis von 2000 I.E. Vitamin D beim Menschen 291 Gene in ihrem Profil verändert worden seien. Diese wiederum seien für die Kontrolle von über 80 unterschiedlichen metabolischen Prozessen verantwortlich, z. B. auch für die Reparatur der DNA und die Funktion des Immunsystems.[2]

Prof. Dr. med. Bruce W. Hollis

Prof. Dr. med. Bruce W. Hollis ist ein bekannter Vitamin-D-Wissenschaftler. Er ist Professor für Pädiatrie, Biochemie und Molekularbiologie und Direktor für pädiatrische Ernährungswissenschaft an der Medical University of South Carolina, Charleston. Prof. Hollis wurde grundausgebildet an der Ohio State University und promovierte in Ernährungsbiochemie. In seinen Vorträgen erklärt er, dass eine Dosis von 400–600 I.E. Vitamin D nicht ausreichend sei und höchstens Skeletterkrankungen vorbeugen könne. Dagegen sei eine tägliche Dosis von bis zu 10 000 I.E. nötig sowie Vitamin-D-Spiegel bis zu 100 ng/ml im Normbereich. Eine tägliche Einnahme sei unbedingt erforderlich. Prof. Hollis forscht besonders im Bereich der Erhaltung der Gesundheit von Frauen und Kindern. Bereits als Student beschäftigte ihn die Frage, wie es sich erklären ließe, dass Muttermilch die beste Nahrung für ein Baby sei. Er wies in einem Interview darauf hin, dass es einerlei sei, ob Säuglinge 400 I.E täglich einnahmen oder von einer Mutter gestillt wurden, die selbst 6400 I.E. Vitamin D pro Tag erhielt. Substituiere die Mutter jedoch nicht die Menge von 6400 I.E. Vitamin D, so werde der Säugling über die Muttermilch auch nicht genügend Vitamin D erhalten.[3]

Wie gut sind wir mit Vitamin D versorgt?

Vitamin-D-Mangel ist ein globales Problem. Statistiken zeigen, dass über den gesamten Erdball verteilt über eine Milliarde Menschen an einem Vitamin-D-Mangel leiden.

Wie steht es um die Vitamin-D-Versorgung in Deutschland?

Eine 2007 publizierte Studie von Hintzpeter und Kollegen zeigte, dass 57 % der Männer und 58 % der Frauen einen Vitamin-D-Spiegel unter 50 nmol/l (= 20 ng/ml) aufwiesen. Bei älteren Frauen zwischen 65 und 79 Jahren lag der Anteil sogar in der sonnigen Jahreshälfte bei 75 %. Die Autoren kamen zu dem Schluss, dass Vitamin-D-Mangel ein Problem der öffentlichen Gesundheit in Deutschland sei.[4]

Ein noch frappierenderes Ergebnis zeigt die Publikation von Rabenberg und Kollegen. Nach dieser hatten rund 15 % der Erwachsenen und 12,5 % der Kinder, also zusammen rund 11 Millionen Deutsche, im Untersuchungszeitraum von 1998 bis 2011 einen Vitamin-D-Mangel mit 25(OH)D-Serumwerten unter 30 nmol/l (< 12 ng/ml).[5] Damit ist der Anteil mangelhafter Vitamin-D-Werte in der deutschen Bevölkerung nach wie vor beachtlich.

In einer Untersuchung über die Vitamin-D-Versorgung von Senioren in einer geriatrischen Rehabilitationsklinik in Trier lag der 25-OH-Vitamin-D-Spiegel bei 89 % unter 50 nmol/l (< 20 ng/ml). 67 % der Senioren hatten sogar Werte < 25 nmol/l (< 10 ng/ml). Im guten Bereich mit Werten von 75–150 nmol/l (= 30–60 ng/ml) lagen nur 4 % der Senioren. Niemand hatte einen Wert über 250 nmol/l (= 100 ng/ml). Die Messungen wurden im Zeitraum von 2009–2011 an 1578 Senioren mit einem Durchschnittsalter von 82 Jahren bei der Aufnahme in die Einrichtung durchgeführt. Die Verbesserung der Vitamin-D-Versorgung wurde dringend empfohlen.[6]

Die Ansicht der deutschen Gesellschaft für Ernährung (DGE), dass in Deutschland durch Sonnenbaden und ausgewogene Ernährung eine genügende Versorgung mit Vitamin D erzielbar sei, zweifelt Dr. med. Martina Lenzen-Schulte in ihrem Artikel im deutschen Ärzteblatt aus dem Jahr 2021 an.[7] Gerade in unseren Breitengraden und

mit den Vitamin-D-Spiegeln der Lebensmittel sei dies nicht möglich und führe zu schlimmen Vitamin-D-Mangelzuständen, so Lenzen-Schulte.

In diesem Artikel im deutschen Ärzteblatt wird auch Dr. med. Johannes Scholl, Facharzt für Innere Medizin und Vorsitzender der Deutschen Akademie für Präventivmedizin, zitiert, der empfiehlt, im Winter ausreichend Vitamin D3 einzunehmen. Er bezweifelt, dass die empfohlenen 800 I.E./Tag dafür ausreichen würden. Er habe in seinen eigenen Forschungen und über 4000 Vitamin-D3-Bestimmungen pro Jahr bei seinen Patienten festgestellt, dass die Menschen im März eines Jahres nicht mehr als durchschnittlich 12 ng/ml Vitamin D3 gespeichert hätten und auch nach dem Sommer nur jeder 5. Patient über 30 ng/ml erreicht habe. Wer einen Vitamin-D-Mangel von 10 ng/ml habe, müsse ca. 6 Wochen lang täglich 5000–6000 I.E. Vitamin D einnehmen, um seinen Spiegel in den Normalbereich von über 30 ng/ml zu bringen. BMI und Größe der Menschen müssten außerdem entsprechend bei der Auswahl der täglichen Vitamin-D-Einnahme berücksichtigt werden.

Die DGE (Deutsche Gesellschaft für Ernährung) hält dagegen: In einer Presseinformation vom 04.02.2021 im Rahmen der Vitamin-D-Zufuhr zum Schutz vor Corona erklärt die DGE dagegen, dass man zwar vermuten könne, dass niedrige Vitamin-D3-Spiegel ein erhöhtes Risiko für eine Covid-19-Infektion und einen schweren Verlauf bedeuten würden, man könne aber aufgrund der aktuellen Studienlage keine Empfehlung für eine Substitution abgeben. Dosierungen über 800 I.E. pro Tag »dürften nur unter ärztlicher Kontrolle und unter Bestimmung des Vitamin-D-Status erfolgen«.[8]

Leider ist es so, dass viele Menschen nichts über ihren Vitamin-D-Mangel wissen und auch nichts darüber, welche gesundheitlichen Folgen dieser Mangel für sie bedeuten könnte.

Vitamin D – Stiefkind der Deutschen?

Ohne Statistiken auszuwerten, kann man vermuten, dass die Deutschen eher sparsam Vitamin D tanken, auch wenn sie gerne »frische Luft schnappen« oder »um den Block gehen«. Es ist jedoch viel dramatischer: Der Vitamin-D3-Spiegel im Serum ist vermutlich in Deutschland und auch anderen Industrieländern der häufigste pathologische Laborwert.

Das Robert Koch-Institut führte von 2008 bis 2011 eine Studie zur Gesundheit Erwachsener in Deutschland durch. Dazu wurde bei 6995 Teilnehmern im Alter zwischen 18 und 79 Jahren der 25-Hydroxy-Vitamin-D-Spiegel (25(OH)D) in ihrem Blutserum gemessen. Die Studie zeigte, dass 30,2 % der Erwachsenen einen Vitamin-D-Mangel hatten (< 30 nmol/l bzw. 12 ng/ml). Genügend Vitamin-D (> 50 nmol/l bzw. > 20 ng/ml) hatten 38,4 % der Erwachsenen, suboptimal versorgt (30–50 nmol/l bzw. 12–20 ng/ml) waren 31,3 %. Während sich bei Männern kaum Unterschiede mit zunehmendem Alter zeigen, nimmt der Anteil der mangelhaft versorgten Frauen mit steigendem Alter zu. Bemerkenswert ist auch, dass Erwachsene mit schlechterem gesellschaftlichem und wirtschaftlichem Status öfter schlechter mit Vitamin D versorgt sind als Erwachsene, die hier besser aufgestellt sind.[9]

Als Zielwert für eine ausreichende Vitamin-D-Versorgung erklärt die DGE einen Vitamin-D3-Spiegel von 50 nmol/l (20 ng/ml). Man kann daher davon ausgehen, dass rund 70 % der Menschen in Deutschland keinen guten Vitamin-D-Spiegel haben. Bei einer Einwohnerzahl von 83 756 658 (2022) wären dies in Deutschland rund 60 000 000 Menschen.

Viele Forschungsergebnisse zeigen jedoch, dass bereits Werte unter 30 ng/ml einen Vitamin-D3-Mangel bedeuten könnten und Werte unter 20 ng/ml sogar auf einen sehr schweren Mangel hinweisen.

Schulmedizin ignoriert Fakten

Ratlos macht die Tatsache, dass die Schulmedizin offenbar nicht sehr daran interessiert ist, dass so viele Menschen nachweislich einen Vitamin-D3-Mangel haben. Und das insbesondere vor dem Hintergrund, dass ein Vitamin-D3-Mangel viele negative gesundheitliche Folgen haben kann. Die Website »Pubmed« veröffentlichte bis Oktober 2022 zum Stichwort »Vitamin D« genau 97 967 Studien. Doch die Informationen aus Studien erreichen meist nur die Fachkreise und Personen, die gezielt nach Informationen suchen. Die Medien, die einen großen Teil der Bevölkerung erreichen würden, berichten eher selten über Vitamin D und wenn, dann leider nicht immer positiv. Es ist daher schwierig, die Menschen ausreichend und flächendeckend über die Wichtigkeit von Vitamin D zu informieren.

Negative Berichterstattung über Vitamin D in den Medien

Die ARD sendete in ihrer Fernsehreihe »Plusminus« am 26. Juli 2017 einen Kurzbeitrag über Vitamin D und stellte es in diesem Bericht in einem sehr negativen Licht dar. Es wurde erklärt, dass die deutschen Krankenkassen durch die vermehrte Überprüfung der Vitamin-D-Spiegel (Steigerung von 1 Mio. auf 4,5 Mio. Bluttests in 6 Jahren) finanziell sehr belastet würden. Dabei ist es im Gegenteil so, dass die meisten diesen Test selbst bezahlen (müssen). Es wird von einem Arzt berichtet, dass die Studienlage über Vitamin D sehr unklar wäre, was auch sachlich unrichtig ist. Dazu wird Vitamin D auf eine Stufe mit anderen Vitaminen wie Vitamin A und Vitamin C gestellt und mit ihnen zusammen als eine Art »Wundermittel« dargestellt. Es wird außer Acht gelassen, dass Vitamin D ein Prähormon ist und im Körper durch einen Prozess der Umwandlung aktiv wird. Aufgrund solcher Berichte entsteht oft die Meinung, dass eine Einnahme von Vitamin D keinen Nutzen hätte. Auch Vitamin-D-Experten, wie Prof. Spitz, Prof. Coimbra und Dr. van Helden, die zum Thema Vitamin D forschen, werden in dem

Bericht erwähnt und negativ dargestellt. Welche Wirkung solche Berichte bei Menschen, die keine Fachkenntnisse zu Vitamin D haben, auslösen können, liegt nahe.

Warum die vielen Vorteile einer Vitamin-D-Supplementation so stiefmütterlich behandelt werden, ist unverständlich, denn ein Vitamin-D-Mangel ist einfach und kostengünstig zu therapieren. Es stellt sich die berechtigte und dringende Frage, warum ein offensichtliches Gesundheitsdefizit, das nachweislich schwerwiegende Folgen haben kann und leicht therapierbar ist, nicht angegangen wird und damit die Gesundheit vieler Menschen gefährdet wird. Die Ignoranz der wissenschaftlich bewiesenen Vorteile von Vitamin D macht wütend und jeder, der verstanden hat, was Vitamin D für unsere Gesundheit bewirken kann, sollte an der Aufklärung der Menschen mitwirken.

Vitamin-D-Bildung an verschiedenen Orten der Welt

Die Grafik (Seite 26) zeigt die Lage des Äquators. In Höhe des Äquators ist die schnellste und höchste Vitamin-D-Bildung möglich. Je größer die Entfernung in nördlicher oder südlicher Richtung vom Äquator ist, umso mehr nimmt die Möglichkeit der Vitamin-D-Bildung ab. Das liegt daran, dass die täglichen Sonnenstunden, in denen Vitamin-D-Bildung über die Haut möglich ist, mit der Distanz zum Äquator abnehmen.

Deutschland liegt zwischen dem 47. und 56. Breitengrad. Wenn man sich die Grafik anschaut, sieht man, dass Deutschland relativ weit nördlich liegt. Hamburg liegt auf dem 53. Breitengrad. Fahren Sie mit dem Finger den Breitengrad entlang nach links, sehen Sie, dass Hamburg auf der gleichen Höhe liegt wie die Provinz Quebec in Kanada. Kanada erscheint vielen Menschen als ein »kühleres Land«. Und das stimmt auch: In der Provinz Quebec beträgt die Jahresdurchschnittstemperatur 5,4 Grad. Die Durchschnittstemperatur von Hamburg liegt dagegen immerhin bei 9,8 Grad. Es ist in Deutschland also deutlich wärmer. Doch woran liegt es, beide Orte liegen doch auf dem gleichen Breitengrad? Eine Erklärung findet man in Winden, Höhen und Meeresströmungen. Quebec und Hamburg liegen beide in der Westwindzone. Hamburg hat hier aber den Vorteil, dass der Westwind vom milden Atlantik (durch den Golfstrom erwärmt) weht, in der Provinz Quebec jedoch kommt der Westwind aus dem Inneren von Kanada. In Kanada herrschen im Winter eisige Temperaturen. So könnte man meinen, dass man in Hamburg durch die deutlich besseren Temperaturen als in Quebec »mehr Sonne« hat. Dies ist aber leider falsch! Die für die Vitamin-D-Bildung wichtige Sonneneinstrahlung ist an beiden Orten, Hamburg und Quebec, die gleiche. In Deutschland wäre es also eigentlich viel kälter, wenn wir auf die angenehmen Vorzüge des Golfstroms verzichten müssten. Was die Versorgung mit Vitamin D angeht, sind wir somit genauso schlecht aufgestellt wie die Menschen in Kanada.

Gute Vitamin-D-Spiegel in Tansania

Schauen wir uns die Situation in einem Land an, das in der Nähe des Äquators liegt: Tansania in Ostafrika. Hier leben einige Völker mit einem traditionellen Lebensstil. In einer Studie wurden der Vitamin-D-Spiegel von 35 Massai und 25 Hadzabe untersucht. Dazu wird generell der Vitamin-D-Vorläufer Calcidiol im Blut (25-OH-D-Spiegel) be-

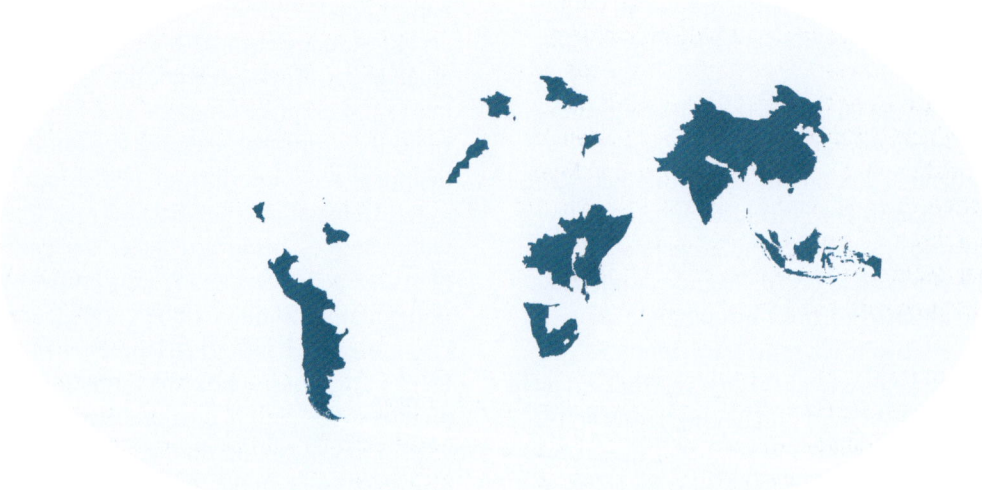

stimmt. Sie haben den Hauttyp 6, also den schwarzen Hauttyp. Dieser Hauttyp hat eine Eigenschutzzeit von mindestens 90 Minuten und bekommt selten Sonnenbrand, nimmt aber auch vergleichsweise langsamer Vitamin D auf. Diese Menschen halten sich tagsüber zu einem großen Teil draußen auf und sie sind nur leicht bekleidet. Sie vermeiden die direkte Sonneneinstrahlung, sind aber dem tropischen Sonnenlicht ausgesetzt. Das Ergebnis ist spannend: Die Massai hatten einen Durchschnittswert von 119 nmol/l (= 47,6 ng/ml) und die Hadzabe-Jäger von 109 nmol/l (= 43,6 ng/ml). Man sieht hier also deutlich, dass die Menschen in Tansania einen mehr als ausreichenden Vitamin-D-Spiegel haben.[10]

Vitamin-D-Bildung in dunkler Haut – die Evolution

Ein spannender Artikel in »Spektrum der Wissenschaft« aus dem Jahr 2003 beschäftigt sich mit der Evolution der Hautfarbe.[11] Ich fasse den Inhalt hier sinngemäß zusammen: Eine dunkle, schwarze Haut besteht u. a. aus einer großen Anzahl von dunklen Pigmenten. In ihren äußeren Schichten enthält solche Haut einen großen Anteil an Melanin. Melanin dient als natürlicher Schutz gegen die Strahlung der Sonne. Dadurch wird die Haut vor der gefährlichen UV-B-Strahlung weitestgehend geschützt. Aufgrund der Stellung der Sonne in Äquatornähe ist die Sonnenstrahlung so massiv, dass auch bei einer dunkelhäutigen Person und trotz starker Pigmentierung der Haut, dennoch die Aufnahme von Vitamin D möglich ist. Wenn ein Mensch mit derartig starker Pigmentierung der Haut jedoch in einem Breitengrad lebt, der weit vom Äquator entfernt ist, ist es für dessen Haut nicht mehr möglich, genügend Vitamin D zu bilden. Es ist daher vor allem für dunkelhäutige Menschen, die z. B. in Europa leben, sehr wichtig, auf ihren Vitamin-D-Spiegel zu achten und bei (wahrscheinlichem) Bedarf Vitamin D entsprechend zu supplementieren.

Jedem ist klar, dass Menschen im Norden eher helle Haut und Menschen in der Nähe des Äquators dunkle Haut haben. Die landläufige Meinung ist, dass die Menschen mit dunkler Haut durch diese in Gegenden mit starker Einstrahlung der Sonne vor dem gefährlichen Hautkrebs und Sonnenbrand geschützt werden sollen. Der Spektrum-Artikel stellt nun die These auf, dass die Stärke der Pigmentierung mit Vitamin D und Folat in Zusammenhang stehen könnte.

Man nimmt hier an, dass die ersten Menschen mit schwarzer Haut geboren wurden. Im Laufe der Zeit verließen viele schwarze Menschen Afrika und zogen in Gegenden der Erde, die eine viel geringere UV-Strahlung hatten. Hier war ihre dunkle Haut nicht mehr zum Schutz notwendig und zudem verhinderte sie eine ausreichende Vitamin-D-Bildung. Aus diesem Grund hellte sich die Haut der dort lebenden Menschen immer mehr auf, die Natur passte die Haut der Menschen entsprechend an.

Dr. Michael Hollick von der Uni Boston, Massachusetts und seine Kollegen wiesen nach, dass Menschen in hohen Breitengraden im Winter nicht genügend Sonnenlicht erhielten, um Vitamin D zu bilden, so z. B. in Boston am 42. nördlichen Breitengrad. Die Autoren des Spektrum-Artikels fanden eine Arbeit, aus der man die Höhe der UV-Strahlungsintensität in verschiedenen Weltregionen ablesen konnte. Elizabeth Weatherhead (von der Uni Colorado in Boulder) lieferte ihnen 1996 entsprechende Messdaten eines Nasa-Satelliten in der Zeit von 1978–1993, aus denen man die nötige Strahlung für die Vitamin-D-Synthese ermitteln konnte. Demnach kann man die Stärke der UV-B-Werte in drei Zonen einteilen.

Einteilung der Erde in Vitamin-D-Zonen für hellhäutige Menschen

Vitamin-D-Zone	Ausdehnung	Ausreichende UV-B-Strahlung?
Zone 1	auf Höhe der Tropen (bis zum 30. Breitengrad nördlich und südlich)	Die UV-B-Strahlung ist das ganze Jahr über hoch genug, um ausreichend Vitamin D zu bilden.
Zone 2	zwischen dem 30. und 49. Breitengrad nördlich und südlich	Mit zunehmender Entfernung vom Äquator nimmt die UV-B-Strahlung ab, sodass auf Höhe Nordafrikas die Vitamin-D-Bildung in 1 Wintermonat nicht ausreicht. Im Süden Deutschlands herrscht bereits 6 Monate UV-B-Strahlungs-Mangel.
Zone 3	ab dem 50. Breitengrad (Höhe Frankfurt)	Die UV-B-Werte sind länger als ½ Jahr nicht hoch genug.

Im Norden lebende Menschen haben oft so helle Haut, dass sie gar nicht braun werden können. Der Grund dafür könnte sein, dass ihre Haut so viel Sonne wie möglich aufnehmen soll. Dazu passt auch, dass Menschen in Europa im Winter eine hellere Hautfarbe haben als im Sommer (Winter: Aufnahme der geringen Sonne – Sommer: Schutz vor zu viel UV-Strahlung). Aber auch im hohen Norden in arktischen Gebieten gibt es noch dunkelhäutige Menschen, z. B. die Eskimos, die in Alaska oder in Nordkanada leben. Es ist unter Berücksichtigung der oben genannten These erstaunlich, dass diese noch dunkle Haut haben. Warum ist ihre Haut nicht im Laufe der Zeit heller geworden? Es lässt sich zum einen damit erklären, dass ihre Übersiedelung von Asien nach Nordamerika erst ca. 5000 Jahre her ist. Aber schauen wir auf ihre Ernährung: Sie essen sehr viel Fisch und Meerestiere, die viel Vitamin D enthalten. Sie sind aufgrund dieser besonderen Ernährung einige der wenigen Menschen, die einen Großteil des benötigten Vitamins über die Nahrung aufnehmen. Vielleicht war es daher nicht nötig, ihre Haut anzupassen und entsprechend aufzuhellen. Man könnte daher davon ausgehen, dass sich die Haut des Menschen in den letzten 100 000 Jahren immer wieder an seinen Aufenthaltsort evolutionär angepasst hat. Einfluss haben natürlich auch Kleidung, Häuser, Lebensstil und individuelle Ernährung.

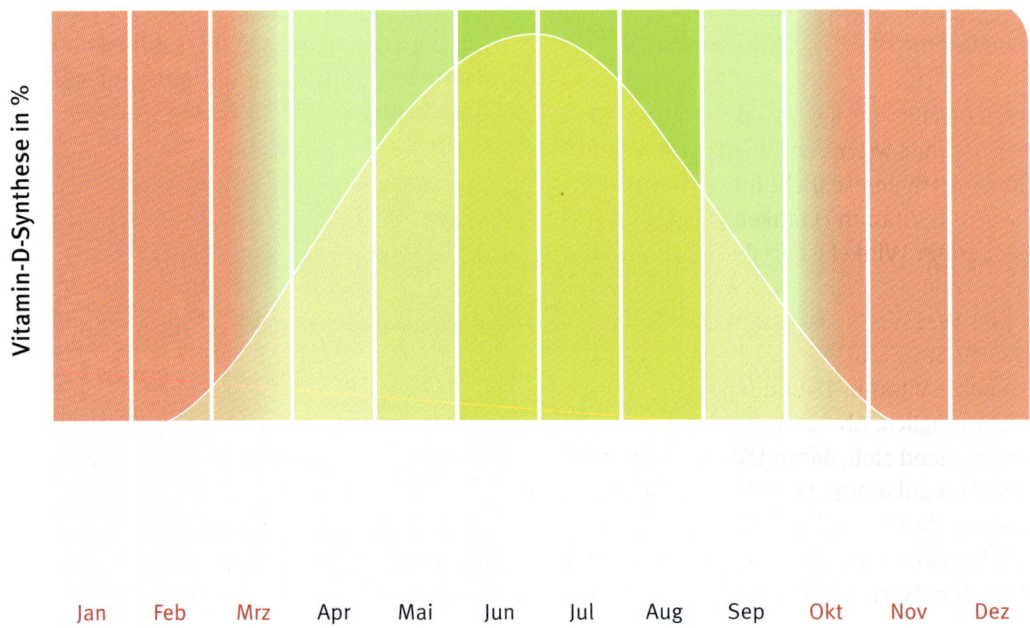

❖ Vitamin-D-Bildung im Verlauf des Jahres.

In der heutigen Zeit ist es oft so, dass viele Menschen in anderen Regionen als ihrer tatsächlichen Herkunft leben und eine Anpassung an die Sonnenverhältnisse nicht möglich ist. Man darf nicht vergessen, dass dies zu Mängeln und nachfolgend zu Erkrankungen führen kann. So können nordische, hellhäutige Menschen in UV-B-strahlungsreichen Gegenden wie z. B. Florida an Hautkrebs und Hautalterung leiden. Auf der anderen Seite können dunkelhäutige Menschen aus Südasien oder Afrika, die im UV-B-strahlungsarmen Norden leben, unter extremen Vitamin-D3-Mangelzuständen leiden und in der Folge u. a. an Rachitis und anderen hier fast schon vergessenen Vitamin-D-Mangel-Erscheinungen erkranken. Ich halte diese im Spektrum-Artikel aufgestellte These für einleuchtend und nachvollziehbar; sie deckt sich mit den Erkenntnissen, die bisher über Vitamin D bekannt sind.

Was es mit dem Einfallswinkel der Sonnenstrahlen auf sich hat

In Deutschland ist von ca. Mitte Oktober bis Ende März der Einfallswinkel der Sonnenstrahlen schlicht und einfach zu flach, um Vitamin D tanken zu können. Je flacher der Winkel ist, in dem die Strahlen der Sonne auf die Erde treffen, umso weiter ist ihr Weg durch die Schicht des Ozons. Die UV-Strahlung wird dadurch reduziert und eine Vitamin-D-Bildung ist nicht mehr möglich. Ab April ist er dann wieder ausreichend steil, damit UV-Strahlung auf der Haut ankommt. Damit eine Vitamin-D-Bildung durch die Haut möglich ist, muss der Sonnenwinkel (Höhenwinkel der Sonne über dem Horizont) mindestens 42 Grad betragen. Übertragen auf andere Orte, die näher am Äquator liegen, ist damit früher und länger der Sonnenstrahlen-Einfallswinkel dafür geeignet, Vitamin-D-Bildung zu ermöglichen. Wenn man also z. B. im Herbst noch einen Urlaub im Süden genießt, kann man dort je nach Breitengrad des Urlaubsortes noch Vitamin D tanken. Dies ist eine gute Möglichkeit, kurz vor dem nahenden Winter den Vitamin-D-Speicher noch einmal aufzufüllen.

Wenn man all diese Erkenntnisse zusammenführt, ist es klar, dass es in Deutschland nicht einfach ist, genügend Vitamin D über die Sonne zu bekommen. Viele wissen nicht, dass dies in Deutschland nur von April bis Mitte Oktober möglich ist. Im Land der Banker und Büromenschen wäre es daher erforderlich, dass einem Restaurant- oder Kantinenbesuch ein Aufenthalt in der Sonne vorgezogen würde, eine leichte Bekleidung ist hier wichtig. Aber wer zieht dies konsequent täglich durch? Und: Wie oft haben wir wirklich in der Vitamin-D-bildungsgeeigneten Mittagszeit in unserem Land auch eine wolkenbefreite Sonne? Und dann muss man ja auch erst einmal das Café finden, das genau zum richtigen Zeitpunkt einen Platz in der Sonne frei hat. Es ist also nicht so einfach, nur über die Sonne eine ausreichende Vitamin-D-Bildung zu erreichen. Wichtig ist darum, dass jeder für sich ehrlich überprüft, inwieweit er für sich persönlich tatsächlich eine ausreichende Sonnenbestrahlung und damit Vitamin-D-Bildung über seine Haut möglich machen kann. Sollte dies nicht regelmäßig und ausreichend möglich sein, geht kein Weg daran vorbei, Vitamin D zu substituieren.

Wissenswertes zu Vitamin D

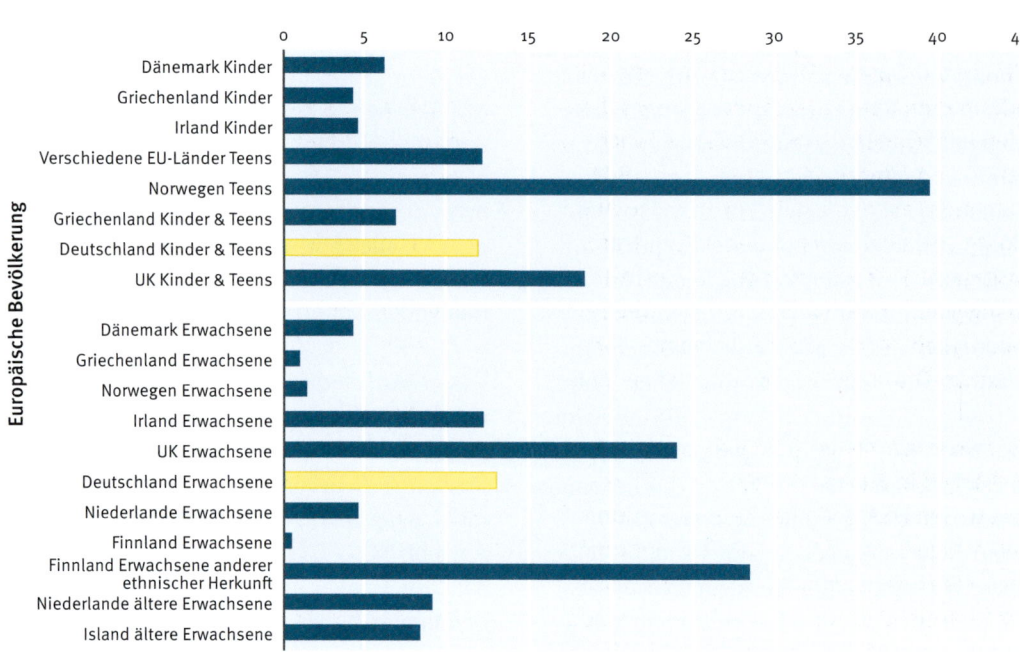

◆ ODIN zeigt, wie häufig Vitamin-D-Mangel (< 30 nmol/l) in Europa ist.

Unsere Vitamin-D-Versorgung ist mangelhaft

Wie bereits beschrieben, leiden rund 70 % der Deutschen unter einem Vitamin-D-Mangel. Nach einem Vergleich des Vitamin-D-Status in Europa (ODIN) weisen 44,0 % der Teilnehmenden eine ausreichende Vitamin-D-Versorgung auf, 15,2 % der Teilnehmenden eine mangelhafte Vitamin-D-Versorgung, eine suboptimale Versorgung haben 44,8 % der Teilnehmenden.[12] Wenn man die Zahlen aus Deutschland und den anderen untersuchten Ländern vergleicht, ist eine schlechtere Versorgung bei uns festzustellen.

ODIN ist ein Projekt, das von der Europäischen Kommission finanziert wird und aus einem multidisziplinären Team von 31 Partnern aus 19 Ländern besteht. Es begann im November 2013 ein 4-jähriges Forschungsprojekt, welches im Oktober 2017 endete. Die Ergebnisse, die auf der Grundlage standardisierter Serum-25(OH)-Daten ermittelt wurden, bewiesen, dass in einem großen Teil von Europa ein Vitamin-D-Mangel herrscht und dies auf ein ernstes gesundheitliches Problem hindeutet.

ODIN zielt darauf ab, qualitativ hochwertige wissenschaftliche Erkenntnisse zu liefern, um Vitamin-D-Mangel bei europäischen Bürgern zu verhindern und die Ernährung und öffentliche Gesundheit durch Lebensmittel zu verbessern. Zum Projekt ODIN gehören sowohl Studien zur Dosis-Wirkung als auch lebensmittelbasierte randomisierte kontrollierte Studien. Das ODIN-Projekt wandte die VDSP-Protokolle auf bestehende Vitamin-D-Spiegel-Daten aus 18 national oder regional repräsentativen Schlüsselstudien von Kindern, Jugendlichen, Erwachsenen und älteren Menschen (n = 55 844 Personen) an, die für die europäische Abdeckung von strategischer Bedeutung waren. Insgesamt 13 % wiesen einen Vitamin-D-Mangel auf. Damit unterstreicht es die Notwendigkeit, Strategien zur Prävention von Vitamin-D-Mangel in Europa zu entwickeln.

Es wurde u. a. festgestellt, dass der Vitamin-D-Mangel in Europa doppelt so hoch war wie in den USA und dass besonders dunkelhäutige Menschen ethnischer Herkunft, die in Europa leben, einem höheren Risiko für Vitamin-D-Defizite unterliegen als ihre hellhäutigen Mitmenschen. In Großbritannien, Norwegen und Finnland haben sie eine 3,71-fach höhere jährliche Prävalenz von Vitamin-D-Mangel. ODIN betont, dass man diesen Menschen besondere Aufklärung zukommen lassen müsse, um sie vor den Folgen eines Vitamin-D-Mangels zu schützen.

Positive Wirkungen bei Einnahme von Vitamin D stellte man in 3 von 7 Studien zu Atemwegsinfektionen und in 8 von 12 Metaanalysen zur Mortalität fest. Das Diagramm auf der linken Seite zeigt den Vitamin-D-Mangel (< 30 nmol/l) bei jungen und erwachsenen/älteren Erwachsenen in Europa.

Empfehlungen von RKI und DGE

Zur ausreichenden Vitamin-D-Versorgung empfiehlt das RKI von März bis Oktober regelmäßig zwei- bis dreimal wöchentlich bestimmte Körperteile (Gesicht, Hände, Arme) freizumachen und diese zu besonnen. Dabei soll kein Sonnenschutzmittel benutzt werden.[13]

Die DGE empfiehlt in den Sommermonaten zum Aufbau eines guten Vitamin-D-Spiegels Menschen mit heller Haut (Typ 1 und 2) sich 10–20 Minuten jeden Tag mit einem Viertel der Körperoberfläche zu sonnen. Das Viertel der Körperoberfläche können das Gesicht, die beiden Hände und ein Teil der Arme und Beine sein. Mit diesem eingeschränkten Sonnenbad werden ca. 800 I. E. gebildet. Bei vielen Menschen reicht diese Menge jedoch bei weitem nicht aus.

Davon abgesehen, dass 800 I. E. Vitamin D3 pro Tag nicht ausreichen, prüfen wir nun zusammen mit unserem Herrn P., ob dies tatsächlich möglich und umsetzbar ist:

Herr P. verbringt seine Mittagspause täglich von 13.00–13.30 Uhr im Café. Er setzt sich an einen Tisch in der Sonne. Er bestellt einen Kaffee und hält sein Gesicht in die Sonne (= 9 % Körperanteil), und auch die beiden Arme von vorne (2 × 4,5 % der Körperoberfläche). Dazu ist es erforderlich, dass er seine Jacke auszieht und die Hemdärmel hochkrempelt, damit seine Arme frei sind, und auch seine beiden Hosenbeine muss er bis zum Knie hochkrempeln, damit die Unterschenkel beschienen werden. Da auch diese nur an einer Seite und nur zur Hälfte beschienen werden, sind dies noch einmal 2 × 4,5 %, also 9 %. Zusammen sind nun 27 % seines Körpers der Sonne ausgesetzt und das von der DGE geforderte Viertel der Körperoberfläche ist erreicht. Dazu muss noch die Sonne scheinen. Hand aufs Herz, haben Sie schon jemanden kennengelernt, der dies täglich von April bis Oktober befolgt? Und die hiermit gebildeten 800 I.E. täglich sind außerdem nicht ausreichend.

Wir müssen daher leider davon ausgehen, dass viele Menschen nicht die Möglichkeit haben, sich ausreichend genug zu sonnen, um einen guten Vitamin-D-Spiegel aufzubauen.

Wie viel Vitamin D wird in der Sonne gebildet?

Die Körperflächen eines Menschen können etwas vereinfacht prozentual wie folgt aufgeteilt werden:

❖ Die prozentuale Aufteilung der Körperflächen hilft dabei, abzuschätzen, wie viel Vitamin D bei Besonnung der Körperteile gebildet werden kann.

- Kopf: 9 %
- beide Arme, Vorder- und Rückseite: 18 %
- Oberkörper: Vorder- und Rückseite: 36 %
- beide Beine, Vorder- und Rückseite: 36 %
- Rumpf, Vorder- und Rückseite: 1 %

Beispiel 1: Eine junge Frau sitzt 20 Minuten in einem Straßencafé im halbärmeligen T-Shirt und Jeans in der Mittagssonne. Beschienen werden ½ ihrer Arme auf der Vorderseite (= 4,5 %) und ihr Gesicht (9 %) = 13,5 %. Wenn man jeweils 10 Minuten den ganzen Körper besonnt und alle Voraussetzungen stimmen, erreicht man 10 000 I.E. Vitamin D. Dadurch steigt der Vitamin-D-Spiegel um 1 ng/ml. Die Frau hat nun aber nur 13,5 % ihrer Körperoberfläche besonnt, daher erreicht sie 1350 I.E. Als Ergebnis steigt der Vitamin-D-Spiegel nur um 0,135 ng/ml.

Beispiel 2: Ein junger Mann sonnt sich in der Mittagssonne auf einer Liege 10 Minuten auf dem Rücken und 10 Minuten auf dem Bauch liegend. Er trägt nur eine Badehose. Beschienen werden hier beide Arme (18 %), Beine (36 %) und der Oberkörper (36 %) sowie das Gesicht (9 %), also insgesamt 99 % der Körperoberfläche. Der Mann erreicht in 20 Minuten 9900 I.E. Vitamin D, der Vitamin-D-Spiegel steigt um 0,99 ng/ml.

Man sieht: Es ist kein Kinderspiel, alle Voraussetzungen zu schaffen, um eine optimale Vitamin-D-Bildung durch die Haut zu ermöglichen. Hat man jedoch die Möglichkeit, sich möglichst spärlich bekleidet in die Sonne zu legen, dann sollte man dies tun. Beachten Sie hier aber bitte, dass die Haut sich langsam an die Sonne gewöhnen muss. Haben Sie genügend Vitamin D »getankt«, sollten Sie Ihre Haut mit einem T-Shirt schützen oder in den Schatten gehen!

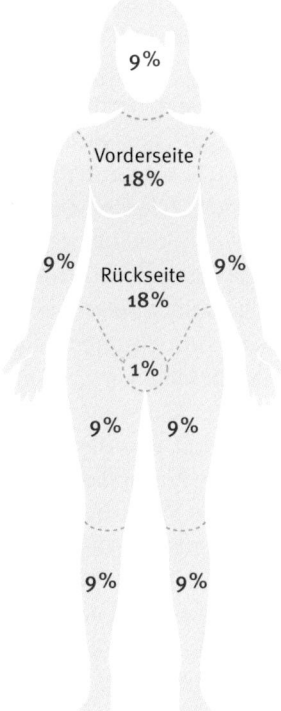

Alter, BMI, Hautfarbe, Jahreszeit, Tageszeit, Fläche der nackten Haut, Position des Körpers, Sonnenschutz, Gesundheit der Haut und der Leber, Wetter, Luftreinheit, Dauer des Sonnenbades, dies alles hat einen Einfluss darauf, ob und wie viel Vitamin D über Ihre Haut gebildet werden kann. Und es ist klar, dass man nicht jeden Tag die Möglichkeit hat, alle diese Voraussetzungen zu schaffen. Daher ist eine regelmäßige Einnahme von Vitamin D an allen (!) Tagen, an denen die Voraussetzungen nicht geschaffen werden können, nötig, um einen guten Vitaminspiegel zu erreichen und zu halten.

Braucht in Marokko ein junger Mensch in Badehose genau 7 Minuten, um seinen Vitamin-D-Spiegel zu erreichen, so bräuchte ein Senior in Augsburg, der im Café nur Hände und Gesicht in die Sonne hält, für eine ausreichende Vitamin-D-Bildung 504 Minuten und damit 72-mal länger.

Vitamin-D-Mangel im Norden Deutschlands

Der Laborverbund LADR und die Universität Lübeck führten eine Studie durch, durch die bewiesen wurde, wie stark der Vitamin-D-Mangel im Norden verbreitet ist.[14] In der Studie wurde in Form von 100 000 Blutproben aus Bremen, Hamburg, Mecklenburg-Vorpommern, Niedersachen und Schleswig-Holstein der Norden Deutschlands unter die Vitamin-D-Lupe genommen. Durch die weitere Entfernung zum Äquator ist es schwieriger als im Süden Deutschlands, Vitamin D über die Haut zu bilden.

Es zeigte sich, dass sowohl das Licht der nordischen Sonne als auch der Vitamin-D-Spiegel der Bewohner des Nordens zu gering sind. Bei mehr als 80 % der Blutproben lag der Vitamin-D-Spiegel unter dem optimalen Wert von 75 nmol/l. In 50–60 % erreichte er noch nicht einmal 50 nmol/l, was einen Vitamin-D3-Mangel beweist. Dies war besonders bei älteren Erwachsenen und männlichen Jugendlichen der Fall. Logischerweise war die Vitamin-D-Versorgung im Winter noch schlechter. 20 % litten sogar im Sommer unter einem schweren Vitamin-D3-Defizit. Dr. med. Kramer, einer der Studienautoren, erklärte hierzu, dass es nicht nur mit der UV-B-Strahlung in Norddeutschland zu tun habe, sondern auch mit dem Leben in Innenräumen und der Verwendung von Sonnenschutzprodukten. Eine Einnahme von Vitamin D sei dringend angezeigt – natürlich nach vorheriger Bestimmung des persönlichen Vitamin-D3-Spiegels im Blut.

Dr. Kramer betonte, wie gesundheitlich wichtig es sei, bei jedem den Vitamin-D-Spiegel zu bestimmen. Medizinisch anerkannt sei bereits, dass durch die Einnahme von Vitamin D die Anzahl von Stürzen und Knochenbrüchen gesenkt und Osteoporose vorgebeugt werden könne. Außerdem wisse man, dass Rachitis durch Vitamin D im ersten Lebensjahr vermieden werden könne.

Kritisch sieht Dr. Kramer, dass die Osteoporose-Leitlinie des Dachverbands für Osteologie nur in bestimmten Fällen (z. B. bei Niereninsuffizienz) die Bestimmung des Vitamin-D3-Spiegels empfehle. Fatal, denn dies führe dazu, dass gerade bei jungen Erwachsenen der Spiegel nicht bestimmt werde. Es müsse eine öffentliche Diskussion darüber geführt werden, wer ein Risiko für einen Vitamin-D-Mangel habe und für wen die Bestimmung des Vitamin-D-Spiegels sinnvoll sei, so Dr. Kramer.

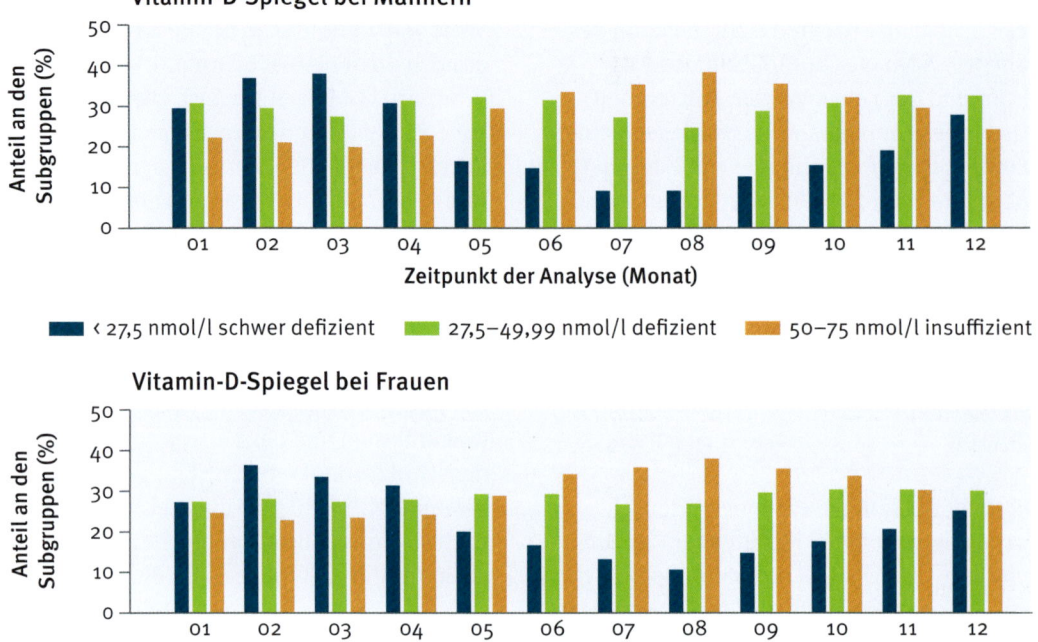

◆ Vitamin-D-Spiegel im Verlauf des Jahres in Norddeutschland.

Unmöglich: Vitamin-D-Bedarf durch Lebensmittel decken

Es gibt nur wenige Lebensmittel, die nennenswerte Vitamin-D-Mengen enthalten. Als gesunde Lebensmittel bekannte Getreideprodukte, Gemüse und Obst enthalten leider kein Vitamin D. Beispiele für Lebensmittel, die eine nennenswerte Vitamin-D-Konzentration enthalten, sind in der folgenden Tabelle aufgeführt. Aber auch hier kann man erkennen, dass man nicht viele Möglichkeiten hat, seinen Vitamin-D-Spiegel über Nahrungsmittel auf einem guten Niveau zu halten. Ein Löffel »leckerer« Lebertran entspricht 14 g und enthält damit 46,2 µg bzw. 1848 I. E. Vitamin D3.[15] Um diese Menge zu erreichen, müsste man vergleichsweise 825 g Eigelb, 400 g Lachs, 1540 g Edamer oder 1848 g Hering essen.

Umrechnung I. E. in µg

Vitamin D3 in I. E.	Vitamin D3 in µg
1 IE	0,025 µg
200 I E	5 µg
40 I. E.	1 µg

Vitamin-D-Gehalt von Lebensmitteln[16]

Lebensmittel	Vitamin D in µg/100 g Lebensmittel	Vitamin D in I. E./100 g Lebensmittel
Lebertran	330	13 200
Aal (geräuchert)	90	3600
Bückling	30	1200
Hering (Atlantik)	25	100
Lachs in Dosen	11,5	460
Ostseehering	7,8	312
Eigelb	5,6	224
Ei (Gesamtinhalt)	2,9	116
Steinpilz, roh	3,1	124
Margarine	2,5	100
Champignons	1,9	76
Leber (Rindfleisch)	1,7	68
Milch, halbfett	0,9–2,5	36–100
Butter	0,3–2,5	12–100
Edamer, 40 % Fett i. Tr.	0,3	12

Daher muss man leider feststellen, dass es nicht möglich ist, nur über seine Ernährung seinen Vitamin-D-Spiegel auf einem ausreichenden Niveau zu halten. Es ist erforderlich, andere Möglichkeiten zu schaffen, um dies sicherzustellen. Regelmäßige Sonnenbäder im Sommer in Kombination mit einer ergänzenden ausreichenden Menge Vitamin-D3-Supplementation sind daher unbedingt erforderlich, um einen optimalen Vitamin-D3-Spiegel zu erreichen. Genau dies ist vielen Menschen nicht klar.

Grippewelle im Winter und ihre Ursachen

Die Grippesaison eines Jahres beginnt jeweils in der 40. KW (Anfang Oktober) und endet bis zur 20. Woche des Folgejahres (ca. Mitte Mai). Jährlich erkranken in dieser Zeit zwischen 70 000 und 333 000 Menschen und 300–1650 Menschen sterben jährlich an einer Grippeinfektion.[17] Die Influenzafälle werden an das RKI übermittelt, dabei gibt es saisonale Schwankungen.

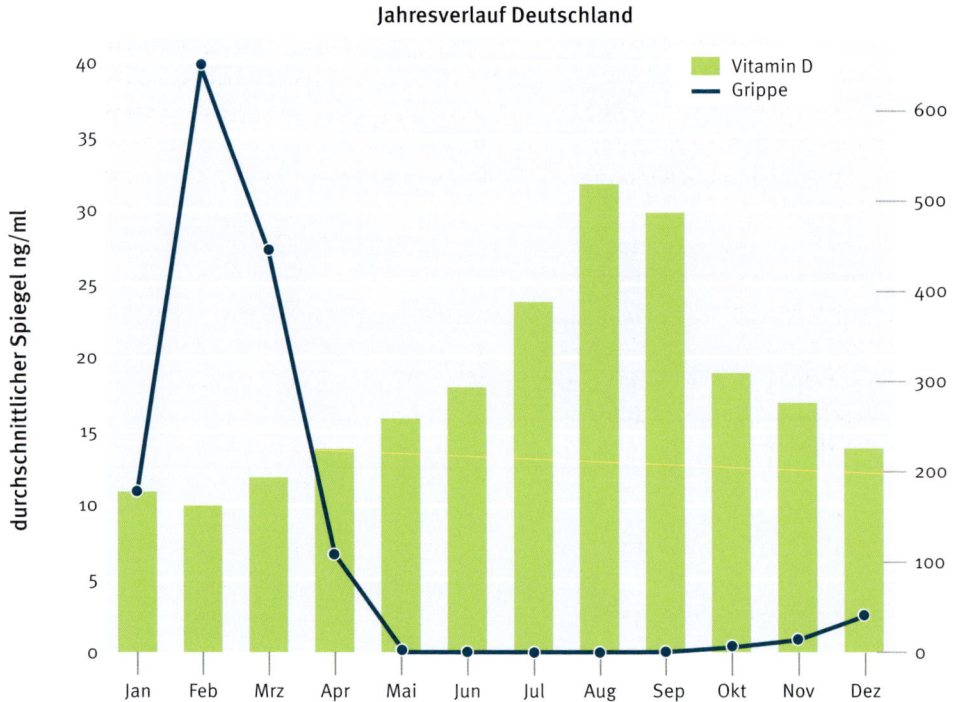

◆ Der Vitamin-D-Spiegel und seine Auswirkung auf die Grippeanfälligkeit.

Daten basieren auf Quellen von https://www.vitamind.net/grippe

Mit dem Sommer verabschiedet sich auch stetig das Vitamin D im Blut. Und wenn der Sommer geht, erkranken die Menschen wieder leichter. Im Herbst werden die Tage wieder kürzer und die Sonne steht nicht mehr hoch am Himmel. Es ist kälter, die Luft ist feuchter, die Heizung im Haus trocknet die Schleimhäute aus. Wenn der Herbst kommt, ziehen sich die Menschen immer mehr in ihre Häuser und Wohnungen zurück und Aufenthalte in der Sonne werden seltener, die Ferien sind zu Ende und die Menschen sind wieder mehr bekleidet. Im Sommer haben die Menschen viel Zeit in der Sonne verbracht, waren im sonnigen Süden, haben sich viel draußen aufgehalten und haben viel Vitamin D aufgenommen. Die Vitamin-D-Spiegel sind bei vielen ausreichend hoch.

Durch die feuchtere Luft und die sinkenden Temperaturen steigt die Infektionsgefahr: Die Menschen sitzen dichter zusammen, halten sich oft in Innenräumen auf. Die Vitamin-D-Spiegel sinken täglich, da keine Vitamin-D-Bildung durch die Sonne möglich ist. Nun infiziert man sich schneller und es kommt die Zeit, in der die Nasen wieder anfangen zu schniefen, das Husten lauter wird und die Krankheitsfälle steigen. Im Herbst handelt es sich in den meisten Fällen um leichtere Erkältungserkrankungen, da die Vitamin-D-Spiegel der Menschen noch hoch genug sind und schwerwiegendere Infektionen nur selten auftreten.

Warum haben Viruserkrankungen im Winter ein leichtes Spiel?

Anders sieht es dann aber einige Monate später aus. Die Vitamin-D-Spiegel sinken ab September bzw. Oktober kontinuierlich ab und im Januar bzw. Februar sind sie dann auf einem Tiefpunkt. Genau dann beginnt jedes Jahr die sogenannte »Grippewelle«. In der Zeit von Januar bis März gibt es zahlreiche Grippefälle oder Fälle von mehrtägigen fieberhaften Infektionen. Auch der vom gefürchteten »Norovirus« verursachte, sehr unangenehme Brechdurchfall taucht wellenartig wieder auf und ist der Grund für zahlreiche Krankenhausaufenthalte, da dieser Virus oft so stark wirkt, dass die betroffenen Menschen dehydrieren und Infusionen im Krankenhaus benötigen.

Im Frühjahr, ab März bzw. April sind die Menschen wieder mehr draußen und damit auch mehr »in der Sonne«. Langsam beginnt sich der Vitamin-D-Spiegel, der im Herbst und Winter nicht mehr durch die Sonne aufgefüllt werden konnte, wieder aufzubauen. Die Menschen werden wieder gesünder und die Grippewelle flaut ab. Es ist wieder möglich, durch die Sonne Vitamin D zu bilden und die Vitamin-D-Spiegel der Menschen steigen wieder an. Umso höher der Vitamin-D-Spiegel ist, umso weniger Infektionsgefahr besteht. Die Infektionen gehen zurück. Das Immunsystem wird umso stärker, je mehr Sonne – und damit Vitamin D – ein Mensch getankt hat. Ab ca. Mitte März sieht man, wie die Grippefälle und Infektionsfälle sinken, bis sie im Sommer sogar eher selten auftreten. Im Sommer sind die meisten Menschen vital und gesund und können Infektionen gut abwehren.

Wie man in der Abbildung links deutlich erkennt, findet die Grippewelle genau dann statt, wenn die Vitamin-D-Spiegel niedrig sind. Wenn ein Mensch einen zu niedrigen Vitamin-D-Spiegel hat, kann sein Körper z.B. den Influenzaviren nicht genug entgegensetzen. Sinkt der Vitamin-D-Spiegel deutlich unter 20 ng/ml, geht die Anzahl der Influenza-Infektionen rapide nach oben.[18]

Ab dem Zeitpunkt, ab dem eine Vitamin-D-Bildung durch die Sonne wieder möglich ist, also im Frühjahr, steigt der Vitamin-D-Spiegel und die Influenza-Infektionen sinken genauso steil, wie sie gestiegen sind. Bei einem ausreichenden Vitamin-D-Spiegel sinkt das Risiko, an Grippe zu erkranken. Die Zeit, der niedrigen Vitamin-D-Spiegel ist die Zeit der vielen Infektionen aller Art. Im Sommer wird man weniger krank.

Was also tun? Es ist ganz einfach. Der Vitamin-D-Spiegel, der nicht durch die Sonne auf gutes Niveau gebracht werden kann, muss durch die Einnahme von Vitamin D optimiert werden. Dies ist kostengünstig und einfach. Ein paar Tropfen auf einem Teelöffel zur fettreichen Mahlzeit und Sie können Ihren Vitamin-D-Spiegel auf ein gesundes Niveau bringen und Ihr Immunsystem schützen.

Hilft Vitamin D, eine Grippeinfektion schneller zu überstehen?

Gerry Schwalfenberg, ein kanadischer Hausarzt, berichtet im Juni 2015 im Canadian Family Physician, dass er und seine Kollegen Patient*innen mit einer Influenza-Infektion mit dreimal täglich 10 000 I. E. Vitamin D für einen Zeitraum von 2–3 Tagen behandelt haben.[19] Die Symptome der Grippe wären nach 2–3 Tagen vollständig verschwunden gewesen. Die Behandlung hätte weniger als 1 Dollar gekostet. Er riet dringend dazu, entsprechende Studien zu diesem Effekt durchzuführen.

In der Studie »Serum-25-Hydroxyvitamin-D und die Inzidenz akuter viraler Atemwegsinfektionen bei gesunden Erwachsenen« wurde festgestellt, dass sich eine Grippeinfektion auch mit Vitamin D behandeln lässt: Ein Vitamin-D3-Spiegel von ≥ 38 ng/ml war mit einer signifikanten Verringerung des Risikos für akute Atemwegsinfektionen verbunden und zudem mit einer deutlichen Verringerung der Krankheitstage.[20] Die meisten Menschen, die sich mit Grippe ansteckten, dabei jedoch über einen guten Vitamin-D3-Spiegel verfügten, wurden nach wenigen Tagen wieder gesund. Erkrankte mit zu niedrigem Vitamin-D-Spiegel brauchten im Gegensatz dazu im Durchschnitt 9 Tage, um wieder zu gesunden. Es wäre wichtig, weitere Studien zur Behandlung von akuten Grippe-Infektionen mit Vitamin D durchzuführen. Ein Vitamin-D-Mangel ist weit verbreitet und die meisten Menschen wissen nicht, dass ihr Vitamin-D-Spiegel nicht in der Norm ist und welche Auswirkungen dies auf ihre Gesundheit haben kann.

Wer hat ein hohes Risiko für Vitamin-D-Mangel?

Ein Mangel an Vitamin D fällt meistens nicht sofort auf. Es ist relativ wahrscheinlich, dass viele Menschen nicht einmal ahnen, dass sie dringend Vitamin D benötigen. Ein Vitamin-D-Mangel kann möglicherweise auch erst nach Jahren gesundheitliche Auswirkungen haben. Viele Beschwerden und Erkrankungen können von einem Vitamin-D-Mangel verursacht bzw. mitverursacht werden: häufige Infektionen, Allergien, Müdigkeit, Lustlosigkeit, schlechte Wundheilung, Depressionen, Rückenschmerzen, Knochenschwund, Schwindel, Wadenkrämpfe, Haarausfall, Muskelschmerzen, eingerissene Mundwinkel, Fettleibigkeit, Einschlaf- und Durchschlafstörungen, Krebs, Autoimmunerkrankungen, Diabetes und Arteriosklerose. Daher ist es für jeden Menschen zur Vorbeugung von Erkrankungen sehr wichtig, einen Vitamin-D-Mangel frühzeitig zu erkennen.

Bei folgenden Personengruppen ist das Risiko für einen Vitamin-D-Mangel besonders groß:
- Menschen, die sich viel in Gebäuden aufhalten und wenig Zeit im Freien verbringen. Sie sind in der Mittagszeit selten im Freien (z. B. im Büro arbeitende Menschen) und verbringen ihre Mittagspause in der Kantine statt in einem Café in der Sonne oder auf der Bank in einem Park.
- Altenheimbewohner, Pflegebedürftige, chronisch Erkrankte und behinderte Menschen, die viel Zeit in Innenräumen verbringen müssen und keine Möglichkeit haben, ihre Haut der Sonne auszusetzen.
- Menschen mit dunklerer oder dunkler Haut, die Vitamin D schlechter über die Haut bilden können. Ihre Haut enthält mehr Melanin. Das Melanin wehrt die UV-B-Strahlung stärker ab und wirkt als natürlicher Sonnenschutz. Dadurch ist die Vitamin-D-Synthese schlechter möglich und es wird weniger Vitamin D über die Haut gebildet. Dies hat zur Folge, dass Afrikaner, Menschen aus der Karibik und Südasiaten, die in unseren Breitengraden leben, oft unter einem Vitamin-D-Mangel leiden.
- Menschen über 70 Jahre, deren ältere Haut mehr und mehr die Fähigkeit verliert, Vitamin D zu produzieren.
- Menschen, die ganztägig hautbedeckende lange Kleidung und Kopfbedeckungen tragen. Sie verwehren damit ihrer Haut und ihrem Körper die Chance, Vitamin D zu bilden. Hiervon sind vor allem Frauen betroffen. Eine Vitamin-D-Bildung ist nicht möglich.
- Raucher*innen.
- Übergewichtige, denn ihr hoher Körperfettanteil speichert einen großen Teil des Vitamin D und dadurch hat der Körper weniger Vitamin D zur Verfügung. Darüber hinaus besteht oft eine Fettleber, wodurch die Vitamin-D-Bildung verringert wird (25-Hydroxylation). Die Folge ist ein höherer Bedarf an Vitamin D und wenn dieser nicht ausgeglichen wird, ein Vitamin-D-Mangel.
- Menschen, die Medikamente wie Steroide, cholesterinsenkende Arzneimittel und Diuretika einnehmen müssen. Durch diese Arzneimittel wird die Aufnahme von Vitamin D im Darm gehemmt.
- Menschen, die in Gegenden der Erde leben, an denen es nur wenige Sonnenstunden gibt. Dies sind die Länder, die weit entfernt vom Äquator liegen.

Bei allen Gruppen erhöht sich das Risiko für einen Vitamin-D-Mangel, wenn wenig Fisch, Ei und Milchprodukte verzehrt werden. Es darf gerade bei den genannten Risikogruppen nicht vernachlässigt werden, auf einen ausreichenden Vitamin-D-Spiegel zu achten. Es ist wichtig, ältere Menschen und auch Menschen, die aus sozialen oder anderen Gründen nicht den Wissensstand erlangen können, darauf hinzuweisen, dass ein Vitamin-D-Mangel vorliegen könnte, dieser überprüft und ggf. behoben werden muss. Einige Ärzte achten bereits auf einen guten Vitamin-D-Spiegel bei ihren Patient*innen.

Doch leider ist es so, dass die Überprüfung des Vitamin-D3-Spiegels oft außer Acht gelassen wird oder ein festgestellter Vitamin-D-Mangel nicht behandelt wird. Es ist unerlässlich, dass sich ein Bewusstsein für die gesundheitliche Relevanz von Vitamin D3 entwickelt. Viele Menschen trauen sich nicht, ihre Ärzte darum zu bitten, ihren Vitamin-D-Spiegel zu messen. Andere vertrauen ihren Ärzten und glauben, dass diese sicher darauf hinweisen würden, wenn es erforderlich wäre, Vitamin D einzunehmen. Aber leider ist dies nicht immer der Fall. Jeder muss selbst die Verantwortung für seine Gesundheit in die Hand nehmen und selbst dafür sorgen, dass sein Vitamin-D3-Spiegel bestimmt und optimiert wird.

Symptome eines Vitamin-D-Mangels

Ein Vitamin-D-Mangel kann sich durch viele unterschiedliche Symptome äußern. Er kann mit Zuckungen, Verspannungen oder Krämpfen in den Muskeln beginnen, Muskelschmerzen oder Muskelschwäche können auftreten. Auch ein Burnout, Antriebslosigkeit und Traurigkeit können durch einen Vitamin-D-Mangel verursacht werden. Achten Sie auch auf Erschöpfung, Müdigkeit, Störungen Ihres Schlafes, Kopfschmerzen und Konzentrationsstörungen. Vitamin-D-Mangel kann auch die Ursache sein für innere Unruhe, Koordinationsstörungen, Kreislaufstörungen, Durchblutungsstörungen oder Kältegefühl an den Extremitäten. Manche Menschen mit Vitamin-D-Mangel fühlen sich einfach nicht richtig fit und fühlen, dass ihnen etwas fehlt. Auch eine erhöhte Infektanfälligkeit kann durch eine mangelhafte Vitamin-D-Versorgung bedingt sein. Bei Säuglingen kann zu wenig Vitamin D zu einer Rachitis führen, die Knochenverformungen von Brustbein, Schädel und Wirbelsäule zur Folge hat. Vielen bekannt sein müsste die Osteoporose, die auch u. a. durch einen Vitamin-D-Mangel bedingt sein kann. Diese kann zu einem höheren Risiko von Knochenfrakturen führen.[21]

Die Abbildung (Seite 41) zeigt, welche zahlreichen Folgen ein Vitamin-D-Mangel haben kann.

❯❯ Ein Vitamin-D-Mangel hat vielfältige Auswirkungen auf unseren Körper und unsere Gesundheit.

Wie gut sind wir mit Vitamin D versorgt? 41

Vitamin-D-Mangel

Nervensystem & Gehirn

z.B. Chronischer Schmerz, Fibromyalgie, Migräne, Autismus, Alzheimer, Amyotrophe Lateralsklerose (ALS), Parkinson

Mineralstoffhaushalt

- **Zähne:** z.B. Karies, Gingivitis, Parodontitis
- **Knochen:** z.B. Osteoporose, Osteomalazie, Rachitis

Steuerung Zellzyklus

- **Krebs:** z.B. Darmkrebs, Brustkrebs, Prostatakrebs
- **Haarausfall**

Stoffwechsel

- **Insulinausschüttung:** Typ-2-Diabetes
- **sekundärer Vitamin-D-Mangel:** Metabolisches Syndrom, Reizdarmsyndrom, Niereninsuffizienz, Fettleber

Hormone und Neurotransmitter

- **Psyche:** z.B. Depression, Schizophrenie

Herz-Kreislauf

- Bluthochdruck
- Schlaganfall
- Herzinfarkt
- Arteriosklerose
- koronare Herzkrankheit
- Herzinsuffizienz

Regulation des Immunsystems

- **Infektionen:** z.B. Grippe, Atemwegsinfekte u.a.
- **Autoimmunerkrankungen:** z.B. Multiple Sklerose, Typ-1-Diabetes, Rheumatoide Arthritis, Colitis Ulcerosa, Lupus, Vitiligo, Neurodermitis
- **Schwangerschaft:** Frühgeburten, Schwangerschaftsdiabetes, Infektionen, Präeklampsie

Gesundheitsprävention durch Vitamin D

Es ist nicht schwierig, seinen Vitamin-D-Spiegel zu ermitteln, auf ein gutes Niveau zu bringen und dort zu halten. Dies sollte zur Gewohnheit werden.

Vitamin D kann das Erkrankungsrisiko senken

Ein Vitamin-D-Mangel kann eine Mitursache verschiedener Erkrankungen sein. Umgekehrt kann ein guter Vitamin-D-Spiegel einen Schutz darstellen.

Alzheimer-Krankheit, Demenz

Die Alzheimer-Krankheit (Alzheimer-Demenz oder auch Morbus Alzheimer) ist die häufigste Form der Demenzerkrankung. Es handelt sich um eine unheilbare Störung des Gehirns, bei der Nervenzellen absterben. Menschen, die an Demenz leiden, werden immer vergesslicher, verwirrter und letztendlich orientierungslos. Immer wieder erkranken Menschen an Alzheimer und Demenz. Die Symptome der Krankheit sind nicht nur für die betroffenen Menschen selbst schlimm, sondern auch für ihre Angehörigen. Es tut weh, den langsamen Verfall zu erleben, den immer größer werdenden Verlust der Erinnerungen und der individuellen Eigenschaften eines Menschen. Es wird viel dazu geforscht, warum diese vernichtende Krankheit entsteht und wie man ihr entgegenwirken könnte, eine erfolgversprechende Methode wurde bis heute nicht gefunden. Es ist sehr wünschenswert, Wege zu finden, um diese vernichtende Krankheit zukünftig vermeiden zu können oder zumindest aufzuhalten.

Höheres Risiko für Demenzerkrankungen bei einem Vitamin-D-Mangel

Die Studie »Vitamin D and the risk of dementia and Alzheimer disease« befasste sich mit der Frage, ob ein niedriger Vitamin-D-Spiegel zu einem höheren Risiko für Demenzerkrankungen wie z. B. Alzheimer führen könnte.[22] Für die Studie wählte man 1658 ältere Erwachsene aus, die an einer Kardio-Gesundheitsstudie teilgenommen hatten und bis dahin weder eine Demenz noch Herz-Kreislauf-Erkrankungen oder Schlaganfälle erlitten hatten. 1992 und 1993 hat man bei diesen den 25-(OHD)-Spiegel gemessen.

Nach einer mittleren Verlaufsbeobachtung von 5,6 Jahren wurde die kognitive Fähigkeit der Studienteilnehmer ausgewertet (gemäß den Kriterien des National Institute of Neurological and Communicative Disorders and Stroke/Alzheimer's Disease and Related Disorders Association). Insgesamt 171 Teilnehmer entwickelten eine Demenz; bei 102 Teilnehmern handelte sich um eine Alzheimer-Demenz.

Das nachdenklich machende Ergebnis dieser Studie war, dass ein Vitamin-D3-Spiegel im Mangelbereich zu einem deutlich höheren Risiko für Demenzerkrankungen und die Alzheimer-Erkrankung führt. Konkret erhöhte sich – verglichen mit einem ausreichenden Vitamin-D-Spiegel > 50 nmol/l – bei einem schweren Vitamin-D-Mangel (< 25 nmol/l) das Risiko für eine Alzheimer-Erkrankung um den Faktor 2,2. Oder einfacher gesagt: Das Risiko, in den nächsten 5 bis 6 Jahren an einer Alzheimer-Demenz zu erkranken, verdoppelt sich bei einem schweren Vitamin-D-Mangel und halbiert sich bei einem ausreichenden Vitamin-D-Spiegel.

Im Euroimmunblog vom 23.03.2015 erläuterte Dr. Gabi Ommen die gerade beschriebene Studie und versuchte, den Zusammenhang zwischen Vitamin D und der Alzheimer-Erkrankung zu erklären.[23]

- Das Enzym 1a-Hydroxylase wandelt 25-OD-Vitamin-D in 1,25-Dihydroxy-Vitamin-D (Calcitriol) um. 1,25-Dihydroxy-Vitamin-D ist die biologisch aktive Form.
- Zusammen mit Vitamin-D-Rezeptoren (VDR) wirkt es nun als Transkriptionsfaktor und hat Einfluss auf den Ausdruck von vielen Genen.
- Das Enzym und die VDR werden im Gehirn exprimiert.
- Das Calcitriol (Vitamin D1) hat im Gehirn eine unmittelbare Auswirkung.
- Im Reagenzglas reguliert es u. a. die Synthese verschiedener neurotropher Faktoren (das sind Biomoleküle, die das Wachstum und Überleben reifer Neutronen unterstützen).
- Calcitriol wirkt außerdem bei weiteren Vorgängen mit, die Alzheimer entstehen lassen.
- Da Vitamin-D-Mangel auch zu Durchblutungsstörungen und Unterversorgungen des Gehirns führen kann, sind dies ebenfalls Faktoren, die eine Alzheimer-Erkrankung begünstigen.

Die Studienverantwortlichen ziehen aus diesen Erkenntnissen die Schlussfolgerung, dass ein bestehender Vitamin-D-Mangel zu einer erheblichen Risikosteigerung führt, an einer Demenz zu erkranken, und erklären die Notwendigkeit weiterer Forschungen.

Parkinson-Krankheit

Bei der bisher unheilbaren, neurodegenerativen Parkinson-Krankheit leiden die Betroffenen unter einem langsam fortschreitenden

Verlust von Nervenzellen. Parkinson ist nach der Alzheimer-Erkrankung weltweit die zweithäufigste neurodegenerative Erkrankung. Ca. 1 % der Menschen über 60 Jahren weltweit leidet an Parkinson.

Evatt und Mitarbeiter verglichen den Vitamin-D3-Spiegel von Parkinson- und Alzheimer-Patienten mit dem gesunder Menschen. Dabei stellte sich heraus, dass deutlich mehr Patienten in der Parkinson-Gruppe (55 %) an Vitamin-D-Mangel litten als in der Kontrollgruppe (36 %) und der Alzheimer-Gruppe (41 %). Der mittlere 25-OH-D-Wert in der Parkinson-Kohorte (31,9 ng/ml) war signifikant niedriger als in der Kontrollgruppe (34,8 ng/ml) bzw. der Alzheimer-Gruppe (37,0 ng/ml).[24]

Im Mai 2020 wurde ein »Review« mit dem Titel: »Potential Role of Vitamin D in the Elderly to resist COVID-19 and to slow Progression of Parkinson's Disease« veröffentlicht. Die Autoren kamen aufgrund früherer Forschungsdaten und -publikationen zur Wechselwirkung zwischen Vitamin D, Parkinson und Covid-19 zu dem Ergebnis, dass eine regelmäßige tägliche Supplementation von Vitamin D3 in Höhe von 2000–5000 I. E. bei Parkinson-Erkrankten u. a. eine Verlangsamung des Fortschreitens der Erkrankung bewirke und zudem auch die Lebensqualität der Parkinson-Patienten hinsichtlich der krankheitsspezifischen Symptome verbessere. Auch ein Extraschutz vor Covid-19 wurde hierdurch angenommen.[25]

Parkinson-Patienten mit niedrigeren Vitamin-D3-Spiegeln

In einer anderen Veröffentlichung bewiesen die Forscher rund um Hui-Jun Zhang, dass Parkinson-Patienten niedrigere Vitamin-D3-Spiegel hatten als gesunde Menschen. Die Parkinson-Erkrankten mit niedrigen Vitamin-D3-Spiegeln stürzten zudem auch öfter und litten häufiger unter Schlaflosigkeit. Außerdem hatten sie ein höheres Erkrankungsrisiko für Depressionen und Angstzustände. Die Autoren schlussfolgerten, dass die Einnahme von Vitamin D eine geeignete Therapie für nicht motorische Parkinson-Symptome sei.[26]

Krebs

Neueste Studien zeigen, dass die ausreichende Einnahme von Vitamin D sowohl Krebs vorbeugen und das Risiko einer Krebserkrankung vermindern als auch bei einer Krebsbehandlung die Überlebensrate und den Verlauf der Erkrankung verbessern kann. In der aktuellen Krebsforschung ist Vitamin D daher zu einem wichtigen Thema geworden. Die Internetsuche nach »Vitamin D und Krebs« ergibt mehrere Millionen Treffer. Die Studienzahl zu diesem Thema nahm in den letzten Jahren rapide zu. Zusammenhänge werden immer deutlicher.

In 3 Metaanalysen großer klinischer Studien wurde festgestellt, dass die ausreichende Supplementation von Vitamin D die Krebssterberate bei Krebserkrankungen aller Art deutlich verringert.[27]

Tobias Niedermaier und Kollegen übertrugen diese Ergebnisse auf die Vitamin-D-Situation in Deutschland und berechneten, welche Folgen eine flächendeckende Substitution der Über-50-Jährigen auf die Lebenserwartung, Krankheitskosten und Krebstodesfälle haben könnte.[28] Ihr Ergebnis: Die Vitamin-D-Behandlung spart 254 Millionen Euro ein und sorgt für einen

Gewinn an 300 000 Lebensjahren. Die Wissenschaftler verglichen die Kosten für eine Krebsbehandlung mit den Kosten für eine Vitamin-D3-Einnahme (25 Euro pro Person und Jahr), die die Krebssterblichkeit senken würde und 30 000 krebsbedingte Todesfälle pro Jahr vermeiden könnte:
- 900 000 000 Euro (**Kosten** für eine Vitamin-D-Behandlung für alle Über-50-Jährigen – in 2016, 36 Mio. Menschen x 25 Euro)
- 1 154 000 000 Euro (**Einsparungen** durch nicht erforderliche Krebsbehandlungen der o.g. Todesfälle laut Modellrechnung)
- • 254 000 000 Euro (Nettoeinsparung durch eine Behandlung mit Vitamin D)

Diese 254 Millionen Euro würden also durch die flächendeckende Supplementierung von Vitamin D eingespart, hinzu käme die gewonnene Lebenszeit von 300 000 Menschenlebensjahren.

Prostatakrebs

Die Prostata ist das Drüsengewebe der Vorsteherdrüse. Beim Krebs der Prostata handelt es sich um einen bösartigen Tumor. Leider versterben immer noch zu viele Männer an dieser Erkrankung (3 von 100 Männern in Deutschland).

In einer prospektiven Studie wurden aus einer Gruppe von zunächst 14 916 tumorfreien Männern über einen Beobachtungszeitraum von 18 Jahren 1066 Männer mit einem Prostatakarzinom, davon 496 Männer mit einer aggressiven Verlaufsform, mit 1618 tumorfreien Männern verglichen.[29] Bestimmt wurden die Laborparameter 25(OH)D und 1,25(OH)2D und der Genotypus des Vitamin-D-Rezeptors (VDR). In der Bevölkerung gibt es viele Varianten (genetische Polymorphismen) des VDR-Gens. Einige Polymorphismen, z. B. der FOK1-Polymorphismus, beeinflussen die VDR-Funktion.

In dieser Studie zeigte sich deutlich, dass ein Vitamin-D-Spiegel unterhalb des erhobenen Medians verbunden war mit einem signifikant erhöhten Risiko, an einer aggressiven Tumorform zu erkranken. War der Mangel an Vitamin D verbunden mit einem die Funktion des Vitamin-D-Rezeptors schmälernden Polymorphismus, erhöhte sich das Risiko, an einem aggressiven Tumor zu erkranken, noch einmal. Dieser genetische Nachteil ist bei einem Vitamin-D-Spiegel oberhalb des erhobenen Medians nicht mehr mit einem erhöhten Krankheitsrisiko assoziiert. Das Risiko, an einem aggressiven Tumor zu erkranken, reduziert sich um 70 %.

Brustkrebs

Es gibt mittlerweile zahlreiche Studien, die darauf hindeuten, dass ein guter Vitamin-D-Spiegel das Risiko für Brustkrebs verringern kann. Die Zeitschrift »PLOS ONE« veröffentlichte am 15.06.2018 einen Forschungsartikel über eine Studie der Wirkung von Vitamin D gegen Brustkrebs. Berücksichtigt wurden in dieser Studie Alter, BMI, Raucherstatus, Einnahme von Kalzium u. a.[30]

In der Studie schaute man sich 5038 Frauen an, von denen 77 an Brustkrebs erkrankt waren. Bei den Frauen mit einem 25(OH)D-Spiegel über 60 ng/ml war die Inzidenzrate von Brustkrebs um 82 % reduziert im Vergleich zu den Frauen mit einem Spiegel von < 20 ng/ml. Die Überlebenskurven (sog. Kaplan-Meier-Kurven) verliefen bei unterschiedlich hohen Vitamin-D3-Spiegeln auch unterschiedlich: Den höchsten brustkrebsfreien Anteil fand man bei der Gruppe, die einen Vitamin-D-Spiegel über 60 ng/ml zeigte. Der niedrigste brustkrebsfreie Anteil trat in der Gruppe mit den Vitamin-D-Spiegeln unter 20 ng/ml auf. Besonders spannend: Brustkrebs trat in der Gruppe mit einem Spiegel über 60 ng/ml um 78 % seltener auf als bei einem Spiegel von 20 ng/ml.

Eine gepoolte Analyse von 11 Fallkontrollstudien zum Zusammenhang des Vitamin-D-Spiegels mit dem Brustkrebsrisiko ergab, dass ein höherer Vitamin-D3-Spiegel das Brustkrebsrisiko senkt. Ein Vitamin-D3-Spiegel von 47 ng/ml ist mit einem um 50 % geringeren Brustkrebsrisiko verbunden.[31]

Mit den Daten von 67 721 Frauen der sogenannten französischen E3N-Kohorte wurden die Auswirkungen eines Vitamin-D3-Mangels auf das Brustkrebsrisiko analysiert. Während des 10-jährigen Beobachtungszeitraums traten 2871 Brustkrebsfälle auf. Ein Zusammenhang zwischen Brustkrebsrisiko und Vitamin-D-Einnahme konnte nicht erkannt werden. Doch postmenopausale Frauen, die in der Region mit der höchsten UV-Bestrahlung wohnten, hatten bei hoher zusätzlicher Vitamin-D-Einnahme ein geringeres Brustkrebsrisiko als solche mit geringer Vitamin-D-Einnahme. Die Ergebnisse zeigten, dass ein bestimmter Vitamin-D-Spiegel aus Sonnenbestrahlung

◆ In weit vom Äquator entfernt liegenden Ländern ist das Brustkrebsrisiko höher als in Ländern nahe des Äquators, was mit einem Vitamin-D-Mangel zusammenhängen könnte. Geschätzte altersstandardisierte Inzidenzraten (Welt) in 2020, Frauen, alle Altersgruppen.

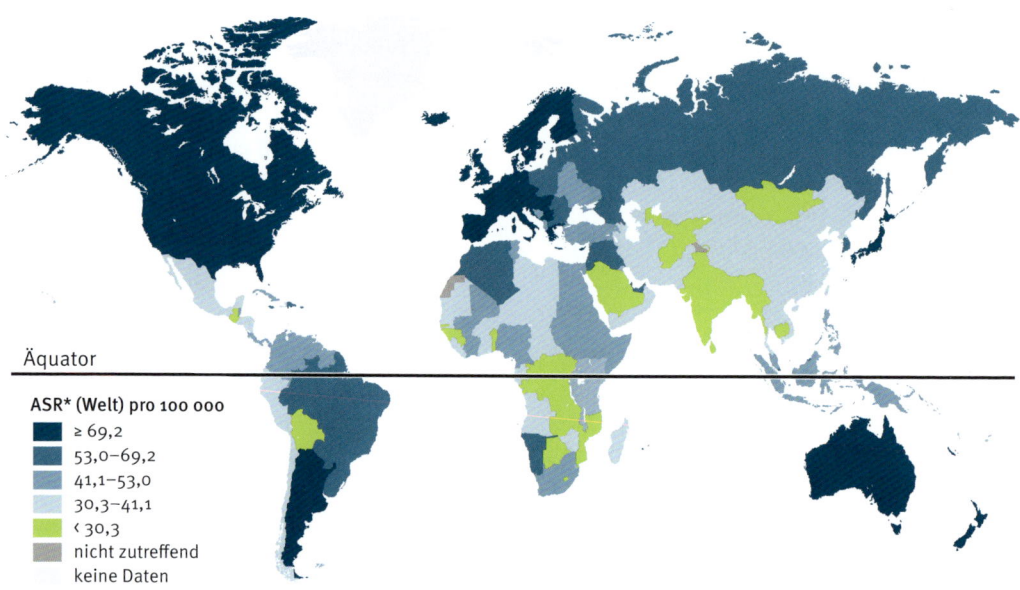

*Geschätzte altersstandardisierte Inzidenzraten (Welt) im Jahr 2020, Brust, Frauen, alle Altersgruppen

Daten basieren auf GLOBOCAN 2020, World Health Organization.

plus Vitamin-D-Einnahme notwendig ist, um Brustkrebs zu verhindern. Vor allem für Frauen nach der Menopause, die zudem in nördlichen Breiten wohnen, ist es schwierig, diesen Wert zu erreichen.[32]

Brustkrebsrisiko steigt mit der Entfernung vom Äquator: Wie man auf der hier dargestellten Weltkarte deutlich sieht, ist das Risiko, an Brustkrebs zu erkranken, in vielen Gegenden, die weit vom Äquator entfernt liegen, stark erhöht. Gerade in sehr nördlichen Gegenden wie Nordamerika und im Süden von Südamerika sowie in sehr südlichen Gegenden wie Australien ist das Risiko, an Brustkrebs zu erkranken, deutlich höher. Dagegen ist das Brustkrebsrisiko in Gegenden in der Nähe des Äquators wie zum Beispiel in Afrika wesentlich geringer. Leicht nachzuvollziehen, denn die Menschen haben hier durch die bessere Sonneneinstrahlung mehr Chancen, ihre Haut zur richtigen Zeit und ausreichend zu besonnen und damit mehr Vitamin D zu bilden. Es ist sehr wichtig, diese Erkenntnisse zu verbreiten, um das Brustkrebsrisiko für mehr Menschen zu reduzieren.

Darmkrebs

Bei Darmkrebs handelt es sich um eine bösartige Veränderung der Darmschleimhaut. Hauptsächlich treten diese Veränderungen im Kolon (Dickdarm) oder im Rektum (Enddarm) auf. Im Jahr 2019 erkrankten nach einer Auswertung des Zentrums für Krebsdaten (RKI) 26 266 Frauen und 32 701 Männer neu an Darmkrebs. 11 016 Frauen und 13 032 Männer starben im gleichen Jahr an Darmkrebs.[33]

In einem Review mit dem Titel »Vitamin D und Darmkrebs« erklärte Lidija Klampfer, dass 1,25-Dihydroxy-Vitamin-D3 an den Vitamin-D-Rezeptor bindet und so die Expression verschiedener Gene steuert, die für das Wachstum, die Differenzierung und das Überleben von Krebszellen wichtig sind. Der Einfluss des Vitamin-D3-Spiegels für die Entstehung und Weiterentwicklung von Darmkrebs sei gewaltig. Auch bei Testversuchen bei Tieren konnte festgestellt werden, dass die tägliche Gabe von Vitamin D3 die Entwicklung von Tumoren verhindern konnte. Dabei wurde sogar angenommen, dass ein besserer Vitamin-D3-Spiegel im Blut auch die Darmkrebsinzidenz senke sowie die Polypenanzahl (zunächst harmlose Wucherungen, aus denen jedoch Krebs entstehen kann). Zudem steige dadurch die Überlebensquote bei einer Darmkrebserkrankung. Ein weiterer Vorteil wäre, dass Entzündungen im Körper, die für die Entstehung von Tumoren förderlich sein könnten, gehemmt würden.[34]

Entzündliche Darmerkrankungen

Ein Review von Meeker und Kollegen weist darauf hin, dass Vitamin D einen großen Einfluss auf das Risiko des Entstehens von entzündlichen Darmerkrankungen haben könne. Damit habe es als logische Folge auch einen Einfluss auf das Entstehen von Darmkrebs, da die Vermutung existiere, dass entzündliche Darmerkrankungen das Risiko für Krebserkrankungen erhöhten. In Tierversuchen mit Mäusen, bei denen eine »Colitis« hervorgerufen wurde, regulierte Vitamin D3 verschiedene Prozesse im Darm und konnte so die Entstehung der Darmentzündung verhindern oder hemmen. Dies sei begründet durch die Verantwortlichkeit von Vitamin D3 für den Transport und die detaillierte Unterscheidung von Immunzellen. Eine ausreichende und rechtzeitige Supplementation von Vitamin D3 könne daher vor diesen Erkrankungen schützen.[35]

Infektionen

Viele Menschen sind, vor allem im Herbst und Winter, Dauergast bei ihren Hals-Nasen-Ohren-Ärzt*innen. Ich selbst hatte jeden Winter starke Infektionen des Halses und/oder der Nasennebenhöhlen, litt unter nicht enden wollender Heiserkeit und wochenlangen, vor allem nächtlichen Hustenattacken. Antibiotika halfen nicht und mein Medikamentenschrank platzte aus allen Nähten. Seit ich selbst einen guten Vitamin-D-Spiegel habe, habe ich meinen HNO-Arzt so selten gesehen, dass er mich nach 2 Jahren kaum wiedererkannte. Der ausreichende Vitamin-D-Spiegel scheint mein Immunsystem deutlich gestärkt zu haben. Auch meinen Freunden empfahl ich Vitamin D. Manche lächelten müde, aber eine Freundin, die meine Gesundung verfolgt hatte, verordnete sich und ihrer Familie Vitamin D. Ca. 1 Jahr später sagte sie mir, dass auch sie ihren HNO-Arzt kaum noch sehen würde. Alle Mitglieder ihrer Familie würden jeden Tag »brav« Vitamin D einnehmen und seitdem würde sie jeden Morgen an mich und meinen Ratschlag denken.

In einer Metaanalyse wurde untersucht, ob eine Supplementierung von Vitamin D akuten Atemwegsinfektionen vorbeugen könne.[36] Sie kam zu folgendem Ergebnis: Supplementiertes Vitamin D führte zu einer klaren Senkung des Infektionsrisikos der oberen Atemwege bei allen Teilnehmern.

Zugrunde gelegt wurden 25 verschiedene randomisierte, plazebokontrollierte und doppelblinde Studien im Jahr 2015 mit insgesamt 11 321 Menschen (0–95 Jahre alt). Dabei wurde festgestellt, dass Patient*innen, die im Vorfeld unter einem Mangel an Vitamin D litten, den größten Nutzen einer Supplementierung erfuhren.

Wenn man bedenkt, wie hoch der Vitamin-D-Mangel der Deutschen bereits im Sommer und umso mehr im Winter ist, sollte einem die Tatsache, dass dieser Vitamin-D-Mangel ein erhöhtes Infektionsrisiko bedeutet, zu denken geben. Umso mehr verwundert es, dass trotz dieser Eindeutigkeit an vielen verantwortlichen Stellen nicht entsprechend reagiert wird.

Man könnte dies mit Unwissenheit entschuldigen. Jedoch ist auch dies unwahrscheinlich, da diese Studie im British Medical Journal erschienen ist, einer renommierten medizinischen Fachzeitschrift , die über eine Auflage von rund 122 000 Exemplaren verfügt und wöchentlich erscheint. Man kann es sich schwer vorstellen, dass medizinische Fachleute keine Kenntnis von solchen wissenschaftlichen Ergebnissen haben. Und dennoch: Es gibt viel zu wenige Ärzt*innen, die ihre Patient*innen auf diese Tatsache hinweisen und noch weniger Menschen, die von sich aus an diese Informationen kommen oder gezielt danach suchen. Wie viele Infektionen könnten wir zu milderen Verläufen bringen oder gar ganz verhindern, wenn die Erkenntnisse über die Notwendigkeit eines guten Vitamin-D3-Spiegels in die Tat umgesetzt würden? Daher ist es sehr wichtig, die Menschen entsprechend aufzuklären und positive Erfahrungen weiter zu erzählen.

Schutz vor Covid-19 durch Vitamin D

Im deutschen Ärzteblatt las man 2021 über die deutlichen gesundheitlichen Vorteile einer Substitution von ausreichend Vitamin D in der Corona-Pandemie.[37] Eine offizielle Empfehlung der verantwortlichen Stellen zur Einnahme von Vitamin D gibt es leider bisher nicht. Im Gegensatz dazu liest man jedoch immer wieder von Aufforderungen, durchgeführten Studien und Empfehlungen zu diesem Thema. Dies könnte den Eindruck erwecken, dass die (medizinische) Gesellschaft doch ahnt, dass in Vitamin D mehr stecken könnte, als bisher offiziell bekannt zugegeben bzw. anerkannt wird.

Das »Bundesinstitut für Risikobewertung« warnt zeitgleich vor einer eigenständigen Einnahme von Vitamin-D-Präparaten über 800 I. E. pro Tag.

Ca. 220 Ärzte und Wissenschaftler forderten im Februar 2021 die Regierungen der Welt auf, die Vitamin-D-Mängel der Bevölkerung so schnell wie möglich auszugleichen, um die Menschen vor Covid-19-Infektionen zu schützen. Es wurde eine Dosis von 4000 I. E. täglich für Über-18-Jährige, jedoch mindestens eine Dosis von 2000 I. E. täglich empfohlen. Dabei sollten Vitamin-D-Mangelgruppen nach ihrer Empfehlung sogar doppelt so viel einnehmen. Sie drängten zudem darauf, bei neu stationär aufgenommenen Patient*innen den Vitamin-D-Spiegel zu testen und zu regulieren. Prof. Dr. Uta Merle vom Universitätsklinikum Heidelberg erklärte hierzu, dass man davon ausgehen könne, dass es gerade bei Hochrisiko-Patient*innen mit Vitamin-D-Mangel sinnvoll sei, Vitamin D zu substituieren. Die Datenbank »clinicaltrials.gov« beinhaltet um die 100 registrierte Studien zu der Frage, welche Auswirkungen Vitamin D auf Infektionen und den Verlauf von einer Infektion mit Covid-19 in Bezug auf Spätfolgen der Infektion und Sterblichkeit hat.

Das Bundesamt für Risikobewertung (BfR) meldete in 2021, dass es viele Anfragen zur Beurteilung des Einflusses von Vitamin D auf die Coronapandemie gäbe. Das BfR erklärte hierzu, dass es zwar keine grundsätzliche Empfehlung für die Supplementation von Vitamin D zur Vorbeugung einer SARS-CoV-2-Infektion oder eines schweren Verlaufs geben könne, es sei aber durchaus möglich, dass es einen Nutzen für verschiedene Risikogruppen geben könnte. Für die Risikogruppe der Pflegeheimbewohner werden 800 I. E. täglich empfohlen, weil Studien ergaben, dass gerade diese alten Menschen oft an Vitamin-D-Mangel leiden würden.

Ich erinnere mich, dass Dr. Cicero Coimbra, über den ich später berichten werde, zu Beginn der Corona-Pandemie einen Aufruf an alle seine Patient*innen gestartet hatte, die Angehörigen dazu aufzufordern, ihren Vitamin-D-Spiegel in Ordnung zu bringen. Seine Überzeugung: Ein guter Vitamin-D-Spiegel schütze vor einem schweren Verlauf einer Covid-19-Infektion. Mittlerweile gibt es, wie auch an anderer Stelle beschrieben, viele Erkenntnisse, die darauf hindeuten, dass er mit seiner Annahme richtig liegen könnte.

Der National Health Service (NHS) Scotland ist das aus öffentlichen Mitteln finanzierte Gesundheitssystem in Schottland und eines der vier Teile, aus denen der National Health Service in ganz Großbritannien besteht.[38] Der NHS empfahl den Schotten, täglich Vitamin D zu supplementieren, da bekannt sei, dass ein Großteil der schottischen Bevölkerung im Vitamin-D-Defizit sei. Der wissenschaftliche beratende Ausschuss für Ernährung (SACN) erstellt für die britischen Regierungen Leitlinien. Er erklärte, dass durch die Einnahme von Vitamin D das Risiko bei akuten Atemwegsinfektionen reduziert werden könne. Ältere und Vorerkrankte erhielten in Schottland sogar kostenlos Vitamin-D ausreichend für jeweils 4 Monate.

Studie der Uni Heidelberg: Eine weitere bemerkenswerte Studie wurde 2020 am Universitätsklinikum Heidelberg durchgeführt.[39] Die Mediziner untersuchten 185 an Covid-19 erkrankte Patient*innen und ermittelten, wie viele intensivpflichtig wurden bzw. ihr Leben durch Covid-19 verloren. Unterschieden wurde nach Vitamin-D-Spiegeln kleiner oder größer 30 nmol/l (12 ng/ml). Dabei wurden das Alter, Geschlecht und weitere Erkrankungen berücksichtigt. Ergebnis: Ein Vitamin-D-Mangel der Patient*innen war mit einem ca. 6-fach höheren Risiko für schwere Covid-19-Verläufe und einer ca. 15-fach höheren Mortalität verbunden. Der Zytokin-Wert (medianer IL-6-Spiegel) der Krankenhaus-Patient*innen lag bei einem vorhandenen Vitamin-D-Mangel bei 70 pg/ml, im Vergleich zu Menschen ohne Vitamin-D-Mangel nur bei 29,7 pg/ml.

Patient*innen, die zum Zeitpunkt der Krankenhausaufnahme einen Vitamin-D-Mangel hatten, benötigten öfter eine intensive Sauerstofftherapie und invasive Beatmung und zeigten insgesamt ein schlechteres Überleben. Die Mediziner kamen schließlich zu dem Ergebnis, dass es einen Zusammenhang zwischen einem Vitamin-D-Defizit und der Covid-19-Mortalität gab. Sie empfahlen unbedingt weitere interventionelle Studien zur Vitamin-D3-Einnahme bei infizierten Personen. Sie gaben den dringenden Rat aufgrund der ermittelten Ergebnisse, allen Covid-19-Hochrisiko-Patient*innen eine Vitamin-D-Einnahme zu empfehlen.

Kostenlose Versorgung mit Vitamin D in England

Das »offene PR-Portal« in England hat am 28.11.2020 seine Empfehlung zur Einnahme von Vitamin D aufgrund der Corona-Pandemie geändert. Ab Januar 2021 wurde auch hier 2,5 Millionen Menschen kostenlos für 4 Monate Vitamin D zur Verfügung gestellt. Dazu wurde jedem die Einnahme von Vitamin D empfohlen. Jedoch beschränkte man die Empfehlung leider auf 400 I. E. täglich. Die Länder Frankreich, England, Schottland, Wales haben ihren Bürgern mitgeteilt, dass die Schwere einer Covid-19-Erkrankung mit einem Vitamin-D-Mangel zusammenhängen könnte. Frankreich empfahl zudem hohe Dosierungen für Senioren. Auch in deutschen Universitätskliniken wie in der Uni Kiel und der Uni Heidelberg wird die Erkrankung »Covid-19« mit Vitamin D therapiert. Diese Therapie ist jedoch immer noch keine Vorgabe der aktuellen S2K-Behandlungsrichtlinien für Covid-19-Patient*innen vom 23.11.2020.[40,41]

Französische Studie: Eine weitere Studie zu Covid-19 und Vitamin D untersuchte bei 66 französischen Pflegeheimbewohnern, ob eine hohe Dosis Vitamin D3 (sog. Bolus-Dosis) während oder kurz vor einer Covid-19-Erkrankung die Sterblichkeit verringern kann.[42] Die Patient*innen mit Vitamin-D-Bolus wurden mit denen verglichen, die keinen Vitamin-D3-Bolus erhielten. Das Ergebnis war eindeutig: 82,5 % der Teilnehmer mit Vitamin-D3-Supplementierung (Interventionsgruppe) überlebten die Covid-19-Erkrankung während es in der Gruppe ohne Vitamin-D3-Supplementierung (Vergleichsgruppe) nur 44,4 % waren. Das Studienergebnis lautete daher, dass eine Vitamin-D3-Bolus-Supplementierung während oder direkt vor einer Covid-19-Erkrankung bei schwachen, älteren Menschen die Covid-19-Erkrankung milderte und zu besseren Überlebensraten führte.

Israelische Studie: Am 3. Februar 2022 wurde die retrospektive Studie »Pre-infection 25-hydroxyvitamin D3 levels and association with severity of COVID-19 illness« veröffentlicht.[43] Diese untersuchte, ob ein Zusammenhang mit dem Vitamin-D-Spiegel und der Schwere und Mortalität der Covid-19-Erkrankung besteht. Hier wurden die 25(OH)D-Spiegel von den Patient*innen statistisch erfasst, die in der Zeit vom 7. April 2020 bis zum 4. Februar 2021 mit positivem PCR-Test in das Krankenhaus »Galilee Medical Center« in Israel aufgenommen wurden. Bedingung war, dass diese Vitamin-D-Spiegel 14–730 Tage vor dem jeweiligen positiven Covid-19-PCR-Test ermittelt wurden. Leider hatten nur 253 von den 1176 stationär wegen Covid-19 behandelten Patient*innen in ihrer Krankenakte einen erfassten Vitamin-D-Spiegel, vermutlich weil dies oft für nicht nötig gehalten wird. Die Studienergebnisse sprechen eine klare Sprache:

- 87,4 % der Patient*innen, die einen schweren Covid-19-Verlauf hatten, hatten einen 25(OH)D-Spiegel unter der Grenze von 20 ng/ml (= Vitamin-D3-Mangel) gegenüber 34,3 % der Patient*innen, die eine leichte bis mittelschwere Erkrankung hatten.
- Patient*innen, die einen 25(OH)D-Status unter 20 ng/ml hatten (= Vitamin-D-Mangel), hatten gegenüber Patienten mit einem 25(OH)D-Wert über 40 ng/ml ein deutlich höheres Risiko für einen schweren oder kritischen Verlauf ihrer Covid-19-Erkrankung.

Wie man in den Grafiken auf S. 54 sieht, gab es in dieser Studie kritische Covid-19-Verläufe nur bei den über 65-jährigen Patient*innen. Man kann hier deutlich erkennen, dass die Covid-19-Erkrankungen zunehmend milder verlaufen, umso höher der 25(OH)D-Spiegel der Patient*innen war. Bei den Unter-50-Jährigen sind ab einem Spiegel von 50 ng/ml – bis auf 2 Ausnahmen – und bei den 50–65-Jährigen ab einem 25(OH)D-Spiegel von 40 ng/ml nur milde Infektionen aufgetreten. Ein weiteres Indiz dafür, dass gute Vitamin-D-Spiegel die Infektionsschwere positiv beeinflussen könnten.

Covid-19-Studie aus den USA: In einer Studie mit dem Titel »SARS-CoV-2 positivity rates associated with circulating 25-hydroxyvitamin-D-levels« wurde der Zusammenhang zwischen 25(OH)D-Werten und einem positiven SARS-CoV-2-Test untersucht.[44] Diese Studie ist besonders, da die Daten von 191 779 Menschen aus allen 50 US-Staaten eingeschlossen wurden, die auf SARS-CoV-2 im Zeitraum Mitte März bis Mitte Juni 2020

Gesundheitsprävention durch Vitamin D

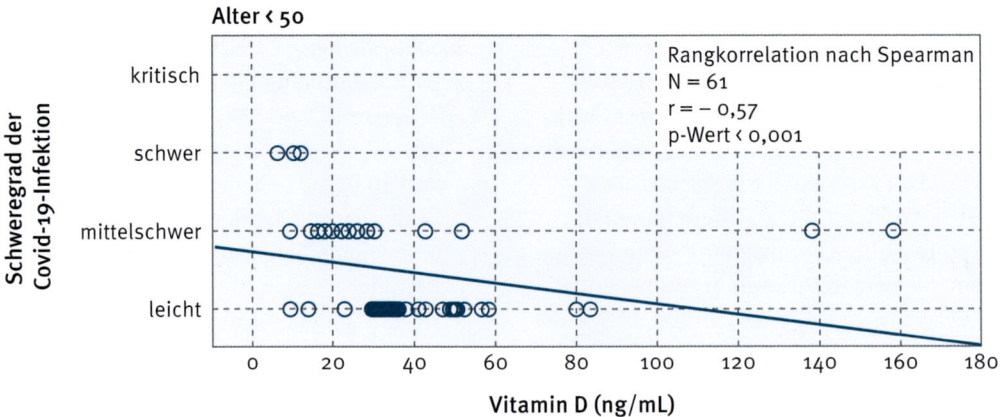

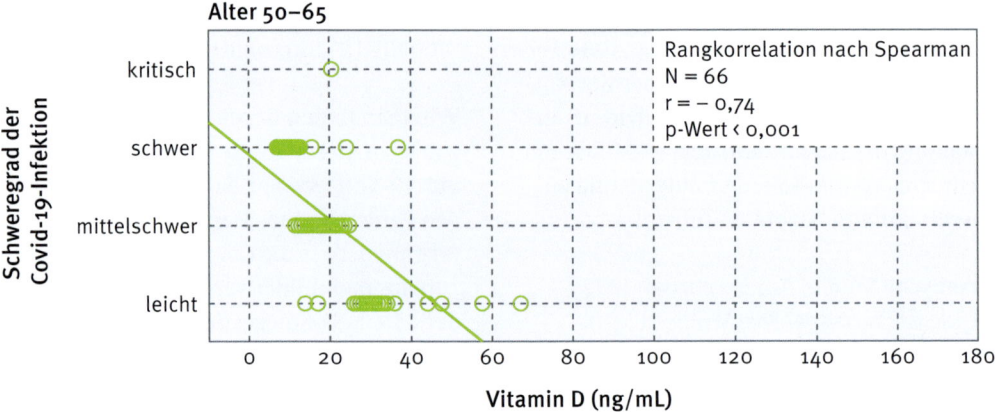

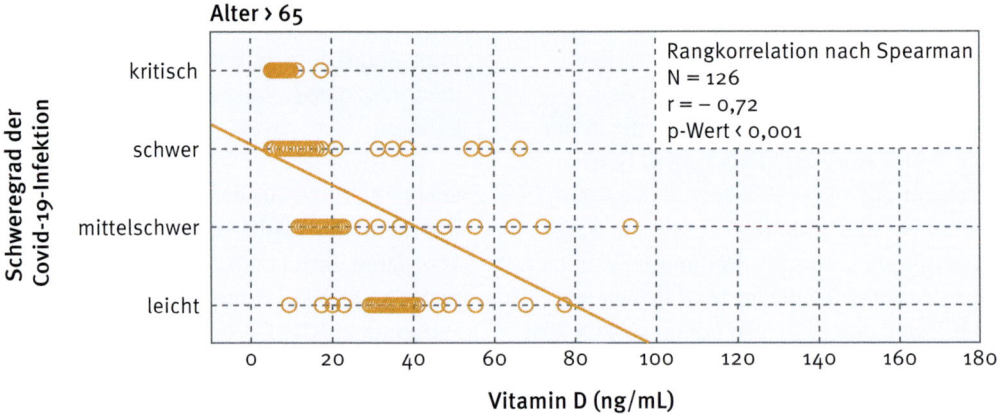

Daten basieren auf Dror AA et al. Pre-infection 25-hydroxyvitamin D3 levels and association with severity of COVID-19 illness. PLoS One 2022; 17 (2): e0263069.

getestet wurden. Das Testergebnis wurde mit dem Vitamin-D-Spiegel aus den vergangenen 12 Monaten in Beziehung gesetzt. Das Durchschnittsalter lag bei 54 Jahren, 32 % waren Männer, 68 % Frauen. Das Ergebnis: Mit der Höhe des Vitamin-D3-Spiegels sank das Risiko für eine Covid-19-Infektion.

Ergebnisse der Covid-19-Studie aus den USA

Anzahl der Patient*innen	25(OH)D-Spiegel	positives SARS-CoV-2-Testergebnis
39 190	< 20 ng/ml	12,5 %
27 870	30–34 ng/ml	8,1 %
12 321	≥ 55 ng/ml	5,9 %

Echtzeitmetaanalyse von 200 Studien zur Behandlung mit Vitamin D gegen Covid-19: Aufmerksam machen möchte ich auch auf eine Internetseite, die die Studien zu potenziellen Covid-19-Medikamenten sammelt, darstellt, analysiert und laufend aktualisiert.[45] Hier finden sich zurzeit die Ergebnisse von insgesamt 245 Vitamin-D-Studien (Stand Januar 2023). Zusammengefasst werden statistisch signifikante Verbesserungen bei Mortalität, Beatmung, Notwendigkeit einer Intensivbehandlung und dem Krankenhausaufenthalt beobachtet. Die Tabelle fasst die wichtigsten Erkenntnisse zusammen.

Echtzeitmetaanalyse von Studien zur Behandlung von Covid-19-Patienten mit Vitamin D3

Studien: Behandlung mit Vitamin D3	Verbesserung
alle 102 Behandlungsstudien mit insgesamt 182.076 Patienten	37 %
frühe Behandlung	65 %
späte Behandlung	47 %
vorbeugende Behandlung	30 %
Sterblichkeit	37 %
Beatmung	26 %
Hospitalisierung	18 %
Behandlung mit Cholecalciferol	35 %
Behandlung mit Calcidiol/Calcitriol	52 %

◂ Wie der Vitamin-D-Spiegel und die Schwere einer Covid-19-Erkrankung zusammenhängen.

Innerhalb dieser Studie wird darüber berichtet, dass es eine wesentliche Verzögerung bei der Umwandlung von Cholecalciferol gebe, sodass es möglich sei, dass im Ernstfall eine Behandlung mit Calcifediol (Calcidiol) oder Calcitriol effektiver sein könnte.

Was kann man aus den Studienergebnissen folgern?

Sinnvoll wäre:
- Bei einer Coronainfektion dafür zu sorgen, dass der Vitamin-D-Spiegel möglichst schnell in einen ausreichenden Bereich gebracht wird, insbesondere bei Patienten, die hospitalisiert werden müssen.
- Ab sofort bei allen Menschen weltweit den Vitamin-D-Spiegel in Ordnung zu bringen. Auch wenn erst bewiesen werden muss, dass Vitamin D die Covid-19-Infektion mildern könnte, so stärkt es dennoch nachweislich auch den menschlichen Körper an sich, zumal es bei richtiger Anwendung nebenwirkungsfrei ist.

Warnhinweis zur Einnahme von Vitamin D:
An dieser Stelle muss darauf hingewiesen werden, dass die Substitution von Vitamin D keine Impfstoffe, AHA-L-Regeln oder sonstige Schutzmaßnahmen und -regeln gegen Covid-19 ersetzen kann. Vitamin D kann den Menschen stärken, um sich der Krankheit zu widersetzen; Schutzmaßnahmen etc. sind dennoch wichtig und einzuhalten. Vitamin D darf zudem niemals eigenständig hochdosiert eingenommen werden. Jeder sollte jedoch dafür Sorge tragen, seinen Vitamin-D-Spiegel zusammen mit einer fachkundigen ärztlichen Kraft in einen normalen Bereich zu bringen. Wie viel Vitamin D dafür individuell eingenommen werden muss, ist abzusprechen und durch regelmäßige Blutkontrollen zu überwachen.

Noch ist nicht sicher, wie sehr Vitamin D vor schwerer Covid-19-Infektion schützen kann und auch nicht, welche Vitamin-D-Spiegel dafür optimalerweise angestrebt werden sollen. Dennoch wissen wir, dass ein Vitamin-D-Mangel zu vermeiden ist und der Vitamin-D-Spiegel zwischen 40 und 60 ng/ml liegen sollte. Es ist meines Erachtens auch nicht auszuschließen, dass ein schlechter Vitamin-D-Spiegel verantwortlich für Long-Covid sein könnte oder dass eine angemessene Vitamin-D-Substitution Long-Covid heilen könnte.

Vitamin-D-produzierende Firmen können sich meist solche Studien nicht leisten. Es wäre schön, wenn auch für diese wichtige und erfolgversprechende Forschung Geld übrig wäre.

Multiple Sklerose

Die Multiple Sklerose (MS) gehört zu den chronischen, neurologischen Autoimmunerkrankungen, die entzündlich verlaufen. Auf der ganzen Welt leiden um die 2,8 Millionen Menschen an dieser schweren Erkrankung. Die Verteilung ist nicht gleichmäßig: die Erkrankungshäufigkeit steigt mit der geografischen Entfernung vom Äquator an. In Deutschland leben nach neuen Zahlen des Bundesversicherungsamtes mehr als 252 000 MS-Erkrankte.[46]

MS bricht oft schon bei jungen Erwachsenen aus. Forschungen zeigen als MS-Ursache ein fehlgeleitetes Immunsystem. Leider kann diese schubweise verlaufende Erkrankung im schlimmsten Fall auch im Zeitraum von 8–10 Jahren zum Tod führen.[47,48] Bei einem an MS erkrankten Menschen werden die sogenannten Myelinscheiden der Nervenzellfortsätze durch körpereigene Abwehrzellen angegriffen. Dies führt dazu, dass sich im Gehirn und auch im Rückenmark entzündliche Herde entwickeln. Dies führt dann zu einem teilweisen und auch zu einem gänzlichen Verlust der Nervenfunktion. Mit der Magnetresonanztomografie (MRT) können diese entzündeten Herde sichtbar gemacht werden. Viele verschiedenartige, belastende Symptome machen den Betroffenen das Leben schwer.

Hoffnung macht, dass neueste Studien ermittelt haben, dass mangelnde Sonneneinstrahlung und ein Defizit von Vitamin D3 ein Risiko für den Ausbruch der Multiplen Sklerose darstellen können.[49] Im Review »Vitamin D and multiple sclerosis: An update« schreiben die Autoren, dass ein Vitamin-D-Mangel in sonnenarmen Ländern häufig vorkomme und dadurch das MS-Risiko gesteigert werde. Genetische Studien an Patient*innen haben zudem ergeben, dass Störungen im Vitamin-D-Stoffwechsel in Verbindung mit einem MS-Erkrankungsrisiko stehen. Weiterhin haben kontrollierte immunologische Studien an Betroffenen ergeben, dass die Einnahme von Vitamin D positive Effekte auf das Immunsystem der Erkrankten habe. Aufgrund dieser Ergebnisse wird die Einnahme von Vitamin D für MS-Patient*innen bereits empfohlen.

Eine prospektive Kohortenstudie mit 145 Patienten mit schubförmig remittierender MS ergab, dass höhere Vitamin-D3-Spiegel mit einem geringeren Rückfallrisiko verbunden waren. Jede Erhöhung des Spiegels um 10 nmol/l ergab die erfreuliche Senkung des Rückfallrisikos um 12 %.[50]

Es mehren sich die Erkenntnisse darüber, dass ein Vitamin-D3-Defizit die Hauptursache für MS ist.[51] Die entzündlichen Immunreaktionen werden durch die sogenannten Helferzellen Th1 und Th17 und die durch sie hergestellten Zytokine vermittelt. Es wurde mittlerweile festgestellt, dass vor allem die Th17-Zellen diese Reaktionen auslösen. Vitamin D kann diese Reaktionen der TH1- und Th17-Helferzellen unterdrücken. Und jetzt kommt der »springende Punkt«: Vitamin D hat aber eben nicht den negativen Effekt vieler MS-Medikamente, die das gesamte Immunsystem unterdrücken. Das ist ein deutlicher Vorteil der Behandlung durch Vitamin D.

In der Studie »Serum 25-hydroxyvitamin D levels and risk of multiple sclerosis« wurde der Zusammenhang zwischen dem Vitamin-D-Spiegel und einem MS-Erkrankungsrisiko untersucht.[52] Dabei wurden bei hellhäutigen Menschen (148 Fälle, 296 Kontrollen) festgestellt, dass das MS-Erkrankungsrisiko mit steigendem Vitamin-D3-Spiegel sinkt. Der Effekt war bei Menschen unter 20 Jahren besonders deutlich ausgeprägt.

Eine spannende Untersuchung wurde im Jahr 2011 in Nordösterbotten/Finnland durchgeführt: »Increasing incidence of multiple sclerosis in women in Northern Finland«: Über einen Zeitraum von 16 Jahren wurden in der Region Nordösterbotten Patientinnen mit MS ermittelt und die jährliche Inzidenz berechnet. Das Ergebnis zeigte eine hohe Anzahl von Krankheitsfällen von MS in Nordösterbotten und einen überproportionalen Anstieg der weiblichen MS-Inzidenz. Woran kann das liegen? Die Region liegt auf dem 65. Breitengrad (zum Vergleich: Hamburg liegt auf dem Breitengrad 53,5), also sehr weit nördlich und erhält nur eine geringe UV-Strahlung, was bei fehlender Supplementation von Vitamin D zwangsläufig zu ausgeprägtem Vitamin-D-Mangel führen muss.

Nordösterbotten liegt rund 7300 km entfernt vom Äquator. Zu der schlechten Sonnenwinkellage kommt erschwerend hinzu, dass die Sonnenstunden in Finnland spärlich sind. Es liegt daher nahe, dass die Menschen in Nordösterbotten oftmals an einem Vitamin-D3-Mangel leiden und dies trotz der bereits begonnenen Anreicherung von Vitamin D in Lebensmitteln.

Die MS International Federation zeigt auf ihrer Website das MS-Vorkommen weltweit.[53] Auf der dargestellten Weltkarte sieht man deutlich, dass in den Ländern, die in der Nähe des Äquators liegen, das MS-Vorkommen deutlich seltener ist als in den Ländern, die weiter entfernt vom Äquator liegen. Ein besonders hohes MS-Vorkommen gibt es in Australien, in Nordamerika und allen nördlichen Ländern. Die Karte der MS International Federation ist eine der ersten, die ich gesehen habe, als ich begonnen habe, mich mit Vitamin D und seiner Wirkung zu beschäftigen und noch gar nicht viel über die Zusammenhänge und Wirkungen wusste. Es hat bei mir zu der felsenfesten Überzeugung geführt, dass es keinen Zweifel daran gibt, dass Vitamin D einen großen Einfluss auf unsere Gesundheit haben muss.

Eine weitere Studie zu diesem Thema fand heraus, dass die Behebung eines Vitamin-D-Mangels das Risiko bei Frauen, zukünftig an MS zu erkranken, verringern kann.[54] Die 2017 in der Fachzeitschrift »Neurology« veröffentlichte Studie analysierte die Blutproben der Finnish Maternity Cohort (FMC). Die FMC verfügt über 1,8 Millionen Serumproben von mehr als 800 000 schwangeren Frauen. Die Studienautoren identifizierten 1092 Frauen, die zwischen 1983 und 2009 eine MS-Diagnose erhalten hatten und von denen mindestens 1 Blutprobe aus dem Vor-Diagnose-Zeitraum vorlag. Die Ergebnisse:
- Ein Anstieg des 25(OH)D-Spiegels um 50 nmol/l war mit einer 39 %igen Reduktion des MS-Risikos verbunden.
- Frauen, deren 25(OH)D-Spiegel < 30 nmol/l war, hatten ein 43 % höheres Risiko, an MS zu erkranken, als Frauen mit einem 25(OH)D-Spiegel ≥ 50 nmol/l.

Vitamin-D-Mangel sei ein Risikofaktor für MS, folgerten die Studienautoren. Die Studienergebnisse unterstreichen die Notwendigkeit für die breite Verbesserung der Vitamin-D-Spiegel durch das öffentliche Gesundheitssystem.

Es sollte unsere unbedingte Pflicht sein, hier so schnell wie möglich zu reagieren. Wie viele Menschen könnten so vor einer MS-Erkrankung bewahrt werden? Gerade auch Kinder von Patientinnen sollten frühestmöglich über einen guten Vitamin-D3-Spiegel verfügen, und das möglichst bereits in der Schwangerschaft im Bauch ihrer Mama. So kann diesen Kindern ein gesundes und glückliches Leben ermöglicht werden und das Erkrankungsrisiko minimiert werden.

Osteoporose

In der heutigen Medizin ist bekannt, dass ein Mangel an Vitamin D3 ein Risikofaktor für Osteoporose ist, da Vitamin D3 einen wichtigen Faktor für die Knochenstabilität darstellt. Um die Knochendichte zu verbessern oder Knochenschwund/Osteoporose zu reduzieren, erhalten Patient*innen Vitamin D3 und Kalzium. Jedoch ist die in den

Präparaten enthaltene Vitamin-D3-Dosis oft viel zu gering. Wichtig ist auch hier, den individuellen Vitamin-D3-Spiegel im Blutserum zu ermitteln und die individuelle Tagesdosis zu errechnen, um einen optimalen Vitamin-D3-Spiegel zu erreichen.

Autoimmunerkrankungen

Normalerweise schützt das Immunsystem vor Bakterien, Viren, Pilzen und Parasiten usw. Bei einer Autoimmunerkrankung richtet sich das körpereigene Immunsystem irrtümlich gegen sich selbst, da es nicht mehr zwischen »fremd« und »selbst« unterscheiden kann. Es greift fatalerweise gesundes Körpergewebe an. Es handelt sich um einen entzündlichen Prozess, der chronisch verläuft. Schübe, eine akute Verschlimmerung der Erkrankung, behandelt man in der schulmedizinischen Therapie mit Cortison. Eine Autoimmunerkrankung verändert ein Leben von heute auf morgen für immer. Die Angriffe des Immunsystems auf den eigenen Körper schaden diesem und lösen viele Symptome und auch Schäden aus, die sich ohne Behandlung immer weiter verschlimmern. Dies kann so weit führen, dass damit lebensgefährdende Zustände entstehen. Dabei kommt die Fehlleitung des Immunsystems unvorhergesehen aus dem Nichts; auf einmal funktioniert der Körper nicht mehr wie vorher. Lähmungen, Sehstörungen, Schwindel, Schmerzen u. a. können betroffenen Patient*innen das Leben zur Hölle machen. Angst, Schmerzen, Hoffnungslosigkeit machen sich breit. Man fühlt sich ohnmächtig und allein. Keine Familie ist darauf vorbereitet, plötzlich einen schwerkranken Menschen mit einer chronischen und fortschreitenden Krankheit in ihrer Mitte zu haben.

Allein in Brasilien sind ca. 50 000 Menschen an MS erkrankt. Allein in Deutschland gibt es ca. 10–15 Millionen Menschen, die an einer Autoimmunerkrankung leiden. 5-8 % der Weltbevölkerung sind betroffen. Dabei gibt es ca. 100 verschiedene Autoimmunerkrankungen. Die heutige Schulmedizin ist bisher darauf ausgerichtet, hauptsächlich die Symptome der Autoimmunerkrankungen zu lindern und das Immunsystem zu supprimieren – dabei werden oft Kortikoide verwendet. Kortikoide haben nicht unerhebliche Nebenwirkungen. Dazu kann eine Behandlung bis zu 5000 Euro monatlich kosten. Man muss dabei berücksichtigen, dass die Behandlung nicht die Ursache heilt und dass sie zudem auch die auftretenden autoimmunbedingten Schübe nicht zu 100 % verhindern kann. Alle zusätzlich zu Kortikoiden zur Verfügung stehenden Medikamente haben schwerwiegende Nebenwirkungen, die dann zu den Symptomen der Grunderkrankungen dazukommen und die Patient*innen und deren Gesundheit zusätzlich belasten. Warum Autoimmunerkrankungen ausbrechen, ist bisher noch nicht ausreichend erforscht und kann vielfältige und umfassende Gründe haben. Es besteht jedoch die Annahme, dass die Kombination verschiedener Ursachen zugrunde liegt. Die Spur führt zu einer genetischen Disposition, kombiniert mit der Belastung mit Schadstoffen, Medikamenteneinnahme, Stress usw.

Wie später noch näher ausgeführt wird, gehen wissenschaftliche Forschungen davon aus, dass autoimmunkrankte Menschen eine teilweise Vitamin-D-Resistenz haben, die genetisch vererbt wird und das Risiko, an Autoimmunleiden zu erkranken, erhöht. Dr. Coimbra z. B. geht davon aus, dass Autoimmunerkrankte immer eine Vitamin-D-Resistenz haben, durch die ein Vitamin-D-

Mangel entsteht. Im Umkehrschluss könnte damit eine Vorbeugung einer Autoimmunerkrankung möglich werden, indem man schon in der Schwangerschaft einem Vitamin-D-Mangel des Babys vorbeugt und stets im weiteren Leben darum bemüht ist, den Vitamin-Status in einem optimalen Bereich von 40–60 ng/ml zu halten.

Autoimmunerkrankungen sind in der Nähe des Äquators selten: Wissenschaftler haben bereits vor ca. 40 Jahren ermittelt, wie sich die Autoimmunerkrankungen rund um den Globus verteilen. Dabei fiel auf, dass Autoimmunerkrankungen in der Nähe des Äquators sehr selten waren. Umso weiter entfernt man vom Äquator lebt, umso häufiger treten Autoimmunerkrankungen auf. Weitere Forschungen zeigten, dass Menschen, die in höheren Breitengraden lebten, weniger Sonnenlicht erhielten, was zu einer reduzierten Vitamin-D-Produktion in der Haut führte.

Es gibt tausende publizierte Studien über die Wirkung von Vitamin D bei den bekanntesten und häufigsten Autoimmunkrankheiten (MS, Lupus erythematodes und rheumatoide Arthritis, Psoriasis, Hashimoto, Diabetes Typ I, Vitiligo). In Interviews mit Betroffenen hört man die Erleichterung der Patient*innen, keine Schmerzen mehr zu haben, wieder ein normales Leben führen zu können und endlich wieder ein freier Mensch zu sein. Sie berichten mit Tränen in den Augen von ihrem neuen Leben.[55] Woran liegt es, dass diese Erfahrungen und Erkenntnisse so wenig bekannt sind oder ignoriert werden?

Schutz von Zielgruppen mit Vitamin D

Viele Menschen haben einen erhöhten Bedarf an Vitamin D. Der Bedarf variiert mit dem Alter, dem Gewicht, dem Wohnort, der Hautfarbe und dem Lebensstil eines Menschen.

Babys

Babys erhalten in der heutigen Zeit im ersten Lebensjahr zur Rachitis-Prophylaxe Vitamin D3. Manche Kinderärzt*innen empfehlen die Weitergabe von Vitamin D bis zum Alter des Kindes von 1,5 Jahren – jedoch nur bei im Winter geborenen Kindern. Danach ist nach Ansicht vieler Kinderärzt*innen eine weitere Vitamin D-Gabe nicht erforderlich. Dies ist jedoch falsch, denn auch die kleinen Kinder benötigen weiterhin Vitamin D. Es geht eben nicht nur um die Rachitis-Prophylaxe. Jeder Mensch benötigt ein Leben lang ausreichend Vitamin D.

Zu diesem Thema wurde auch der Vitamin-D-Experte Dr. Bruce Hollis von den Herausgebern der Website »Kellymom« befragt, der im Jahr 2015 eine in der Zeitschrift Pediatrics veröffentliche Studie durchgeführt hatte. Ihn beschäftigte die Frage, warum Muttermilch und Stillen empfohlen wurde, obwohl die Muttermilch noch gar nicht genügend Vitamin D enthielte. Im Ergebnis empfahl die Studie, dass stillende Mütter täglich 6400 I. E. Vitamin D3 einnehmen sollten, damit auch ihre durch ihre Muttermilch ernährten Babys genügend Vitamin D erhalten. Es stellte sich heraus, dass Muttermilch eben nur dann nicht genügend Vitamin D enthielt, wenn die Mutter nicht genügend Vitamin D substituierte. Studien hatten ergeben, dass Muttermilch weniger als 50 I. E. Vitamin D3 pro Liter enthält – wenn die Mutter nicht über einen optimalen Vitamin-D3-Spiegel verfügt. Verfügt die Mutter jedoch über einen ausreichenden 25(OH)D-Spiegel, führt sie ihrem gestillten Baby über die Muttermilch genügend Vitamin D zu, sodass auch das Baby einen ausreichenden 25(OH)D-Spiegel aufbaut.

Hier ist Aufklärung der Mütter und Ärzt*innen sehr wichtig, da nicht immer sichergestellt ist, dass Mütter sich an die von ihren Kinderärzt*innen empfohlene Vitamin-D3-Menge halten und auch nicht sicher ist, dass die Kinderärzt*innen sie überhaupt auf die Notwendigkeit der Vitamin-D3-Gabe hinweisen. Säuglingsnahrung enthält meist 400 I. E. Vitamin D3 pro Portion. Vitamin-D-Mangel bei Babys kann fatale Folgen haben. Die Kinder können leicht Knochenbrüche erleiden und der Vitamin-D-Mangel bereits im Baby- und Kindesalter kann Folgen für ihr gesamtes Leben haben.[56]

Kinder

Auch größere Kinder benötigen täglich Vitamin D3 und es sollte immer darauf geachtet werden, dass diese einen ausreichend hohen Vitamin-D3–Spiegel haben. Wenn sie sich nicht ausreichend in der Sonne aufhalten (können), ist es erforderlich, dass man ihnen täglich Vitamin D3 verabreicht. Bei der Dosierung muss auch das Körpergewicht des Kindes berücksichtigt werden, da dieses für die Berechnung des Vitamin-D-Bedarfs wichtig ist. Ein Kind mit Übergewicht benötigt mehr Vitamin D3 als ein Kind mit Untergewicht, unabhängig vom Alter des Kindes.

Der führende Vitamin-D-Forscher Dr. Holick hat hierfür grobe Richtwerte empfohlen:[57]
- Kleinkinder im Alter von 0–12 Monaten sollen 1000 I. E. pro Tag erhalten bei einer Obergrenze von 2000 I. E.
- Kinder im Alter von 1–8 Jahren sollen 400–1000 I. E. pro Tag erhalten bei einer Obergrenze von 2000 I. E.
- Kinder und Jugendliche im Alter von 9–18 Jahren sollen 600–2000 I. E. pro Tag erhalten bei einer Obergrenze von 4000 I. E.

Der Berufsverband der Kinder- und Jugendärzte e. V. (BVKJ) gibt die Empfehlung, dass Babys bis zum zweiten Frühsommer 500 I. E. Vitamin D am Tag bekommen sollen. Ab dem zweiten Lebensjahr empfiehlt die Deutsche Gesellschaft für Kinder- und Jugendmedizin (DGKJ) 600 I. E. pro Tag (inkl. Zufuhr durch Ernährung). Die gesetzlichen Krankenkassen übernehmen hierfür keine Kosten, es sei denn es besteht ein schwerer Vitamin-D-Mangel von unter 50 nmol/l.[58]

Am 06.09.2021 veröffentlichte die Deutsche Apotheker Zeitung, dass Kinder häufig unter Vitamin-D-Mangel leiden würden und bezog sich auf neueste Daten, die im »European Journal of Clinical Nutrition« veröffentlich wurden: Der Vitamin-D-Spiegel von 2171 Kindern (3–15 Jahre) aus Belgien, Zypern, Estland, Deutschland, Ungarn, Italien, Spanien und Schweden zeigte, dass nur 3 % der Kinder ausreichend versorgt waren.[59] 97 % hatten einen Spiegel unter 30 ng/ml. 63 % sogar unter 20 ng/ml. Dies ist im Vergleich zu den Vorgaben des Robert Koch-Instituts deutlich zu wenig. Und könnte schlimme Auswirkungen u. a. auf die Knochengesundheit bedeuten. Dabei könnte bereits eine Stunde im Freien das Risiko für einen Vitamin-D-Mangel um 21 % senken.

Schwangere

Bei einem Vortrag in Deutschland erzählte Dr. Coimbra davon, dass Mütter in der Schwangerschaft probeweise täglich 10 000 I. E. Vitamin D eingenommen hatten. Er berichtete völlig begeistert, dass deren Babys eine sehr gute psychomotorische Entwicklung hatten. Er zeigte ein Video von einem der Babys, Antonio, das 22 Tage alt war. Das Baby hob bereits den Kopf und hatte sehr wache Augen. Normalerweise können Babys den Kopf erst heben, wenn sie ca. 3 Monate alt sind.

»Look at these eyes«, rief Dr. Coimbra seinem Publikum zu. Und tatsächlich, das Baby wirkte nicht, als sei es erst 3 Wochen alt. Es hatte einen so klaren und wissenden Blick, dass es wesentlich älter erschien. Die wachen und neugierigen Augen gehen mir bis heute nicht mehr aus dem Kopf. Dr. Coimbra empfiehlt, in der Schwangerschaft 10 000 I. E. täglich einzunehmen, um eine Unterversorgung des Embryos, Fehlentwicklungen, Kaiserschnitt und chronische Erkrankungen zu vermeiden. Auch schon vor der Schwangerschaft könnte die Fruchtbarkeit gesteigert und Aborte vermieden werden. In der Schwangerschaft könne das Risiko einer Präeklampsie vermindert werden und die Babys erhielten einen Schutz vor Autismus. Eine Einnahme von Vitamin D durch die Mutter habe Auswirkungen auf das ganze Leben des Kindes. Sie habe es so in der Hand, das Leben ihres Kindes zu bestimmen. Er bat die Mütter eindringlich auf einen guten Vitamin-D3-Spiegel in der Schwangerschaft zu achten.

Schlauere Kinder durch Vitamin-D3-Einnahme in der Schwangerschaft? Und tatsächlich: Anfang 2021 erschien eine Studie genau zu diesem Thema. Die Studie heißt: »Maternal Plasma 25-Hydroxyvitamin D during Gestation Is Positively Associated with Neurocognitive Development in Offspring at Age 4–6 Years«. Untersucht wurde die Assozation der 25(OHD)-Spiegel von Müttern im zweiten Trimester ihrer Schwangerschaft zum Intelligenzquotienten (IQ) ihrer 4–6-jährigen Kinder. Der mittlere Vitamin D3-Spiegel betrug bei 1019 Schwangeren 21,6 (plus minus 8,4 ng /ml) und wurde zwischen der 24. und der 27. Schwangerschaftswoche gemessen. Der bei einem Vitamin-D3-Spiegel unter 20 ng/ml diagnostizierte Vitamin-D3-Mangel konnte bei 45,6 % dieser Frauen erkannt werden. Es konnte festgestellt werden, dass bei einem um 10 ng/ml höheren Vitamin-D3-Spiegel der Full Scale IQ der Kinder um 1,17 Punkte höher war, der verbale IQ war ebenfalls um 1,17 höher und der nonverbale IQ um 1,03 Punkte. Damit deutet vieles darauf hin, dass ein guter Vitamin-D-Spiegel in der Schwangerschaft die neurokognitive Entwicklung der geborenen Kinder sehr positiv beeinflussen kann.[60]

Es ist unbedingt erforderlich, auf diesem Gebiet weiter zu forschen, um wichtige Erkenntnisse hierzu für die Ernährungsempfehlungen für Schwangere baldmöglichst nutzen zu können.

Eine Fehlversorgung mit Vitamin D in der Schwangerschaft birgt die Gefahr einer Fehlversorgung des Embryos und kann zu Komplikationen in der Schwangerschaft bis hin zur Fehlgeburt oder Frühgeburt führen.[61]

Vitamin-D-Versorgung in der Schwangerschaft und kardiovaskuläre Todesfälle: Wie wichtig die Versorgung mit Vitamin D in der Schwangerschaft ist, zeigt folgende beeindruckende wissenschaftliche Arbeit: »Birth month, birth season, and overall and cardiovascular disease mortality in US women«. Die Wissenschaftler der medizinischen Universität Wien fanden heraus, dass Frauen, die im Winter geboren waren, im Vergleich zu Frauen, die von März bis Juni geboren wurden, ein niedrigeres Risiko haben, an Herz-Kreislauf-Erkrankungen zu sterben. Die Forscher rund um Eva Schernhammer, die Abteilungsleiterin für Epidemiologie des Zentrums für Public Health ist, können eine entsprechende Assoziation nachweisen. Untersucht wurden die Gesamtmortalität sowie der Tod durch kardiovaskuläre Erkrankung an 116 911 weiblichen Teilnehmern. Bei im Dezember geborenen Frauen gab es die niedrigste, bei im April geborenen Frauen die höchste Mortalität an Herz-Kreislauf-Erkrankungen. Ursächliche sozioökonomische Faktoren konnten weitestgehend ausgeschlossen werden. Diese Studie wurde im Top-Journal »British Medical Journal« veröffentlicht.[62]

Die Kinder, deren Schwangerschaft im Sommer stattfand, hatten bei ihrer Geburt im Winter einen besseren Vitamin-D-Spiegel, da auch ihre Mütter einen höheren Vitamin-D-Spiegel im Sommer aufbauen konnten. Kinder, deren Schwangerschaft jedoch im Winter stattfand, hatten bei ihrer Geburt im Sommer einen vergleichsweise niedrigeren Vitamin-D-Spiegel, da ihre Mütter eben im Winter nicht die Möglichkeit hatten, einen guten Vitamin-D-Spiegel aufzubauen. Der Vitamin-D-Spiegel eines Babys scheint sich damit stark auf seine Lebenserwartung auszuwirken.

Vitamin-D-Spezialisten empfehlen unterschiedliche Dosierungen zur täglichen Einnahme in der Schwangerschaft. Dr. Holick empfiehlt 4000 I. E. täglich, Dr. Coimbra sogar 10 000 I. E. täglich.[63]

Intensivpatient*innen

Eine wichtige Gruppe, die unbedingt gut mit Vitamin D3 versorgt werden sollte, sind die Patient*innen auf Intensivstationen. Gerade diese Menschen sind darauf angewiesen, dass sie gut mit Vitamin D versorgt sind, damit alle Körperfunktionen bestmöglich funktionieren können. Hier gibt es bereits zahlreiche Studien, die belegen, dass ein guter Vitamin-D-Spiegel für Intensivpatient*innen von großem Vorteil sein kann. In einer prospektiven Studie »Worsening severity of vitamin D deficiency is associated with increased length of stay, surgical intensive care unit cost, and mortality rate in surgical intensive care unit patients« ermittelten der Wissenschaftler Matthews und seine Kollegen im Juli 2012, dass ein Vitamin-D3-Mangel Auswirkungen auf die Dauer des Intensivstationsaufenthalts und die dadurch entstehenden Kosten habe.

258 Patienten wurden auf der Intensivstation der Chirurgie der Grady Memorial Klinik in Atlanta, USA, beobachtet. Die Patientengruppe mit schwerem Vitamin-D-Mangel (< 13 ng/ml) blieb im Durchschnitt 13,3 Tage in der Intensivbehandlung im Vergleich zu der Gruppe mit Vitamin-D3-Werten von 14–26 ng/ml, die im Durchschnitt nur 7,3 Tage blieb und der Gruppe mit einem Vitamin-D3-Spiegel von 27–39 ng/ml, die nur 5,2 Tage dort bleiben musste. Bei den Patienten, die einen Vitamin-D3-Spiegel ab 27 ng/ml hatten, traten keine Todesfälle auf; von den Patienten, die einen schlechteren Vitamin-D3-Spiegel hatten, starben jedoch 12 %.[64]

Zusammenhang des Vitamin-D3-Spiegels mit der Aufenthaltsdauer auf der Intensivstation, den Kosten und der Sterblichkeit[65]

Vitamin-D3-Spiegel	Aufenthaltsdauer Intensivstation	Kosten	Sterblichkeit
‹ 13 ng/ml	13,3 Tage	51 413 USD	12 %
14–26 ng/ml	7,3 Tage	28 123 USD	
27–39 ng/ml	5,2 Tage	20 414 USD	0,0 %

Hieraus lässt sich schließen, dass ein Vitamin-D-Mangel einen starken Einfluss auf die Aufenthaltsdauer auf der Intensivstation, die Kosten der Therapie und die Mortalität für Intensivpatient*innen hat.

Menschen über 70 und Altersheimbewohner*innen

Es ist eigentlich eine logische Schlussfolgerung: Haut, die älter wird, verliert aufgrund der sich verändernden Strukuren immer mehr die Fähigkeit zur Vitamin-D Produktion. Dazu kommt, dass betagtere Menschen oft weniger mobil sind und sich daher weniger Zeit in der Sonne aufhalten. Zu diesem Umstand kommt hinzu, dass viele ältere Menschen oft nicht mehr so gerne in die Sonne gehen und diese auch oft nicht mehr so gut vertragen. Dadurch kommt es zur Vermeidung von Sonnenlicht.

Menschen in Altersheimen trifft es noch härter, sie verbringen nur wenig Zeit im Freien und wenn, dann meistens nicht so leicht bekleidet und zur richtigen Zeit wie nötig. Sie verbringen viel Zeit in ihren Zimmern oder können aufgrund ihres körperlichen Zustands nicht mehr nach draußen. Zudem tragen sie oft mehr Kleidung als junge Leute, sodass weniger Haut der Sonne ausgesetzt wird.

Die Überprüfung, ob ein Vitamin-D-Mangel vorliegt, gehört auch in den heutigen Arztpraxen nicht zur Standarduntersuchung. Man muss oft extra danach fragen und viele Patient*innen verzichten darauf, vielen ist es unangenehm, von sich aus um eine zusätzliche Untersuchung zu bitten. Es liegt daher auf der Hand und ist nicht überraschend: Menschen mit einem Lebensalter über 70 Jahren und besonders Bewohner*innen von Altersheimen leiden, meistens ohne es zu wissen, unter einem mehr oder weniger starken Vitamin-D3-Mangel mit allen seinen gesundheitlichen Nachteilen.

Fraglich ist, warum es nicht eine Selbstverständlichkeit ist, dass Menschen in Altersheimen ausreichend mit Vitamin D versorgt werden. Es wäre nicht schwierig, gerade diese Menschen regelmäßig auf ihren individuellen Vitamin-D3-Status zu untersuchen. Sie werden ohnehin im Altenheim regelmäßig ärztlich überwacht und untersucht. In diesem Rahmen könnte man ihren Vitamin-D-Spiegel regelmäßig durch einen Bluttest untersuchen. Gerade sie benötigen eine gute Vitamin-D3-Versorgung, um möglichst gesund und fit zu bleiben.

Im »Journal of Clinical Endocrinology and Metabolism« (Zeitschrift für klinische Endokrinologie und Metabolismus) wurde im April 2012 veröffentlicht, dass die Wissenschaftler um Stefan Pilz ermittelt haben, dass ein Vitamin-D3-Mangel zu einem erhöhten Mortalitätsrisiko bei Frauen, die in Altersheimen leben, führe. Hier wurden 961 Patientinnen im Alter von 83,7 +/- 6,1 Jahren aus 95 österreichischen Pflegeheimen beobachtet. Die Mehrheit dieser Frauen wies im Winter einen Vitamin-D3-Mangel auf und es wurde festgestellt, dass es einen Zusammenhang zwischen einem Vitamin-D3-Mangel und der Mortalität dieser Frauen gab.

Die Forscher kamen zu dem Schluss, dass es dringend erforderlich sei, Lösungen zu entwickeln, wie bei Altersheimbewohner*innen ein Vitamin-D3-Mangel vorbeugend und therapeutisch vermieden und beseitigt werden könne, um deren Gesundheit zu schützen.[66]

Gleichzeitig wissen wir, dass Vitamin D vor vielen Krankheiten schützen kann und auch Ateminfektionen vermeiden kann, sogar die WHO empfiehlt eine Vitamin-D-Supplementierung gegen Atemwegsinfekte. Es ist daher dringend erforderlich, Patient*innen und Ärzt*innen genau und ausführlich über die Wichtigkeit von Vitamin D3 für die Gesundheit zu informieren und aufzuklären, um die älteren Menschen schützen zu können. Denn gerade Infektionen der Atemwege können bei älteren Menschen zu schlimmen Folgen führen, erst recht, wenn das Immunsystem aufgrund von Vitamin-D3-Mangel nicht optimal arbeiten kann.

Vitamin D – die Diskussion

Nicht jeder hält eine ausreichende Versorgung mit Vitamin D für erstrebenswert. Viele sind der Meinung, dass die Wirkung von Vitamin D überbewertet wird.

Andere glauben nicht, dass sie einen Vitamin-D-Mangel haben könnten. Seit ich weiß, wie wichtig ein guter Vitamin-D-Spiegel ist und man auch auf andere Vitamine, Mineralstoffe und Spurenelemente achten sollte, habe ich viele Diskussionen mit niedergelassenen Ärzt*innen geführt und mich viel mit anderen Patient*innen darüber unterhalten. Ich habe dabei erfahren, dass es viele Ärzt*innen gibt, die es für nicht nötig halten, umfangreichere Blutbilder zu machen oder einen Wert wie Vitamin D zu bestimmen.

Vitamin D – ein Dorn im Auge der Pharmaindustrie?

Wenn von der Pharmaindustrie für Medikamente geworben wird und diese Werbung auf Menschen trifft, die der Schulmedizin vertrauen und nichts von alternativen Behandlungen halten, dann wird diese Werbung oft erfolgreich sein. Daher wird gern in Werbung investiert. Viele ältere Menschen nehmen jeden Tag diverse Medikamente ein. Teilweise wissen sie nicht einmal, warum sie sie einnehmen. Ein Teil der Medikamente ist zudem erforderlich, um die Nebenwirkungen der anderen Medikamente zu behandeln. Ein Teufelskreis.

In der Apotheke kann man für die Problematik »welche Tablette nehme ich wann« extra Tabletten-Organisationsdosen kaufen, damit keine Tablette vergessen wird. Die Menschen vertrauen den Ärzten, wenige lesen noch den Beipackzettel. Aber es wird nicht ohne Grund auf die Nebenwirkungen in den Beipackzetteln hingewiesen. »Der Herr Doktor hat dies studiert, er wird mir sagen, was wichtig ist.« Selbstverständlich sind viele Medikamente notwendig und wichtig, aber die Frage ist, ob sie alle notwendig wären. Ich habe bereits vielen Freund*innen und Bekannten empfohlen, Vitamin D einzunehmen, doch immer bleibt da die verständliche Frage, warum deren Ärzt*innen nicht längst auf eine Notwendigkeit hingewiesen haben. Denn Vitamin D könnte im Idealfall das eine

dass die ihnen ausgehändigten Informationen zu großen Teilen nicht richtig sind.[68]

Im Ärzteblatt wurde veröffentlicht, dass in einem Jahr 15 500 Pharmareferenten mit rund 20 Millionen Ärzten Kontakt aufgenommen hätten. Bis zum Jahr 2021 steigerte sich der Umsatz der Pharmaindustrie auf 43 Milliarden Euro und die Zahl der Beschäftigten in der Pharmaindustrie stieg auf 143 000.[69]

Vergleichen wir Fakten zu Vitamin D: Es ist vergleichsweise kostengünstig, 5000 I.E. am Tag kosten ca. 0,30 Euro, das sind im Monat 9 Euro und im Jahr rd. 110 Euro. Es ist eine Vision, mit Vitamin D viele Krankheiten zu vermeiden, zu lindern, in Remission zu bringen oder sogar heilen zu können. Aber hätte man wirklich Interesse an einem so kostengünstigen Heilmittel? Die regelmäßige Einnahme von ausreichend Vitamin D könnte so manche Erkrankung vermeiden.

oder andere medizinische Problem verhindern, entschärfen oder sogar lösen.

Wissenschaftlich erwiesene Therapien werden nicht immer umgesetzt

So werden einige Therapien, die bereits wissenschaftlich erwiesen sind, nur selten in Arztpraxen verschrieben. So zeigte z.B. eine in 2015 durchgeführte Studie, dass die Behandlung mit einem Präparat, das Magnesium, Riboflavin (B_2) und Q_{10} enthielt, eine starke positive Wirkung auf die Häufigkeit der Migräneattacken hatte.[67] Eine nebenwirkungsarme, effektive und dazu preisgünstige Vorbeugung der lästigen Migräne wäre ein gesundheitlicher Traum. Doch wie viele Menschen wissen davon?

Es wurde auch darüber berichtet, dass das Institut für evidenzbasierte Medizin in Köln das Informationsmaterial der Pharmareferenten analysiert und festgestellt habe, dass 94 % der dort beschriebenen Informationen nicht richtig waren. Fraglich ist, ob die Ärzte wissen,

Unabhängige Beurteilung von Arzneimitteln ist wichtig

Um auch therapeutischen Mitteln und Nahrungsergänzungsmitteln wie Vitamin D ihre berechtigte Chance zu geben, ist es wichtig, dass die Vorteile und Fähigkeiten von Vitamin D entsprechend bekannt werden und zukünftig vielleicht mit zum Repertoire der Pharmareferenten gehören könnten.

Vor allem aber ist Aufklärungsarbeit wichtig: Einmal bei den Patient*innen. Sie vertrauen ihren Ärzt*innen und gehen davon aus, dass diese das mildeste Mittel mit der bestmöglichen Wirkung für sie auswählen. Wenige Patient*innen stellen infrage, was ihnen verordnet wird und lesen den Beipackzettel erst gar nicht, damit sie sich trauen, das Medikament einzunehmen. Und auf der anderen Seite bei den Ärzt*innen: Wichtig ist, dass sie darauf achten, dass ihre Patient*innen einen ausreichenden Vitamin-D-Spiegel haben und wenn nicht, entsprechend Vitamin D zu verschreiben.

Der weltweite Pharmaumsatz für die Behandlung von Autoimmunerkrankungen ist sehr hoch. Für 2020 hat der Branchendienst IQVIA den Umsatz der Pharmaindustrie mit rund 107 Milliarden US-Dollar benannt.[70] Leider fehlt im Vergleich dazu dem Coimbraprotokoll®, das auf einer Vitamin-D-Hochdosis basiert, bisher eine Interessenvertretung, die sich für diese Art der ganzheitlichen Therapie stark macht und einsetzt. Daher ist es wichtig, dass Patient*innen, die die Wirkung von Vitamin D oder auch andere alternative, weniger belastende Therapieformen am eigenen Körper erlebt haben, dies an ihre Umgebung, an Freunde und Bekannte weitergeben. So kann es möglich werden, dass immer mehr Menschen ihre Gesundheit verbessern können.[71]

Werden Nahrungsergänzungsmittel vom freien Markt genommen?

Umso bedrohlicher erscheint die Ankündigung der Partei »Grüne«, den Verkauf sämtlicher Nahrungsergänzungsmittel auf dem freien Markt zu unterbinden. Am 05.10.2019 erschien im Handelsblatt ein Artikel, in dem darüber berichtet wurde, dass die Partei »Grüne« die Zulassungspflicht für Nahrungsergänzungsmittel fordere. Diese hätten kaum bis keine Wirksamkeit und könnten sogar bei falscher Dosierung der Gesundheit schaden. In der Europäischen Union gebe es bisher keine Festlegungen für Höchstmengen für Vitamine und Mineralstoffe. Das Bundesernährungsministerium werde entsprechend bei der EU-Kommission befürworten, die Festlegung der Höchstmengen zum Schutz der Verbraucher umzusetzen. Auch im Mai 2020 ging durch die Presse, dass geplant sei, Höchstmengen für Nahrungsergänzungsmittel und Regeln für Zusatzstoffe festzulegen.

Sollte es zu solch einer Höchstmengenfestsetzung von Vitaminen und Mineralstoffen und sogar Abgabe nur nach ärztlicher Verordnung kommen, wäre man bei der Einnahme von wichtigen Vitaminen und Mineralstoffen davon abhängig, ob der Arzt des Vertrauens das entsprechende Rezept ausstellt. Dies hätte zur Folge, dass die im Moment frei zugänglichen Präparate wieder vom Markt verschwinden würden. Sie würden dann nur noch mit Rezept und in Apotheken erhältlich sein.[72] Dies würde viele Menschen wieder davon abhalten, ihr dringend benötigtes Vitamin D oder andere wichtige Nährstoffe täglich einzunehmen. Es ist nun mal viel aufwändiger, erst beim Arzt um eine Verordnung zu bitten, als ein Präparat direkt kaufen zu können. Es könnte eine sogenannte »Positivliste« für die zugeführten Stoffe, die Wirkung, Sicherheit, Qualität und erlaubte Menge des jeweiligen Stoffs festgelegt werden. Auch bei der EU-Kommission sollen diese Eckpunkte verhandelt werden. Natürlich ist eine stärkere Kontrolle der Mittel sinnvoll und wichtig und auch die Erfassung von Nebenwirkungen, jedoch wäre dies auch ohne eine Höchstmengenfestsetzung möglich. Es ist wichtig, dass die Bevölkerung sich gegen solch eine Beschränkung wehrt. Und es ist wichtig, dass Nahrungsergänzungsmittel für alle frei zugänglich bleiben.

Standardtherapien der Schulmedizin und ihre (Neben-)Wirkungen

Die Standardtherapien der Schulmedizin beinhalten überwiegend sehr teure Medikamente. Die Medikamente haben zudem schwerwiegende Nebenwirkungen, die nicht übersehen werden dürfen. Die Frage ist, wie die Pharmaindustrie darauf reagieren würde, wenn viele Therapien zugunsten von Vitamin D reduziert oder abgesetzt würden. Jeder Mensch sollte daher für sich selbst die Verantwortung übernehmen und schauen, wie es um seinen Vitamin-D-Status und auch andere Parameter bestellt ist. Vitamin D ist natürlich und hat in richtiger Dosierung keine Nebenwirkungen, dazu kostet es nur wenig und dient sicher der Gesundheit. Warum also darauf warten, bis Ärzt*innen es empfehlen?

Die Studien, die bisher erschienen sind, sind für Ärzt*innen frei zugänglich und in kurzer Zeit lesbar. Sie müssten den Fachleuten ausreichend bekannt sein. Es ist schwer zu verstehen, warum trotz Vorliegen dieser Studien von einer so wichtigen Substanz wie Vitamin D und auch anderen Nährstoffen wie z. B. Omega-3-Fettsäuren gewarnt wird. Wer heute vor Vitamin D warnt oder behauptet, es habe keinen medizinischen positiven Effekt z. B. bei Entzündungen, der hat für seine Behauptung keine nachweisbare und fundierte Begründung. Es gab Zeiten, da wusste man es nicht besser, aber diese Zeiten sind vorbei.

Das finnische Vorbild

Es gibt Länder, die bereits auf den Vitaminmangel ihrer Bürger*innen reagiert haben. Finnland fügt seit Jahren Vitamin D bei Milchprodukten und Margarine zu und erzielt hier Verbesserungen bei der finnischen Bevölkerung. Die Anreicherung mit Vitamin D führte dazu, dass Vitamin-D-Mängel unter einem Spiegel von 12 ng/ml (30 nmol/l) bei der finnischen Bevölkerung kaum noch auftreten. Was für ein Erfolg![73]

Bestimmung des Vitamin-D-Spiegels auch in freien Laboren möglich

Patient*innen müssen selbst aktiv werden und ihre Ärzt*innen darum bitten, ihren Vitamin-D-Status zu bestimmen. Die Laboruntersuchung kann auch selbst bezahlt werden oder in einem freien Labor durchgeführt werden. Dazu können Sie auch in ein Labor in Ihrer Nähe fahren oder ein Vitamin-D-Test-Kit im Internet bestellen. Einige Ärzt*innen versuchen, die Anzahl der Blutuntersuchungen auf einem möglichst niedrigen Niveau zu halten, um z. B. Strafzahlungen an die Krankenkassen zu vermeiden. An der steigenden Anzahl von frei verfügbaren Bluttests in den letzten Jahren ist zu erkennen, dass das Interesse der Menschen wächst, ihre Gesundheit selbst in die Hand zu nehmen. Es sind nur ca. 25–30 Euro Preisaufwand, um den eigenen Vitamin-D-Spiegel zu bestimmen und damit den entscheidenden Schritt in die richtige Richtung der eigenen Gesundheit zu gehen. Wann gehen Sie los?

Und nicht nur der Vitamin-D-Spiegel der Finnen wurde verbessert, sondern es zeigte sich auch schnell eine gewaltige gesundheitliche Verbesserung.

Anstieg der Inzidenz des Diabetes Typ 1 wurde gestoppt

Im Ärzteblatt online vom 24. Juli 2013 erfolgte die Meldung, dass der Anstieg der Inzidenz des Diabetes Typ 1 in Finnland gestoppt sei. Finnland soll das Land mit der höchsten Diabetes-Typ-1-Inzidenz auf der ganzen Welt sein. Seit den 1950er-Jahren hatten sich die Diabetes-Erkrankungen in Finnland um das Fünffache gesteigert und jedes Jahr verzeichnete man einen weiteren Anstieg der Erkrankungen um 3,6 %. Von 100 000 Kindern im Alter von 0 bis zu 15 Jahren erkrankten 63 Kinder neu an der schwerwiegenden Autoimmunerkrankung der Bauchspeicheldrüse – Diabetes Typ 1. Die Zahl der neuen Erkrankungen bei Kindern unter 15 Jahren hatte sich nun nicht mehr gesteigert. Der Grund hierfür wurde von den Autoren mit der Anreicherung der Milchprodukte mit Vitamin D erklärt. Valma Harjutsalo von der nationalen Gesundheitsbehörde in Helsinki zeigte hierzu an einer Auswertung seit 2011, dass die Inzidenz nun stagniert. Adipositas und Infektionen mit Enteroviren scheiden als Begründung aus, da es nicht weniger dickere Kinder gebe und auch die Anzahl der Infektionen mit Enteroviren nicht abgenommen hätten. Weiterhin wird angemerkt, dass die Kinder als Babys bereits Vitamin D erhalten würden. Jedoch liegt es nahe, dass die Vitamin-D-Gabe auch hier nur im ersten Lebensjahr durchgeführt wurde, sodass die Kinder von einer Anreicherung der Lebensmittel durchaus gewaltig profitieren.[74]

Neues Heilmittel oder altbekannte Medizin

Man könnte meinen, dass Vitamin D eine Modeerscheinung ist. Jedoch ist die Wirkung von Vitamin D schon sehr lange bekannt. Wenn es auch damals nicht ganz klar war, wie genau Vitamin D wirkt, so erkannte man schon damals, dass Vitamin-D-haltige Lebensmittel eine positive Wirkung auf die Gesundheit haben und Sonnenlicht einen Einfluss auf unser Wohlbefinden hat.

Lebertran und Pippi Langstrumpf

Lebertran ist ein sehr Vitamin-D-haltiges Lebensmittel. Vielen ist Lebertran als dickflüssiger, eklig schmeckender und fischig riechender Saft bekannt, bei dem es einen schon beim Gedanken daran schüttelt. Meine Tochter schaute letztens Pippi Langstrumpf und Pippi sagte: »Keiner kann mich zwingen, Lebertran zu essen, wenn ich doch lieber Bonbons essen möchte.« Dies spiegelt wider, mit welchem Widerwillen viele Kinder die tägliche Portion Lebertran damals einnahmen.[75]

In der Antike wurde Lebertran als Heilmittel verwendet. Die Wikinger schätzten Lebertran als ein Stärkungsmittel. Der griechisch-römische Arzt Galen (150 Jahre vor Christus) schickte Menschen mit krankhaft auffälligen Hauterscheinungen zur Therapie in Länder mit stärkerer Sonneneinstrahlung.

1882 entdeckte Dr. Robert Koch den Tuberkuloseerreger. Doch bis ins 20. Jahrhundert gab es keine wirksame Medizin zur Bekämpfung dieser schweren Erkrankung. 1904 erhielt der Däne Nils Ryberg Finsen (1860–1904) den Nobelpreis für Medizin für die Entdeckung, dass die Therapie mit UV-Licht der Tuberkulose der Haut (Lupus vulgaris) entgegenwirke.[76] Am Ende des 19. Jahrhunderts, als es noch keine Antibiotika gab, bauten Menschen ein erstes Heilzentrum zur Behandlung dieser schwerwiegenden Lungenerkrankung. Die Therapie bestand aus Höhenluft, optimalen vollwertigen Nahrungsmitteln und der Aktivierung der Selbstheilungskräfte der Patient*innen.

Zur Zeit der Influenza-Pandemie 1918 erfolgte eine außergewöhnliche Behandlung schwerkranker Patient*innen. Die damaligen Mediziner therapierten ihre Patient*innen, indem sie diese an die frische Luft und in die Sonne setzten. Sie hatten entdeckt, dass diese so viel schneller wieder gesundeten. Auch im ersten Weltkrieg wurden verletzte Soldaten in die Sonne gelegt, um ihre Wunden zu desinfizieren. Niemand ahnte, dass dadurch der Vitamin-D-Spiegel anstieg und damit die Heilungschancen der Soldaten deutlich verbesserte.[77]

Was haben DDR-Wiegekarten mit Vitamin D zu tun?

In der DDR gab es strikte gesundheitliche Präventionsmaßnahmen zur Rachitis-Vorbeugung bei Kleinkindern. Bis zum Jahr 1990 verabreichten Ärzt*innen ca. alle 2 Monate hohe Vitamin-D3-Gaben an Neugeborene. Dies berichteten Prof. Konrad und Dr. Karl Peter Schlingmann. Sie erhielten diese Informationen von einem ostdeutschen Arzt. Jedes Neugeborene erhielt hierzu eine sogenannte Wiegekarte, auf der verzeichnet wurde, wie viel Hochdosen Vitamin D das Baby in den ersten 20 Lebensmonaten bekommen hat. Auf der Wiegekarte springt einem der Slogan »Dein Kind braucht Dekristol« direkt ins Auge. Dekristol ist ein bekanntes Vitamin-D-Präparat.[78]

Auf der Wiegekarte wurden die 6 Gaben eingetragen, die das Kind im ersten Lebensjahr bekommen hat (6 × 15 mg, also 90 mg Vitamin D3). Dies entspricht einer jährlichen Dosis von 3 600 000 I.E. Im Jahr 1989 wurde diese Vitamin-D-Gabe für Babys abgeschafft und dem westdeutschen Standard angepasst!

Tod durch Vitamin-D-Mangel?

Die Frage nach einem erhöhten Mortalitätsrisiko durch einen Vitamin-D-Mangel ist ungeklärt. Zwei Studien möchte ich Ihnen aber gern vorstellen:

Die eine Studie wurde 2017 veröffentlicht und beschreibt das Risiko für jüngere an Diabetes-mellitus-Typ-2-Erkrankte an einem kardiovaskulären Ereignis zu versterben.[79] Untersucht wurden über eine mittlere Beobachtungszeit von 7,3 Jahren 689 Personen im Alter von 55 bis 66 Jahren. Das Ergebnis war signifikant – auch unter Berücksichtigung individueller Risikofaktoren. Bei einem Vitamin-D-Spiegel < 35,5 nmol/l ist das Risiko, einen Herzinfarkt oder Schlaganfall zu erleiden oder an einem kardiovaskulären Ereignis zu versterben, im Vergleich zu einem Vitamin-D-Spiegel > 61 nmol/l um das 3,5-Fache erhöht.

Die zweite Studie beschreibt die erhöhte Mortalität bei älteren Menschen in schwedischen Pflegeheimen.[80] Untersucht wurden 333 Studienteilnehmer über eine Beobachtungszeit von 3 Jahren, davon starben 147. Auch hier war das Ergebnis signifikant: Das Risiko zu versterben verdoppelte sich – bei gleichem Aktivitätslevel und Gesundheitszustand bei Studienbeginn – bei einem Vitamin-D-Mangel (< 29 nmol/l) im Vergleich zu einem Vitamin-D-Spiegel > 48 nmol/l.

Optimieren Sie Ihren Vitamin-D-Spiegel

Es ist wichtig, sich regelmäßig zu sonnen oder täglich Vitamin D einzunehmen. Vor einer Supplementation sollte jedoch der aktuelle Vitamin-D3-Spiegel bestimmt werden.

Vitamin-D-Spiegel messen und optimieren

Welcher Vitamin-D-Spiegel gilt als normal bzw. gesund? Wann liegt ein behandlungsbedürftiger Vitamin-D-Mangel vor? Hier scheiden sich bereits die Geister.

Als Normalwert für den Vitamin-D-Spiegel wird in der Regel der Wert benannt, den der Durchschnitt der Bevölkerung hat. Daher gilt in Deutschland ein Vitamin-D-Spiegel ≥ 20 ng/ml als normal. Gemäß zahlreicher Vitamin-D-Experten ist dieser Wert aber viel zu niedrig und ein Großteil unserer Bevölkerung hat einen Vitamin-D-Mangel. Schulmediziner akzeptieren diesen Referenzwert aber meist widerspruchslos und sehen daher keine Veranlassung, ihren Patient*innen zu einer Vitamin-D-Einnahme zu raten.

Um einzuschätzen, welchen Vitamin D-Spiegel ein Mensch haben sollte, betrachten wir die Menschen, die am Äquator leben, also dort, wo die Sonne am direktesten und längsten für eine Vitamin-D-Bildung sorgt. Wer am Äquator lebt, leicht bekleidet ist und sich naturgemäß viel in der freien Natur aufhält, hat einen von der Sonne gebildeten D3-Spiegel von 50–90 ng/ml. Das sollte also viel eher der Referenzwert für einen gesunden Menschen sein. Verschiedene Erkrankungen und Bedingungen können auch noch zu einem weit höheren Vitamin-D-Bedarf führen. Hierbei spielen Gewicht, Größe, Alter, Lebensort und Gesundheitszustand eine Rolle.

Messungen

Der Vitamin-D3-Spiegel wird üblicherweise in ng/ml (= Nanogramm pro ml) angegeben. Einige Labore geben den Wert in nmol/l (= Nanomol pro Liter) an. Das aktive Vitamin D (Vitamin D1 = 1,25-Vitamin-D3) wird in pg/ml (Picogramm pro ml) angegeben. Dieser Wert ist zur Einschätzung des individuellen Vitamin-D-Status nicht geeignet.

Der Wert, der wichtig ist, ist das Vitamin D3 (25(OH)D = Hydroxyvitamin D) im Blutserum, ein Vorläufer des aktiven Vitamin D: 125 nmol/l entsprechen 50 ng/ml.

Zum Merken: 10 nmol/l entsprechen 4 ng/ml und umgekehrt entsprechen 10 ng/ml

Es geht auch ohne Arzt: Wer davon absehen möchte, zu einer Blutuntersuchung zu einer ärztlichen Praxis oder einem freien Labor zu gehen, um den Vitamin-D3-Spiegel messen zu lassen, hat eine andere Möglichkeit: Verschiedene Labore bieten mittlerweile Testsets zur eigenen Probennahme für 25–30 Euro an. Dazu müssen einige Tropfen Blut aus der Fingerkuppe entnommen werden, die dann ins Labor geschickt werden. Entsprechende Links finden Sie am Ende des Buches.

Welches Vitamin-D-Präparat ist geeignet?

Viele Jahre gab es hochdosierte Vitamin-D-Präparate in Deutschland nur auf Rezept. Wollte man höhere Dosen einnehmen, musste man sich Vitamin D verschreiben lassen oder die Präparate im Ausland bestellen.[81]

dann 25 nmol/l. Für die Umrechnung von nmol/l in ng/ml teilt man den Wert durch 2,5 und für die Umrechnung von ng/ml in nmol/l multipliziert man den Wert mit 2,5.

Kosten: Die Kosten einer Vitamin-D3-Bestimmung betragen zwischen 25 Euro und 30 Euro. Zur Kontrolle wird die einmalige Bestimmung des Vitamin-D-Status zum Teil auch von gesetzlichen Krankenkassen übernommen. Private Krankenversicherungen zahlen die Bestimmung oft problemlos.

In meinem Bekanntenkreis habe ich viele zur Messung des Vitamin-D3-Spiegels zur ärztlichen Untersuchung geschickt. Es gab noch nicht einen Bekannten, der mir anschließend mitteilte, dass sein Vitamin-D3-Spiegel nicht im mangelhaften Bereich war.

Bei einem Vitamin-D-Mangel steigt das Parathormon im Blut (PTH) entsprechend an, wird der Mangel ausgeglichen, sinkt es wieder.

Dosierungen/Einheiten von Vitamin D3

Die Dosierung von Vitamin D3 kann man in verschiedenen Einheiten angeben: in internationalen Einheiten (I. E.), in Milligramm (mg) oder in Mikrogramm (µg):
- 1 µg entspricht 40 I. E. diese entsprechen 0,001 mg.
- 500 µg entsprechen 20 000 I.E und 0,5 mg.
- 250 µg entsprechen 10 000 I.E und 0,25 mg.
- 125 µg entsprechen 5000 I. E. und 0,125 mg.

Ein kleiner Rückblick

Die bekannte Verbrauchertest-Zeitschrift »ÖKOTEST« wertete im Jahr 2013 ein Vitamin-D3-Produkt mit 5000 I.E. um vier Noten ab wegen einer angeblichen »Überdosierung«. Nur wirkliche Arzneimittel dürften wirksame Vitamindosierungen enthalten. Tatsächliche Arzneimittel mit ähnlich hoher Vitamin-D3-Dosierung erhielten von ÖKOTEST die Note »sehr gut« und »gut«. Hier zählte also nur die gesetzliche Bestimmung, nicht die positive gesundheitliche Wirkung eines Vitamins.[82]

Im Jahrbuch 2020 weist ÖKOTEST darauf hin, dass sich Experten darüber einig seien, dass gesunde Erwachsene und Kinder keine Vitamin-D3-Substitution benötigen, weil sie ihren Vitamin-D3-Bedarf durch die Sonne erreichen könnten und dass nur Neugeborene mit Vitamin D versorgt werden müssten.[83] Es gebe so gut wie keine wissenschaftlichen Beweise dafür, dass Vitamin D nötig sei und auch keine Beweise dafür, dass es bei Erkrankungen helfen könne. Getestet wurden 20 Vitamin-D3-Präparate. 9 Produkte von 20 haben die Note »mangelhaft« und »ungenügend« erhalten, diese Produkte hatten einen Vitamin-D-Gehalt von 1000–1700 I.E. pro Tagesdosis. Unter »Anmerkung« schreibt ÖKOTEST, dass diese Produkte einen erhöhten oder stark erhöhten Gehalt von mehr als 25 μg Vitamin D hätten, also genau 1000 I.E. Es wird zudem gewarnt, dass eine höhere Dosis als die vom Bundesinstitut für Risikobewertung empfohlene Menge von 800 I.E. täglich zu Kalziumstoffwechsel-Störungen und auch Nierenschäden führen könne.

Eine Kommission mit Experten des Bundesamtes für Verbraucherschutz und des Bundesinstituts für Arzneimittel erklärte 2017, dass mehr als 20 μg Vitamin D in Nahrungsergänzungsmitteln nicht sinnvoll seien, da der menschliche Körper selbst 80–90 % seines Vitamin-D-Bedarfs bilde und bis zu 20 % des Bedarfs über den Genuss von Lebensmitteln abgedeckt würden.

Wie sieht es im Jahr 2023 aus?

Mittlerweile ist es kein Problem, Vitamin-D3-Präparate mit hohen Dosierungen zu kaufen. Der Markt wimmelt von Vitamin-D3-Produkten. Es gibt auch unterschiedliche flüssige Vitamin-D3-Präparate mit Dosierungen pro Tropfen. Auf den Präparaten wird 1 Tropfen pro Tag empfohlen (1000 I.E.). Dies kann jedoch zur Verunsicherung bei Verbrauchern führen, da der durchschnittliche Erwachsene mit 70 kg täglich mindestens 5000 I.E. benötigt.

Bei der Einnahme von Vitamin D sind einige Punkte zu beachten: Da Vitamin D fettlöslich ist, sollte es möglichst in weichen Gelen oder Ölen eingenommen werden. Hierzu gibt es entsprechende Tropfen oder auch mit Öl gefüllte Kapseln. Olivenöl sollte Sonnenblumenöl vorgezogen werden, da Sonnenblumenöl verschiedene gesundheitliche Nachteile haben könnte.

Es gibt Produkte, die geringe Dosierungen haben, diese haben den Vorteil, dass man hier genauer und individueller dosieren kann. Nimmt man hohe Dosen an Vitamin D kann es jedoch auch zeit- und nervensparend sein, Produkte zu wählen, die 5000 oder 10 000 I.E. pro Tropfen haben. Hier ist aber umsichtig vorzugehen, damit man nicht aus Versehen das falsche Produkt verwendet und Vitamin D überdosiert, ohne es zu wissen.

Vitamin-D-Versorgung durch Sonnenlicht

Zeiten der Vitamin-D-Aufnahme: Natürliche Vitamin-D-Bildung ist in unseren Breitengraden nur von März bis Ende September möglich. Deutschland liegt zwischen dem 47. und 55. Breitengrad. Entscheidend ist, in welchem Winkel die Sonne zur Erde steht. Um tatsächlich ausreichend Vitamin D zu bilden und den Speicher im Körper zu erhöhen, kommt es auf folgende Voraussetzungen an:
- genügend unbekleidete Haut
- richtige Jahreszeit
- richtige Tageszeit

Nur in Regionen auf der Erde, die unterhalb des 35. Breitengrads liegen, können Menschen ganzjährig durch Sonnenbaden eine Vitamin-D-Bildung erreichen.

Möglichst wenig Bekleidung: Es ist wichtig, dass Sie sich möglichst wenig bekleidet in die Sonne legen, z. B. 10 Minuten auf den Rücken und 10 Minuten auf den Bauch. Tragen Sie einen Bikini oder eine Badehose. Umso mehr Haut von der Sonne berührt wird, umso höher ist die Vitamin-D-Aufnahme.

Richtige Jahreszeit: Im Winter würde ohnehin kaum jemand auf die Idee kommen, sich im Bikini auf die Sonnenliege zu legen. Aber abgesehen von den zu kalten Temperaturen ist aufgrund des Sonnenstands dann ohnehin keine Vitamin-D-Bildung möglich. Diese kann nur von März bis ca. Ende September auf natürlichem Wege durch ein Sonnenbad erfolgen.

Die Mittagszeit ist ideal: Umso höher die Sonne am Himmel steht, umso eher ist eine Vitamin-D-Bildung möglich. Dies ist am ehesten zwischen 12 und 15 Uhr der Fall. Es gibt einen einfachen Test, um zu überprüfen, ob die Sonne noch zur Vitamin-D-Bildung anregen kann. Stellen Sie sich aufrecht in die Sonne und schauen Sie auf Ihren Schatten. Ist dieser kleiner als Sie, steht die Sonne richtig und eine Vitamin-D-Bildung ist möglich. Ist Ihr Schatten länger, ist eine Vitamin-D-Bildung an diesem Tag leider nicht mehr möglich.

Natürlich ist es nicht möglich, sich in der Mittagspause im Park unbekleidet auf eine Bank zu legen. Aber vielleicht können Sie Ihr Gesicht und Ihre Arme entkleiden und Ihre Hose etwas hochkrempeln. Umso mehr sollten Sie dann am Wochenende nicht vergessen, das wichtige Vitamin D zu tanken. Sollten Sie jedoch keine Möglichkeit haben, sich ausreichend zu sonnen, sollten Sie Vitamin D supplementieren.

Wie viel Vitamin D wird beim Sonnen gebildet?

Hierzu ein Beispiel vom Verein zur Förderung von Ernährungsinformation aus Österreich: Damit 10 µg Vitamin D im Körper gebildet werden können, ist es erforderlich, dass sich ein Mensch, der den Hauttyp III hat (mittelhelle Haut, braunes Haar, helle bis dunkle Augen, langsame Bräunung, wenig Sonnenbrandneigung) von April bis Oktober auf dem 41. Breitengrad, das wäre z. B. auf Höhe der Stadt Barcelona in Spanien, im Sommer mit 25 % unbedeckter Haut zwischen 3 und 8 Minuten zur Mittagszeit liegend sonnt.[84]

So sonnen Sie sich richtig für eine optimale Vitamin-D-Bildung

Es ist wichtig, dass Sie sich vor Ihrem Sonnenbad nicht mit Sonnenschutzlotion eincremen. Entkleiden Sie sich so weit wie möglich, je mehr Haut der Sonne ausgesetzt ist, desto effektiver kann Vitamin D gebildet werden. Sitzen Sie in einem Café, dann krempeln Sie Ihre Ärmel hoch, öffnen Sie Ihr Hemd und wenden Sie Ihr Gesicht immer wieder der Sonne zu, sind Sie zuhause im Garten oder auf dem Balkon, legen Sie sich in Badekleidung in die Sonne.

Am besten sonnen Sie sich 10 Minuten von jeder Körperseite. Steigern Sie die Zeit des Sonnenbades jeden Tag ein wenig mehr. Ihre Haut darf leicht gerötet sein, jedoch keinen Sonnenbrand aufweisen. Sie werden sehen, dass Sie nach ca. 10–14 Tagen eine leichte Sonnenbräune entwickeln. Zudem haben Sie Ihren Vitamin-D-Spiegel mit ca. 10 000 I. E. pro Tag aufgefüllt.

Um ermitteln zu können, wie lange man persönlich sonnenbaden muss, um eine bestimmte Vitamin-D-Dosis zu erreichen, hat das norwegische Institut für Luftforschung eine Website erstellt, auf der eine Berechnung möglich ist.[85]

Wie hoch liegt der optimale Vitamin-D-Spiegel?

Auf diese Frage erhält man sehr unterschiedliche Antworten, je nachdem, wen man fragt:

- Als Zielwert für eine ausreichende Vitamin-D-Versorgung hat die DGE einen Vitamin-D3-Spiegel von 50 nmol/l (= 20 ng/ml) benannt. Diesen Wert erreichen nach Angaben der DGE jedoch 60 % der Bevölkerung nicht.[86]
- Der Vitamin-D-Rat schlägt 40–80 ng/ml als ausreichenden Vitamin-D-Spiegel vor. Der Vitamin-D-Rat ist eine Organisation in Kalifornien, die sich um die Aufklärung der Bevölkerung zum Thema Vitamin D und zur Notwendigkeit von Sonnenlicht zur Erhaltung der Gesundheit kümmert.
- Die Experten-Website »Sonnenallianz Spitzen-Prävention« rät dazu, dass der Vitamin-D-Spiegel immer > 30 ng/ml sein sollte, optimal wären 40–60 ng/ml. Sollte dies nicht der Fall sein, erfolge ein Anstieg des Parathormons, das dann stattdessen Kalzium aus den Knochen löse, damit der Kalziumspiegel im Blut auf seinem Niveau gehalten werden könne. Hier weist man sogar darauf hin, dass es durchaus sein könne, dass neueste Studien ergeben könnten, dass der Spiegel sogar noch höher als 40–60 ng/ml sein sollte, dazu fänden entsprechende Untersuchungen von Dr. Hollick und Kollegen statt.[87]

Einordnung der Vitamin-D-Spiegel gemäß »Sonnenallianz Spitzen-Prävention«[88]

25(OH)D-Spiegel (ng/ml)	25(OH)D-Spiegel (nmol/l)	Beurteilung
‹ 20	‹ 50	absoluter Mangel
20–32	50–80	relativer Mangel
32–100	80–250	regelrechte Versorgung
54–90	135–225	normal in Sonnenländern
› 100	› 250	Übermaß
› 150	› 325	Intoxikation

Die Tabelle zeigt, dass die gewünschten optimalen 25(OH)D-Spiegel deutlich höher liegen als empfohlen wird und optimale Werte zwischen 32 und 90–100 ng/ml liegen. Dies ist weit entfernt vom deutschen Mindestreferenzwert für Vitamin D3 von 20 ng/ml.

Wie viel Vitamin D sollte man täglich einnehmen?

Auch zur täglich erforderlichen Vitamin-D-Menge gibt es unterschiedliche Empfehlungen. Die bestehenden Richtlinien verschiedener Institutionen weichen voneinander ab:

Die Europäische Behörde für Lebensmittelsicherheit (EFSA) empfiehlt eine tägliche Einnahme-Höchstgrenze von Vitamin D in Höhe von 100 µg (= 4000 I. E.) für Erwachsene und Jugendliche und 50 µg (= 2000 I. E.) für 1–10-jährige Kinder.[89]

Die DGE-Empfehlung stammt aus dem Jahr 2012 und wurde seitdem nicht geändert. Hiernach sollen Kinder, Jugendliche und Erwachsene 20 µg (= 800 I. E.) Vitamin D pro Tag einnehmen und Säuglinge 10 µg (= 400 I. E.). Dabei erkennt die DGE an, dass eine Vitamin-D-Zufuhr über Lebensmittel nicht ausreiche, um den Schätzwert für eine angemessene tägliche Einnahme zu erreichen.[90]

Da in Lebensmitteln auch nicht genügend Vitamin D enthalten ist, könnten Erwachsene über diese nur 2–4 µg (= 80–160 I. E.) Vitamin D täglich aufnehmen, Kinder 1–2 µg (= 40–80 I. E.). Der Restbedarf an Vitamin D3 sei daher über entsprechende Vitamin-D-Bildung durch Besonnung und/oder über die Einnahme von Vitamin-D-Präparaten zu decken.[91]

Die DGE geht davon aus, dass ihr empfohlener Zielwert von 50 nmol/l durch diese Substitution erreicht wird. Hier wird leider nicht unterschieden nach Alter, Gewicht und Körperbau. Es ist jedoch ein Irrtum, dass ein Vitamin-D-Speicher von 50 nmol/l mit dieser geringen Substitution erreicht werden kann. Mit dieser Einnahmemenge wird sich ein Vitamin-D-Spiegel nicht angemessen steigern lassen.

> **Vitamin-D-Bedarfsrechner**
>
> Es gibt mittlerweile im Internet viele gute Bedarfsrechner für Vitamin D3. Ich persönlich bevorzuge den Bedarfsrechner auf der Seite von Prof. Spitz.[92] Hier können Sie Ihr Gewicht und Ihren Vitamin-D3-Status eintragen sowie den Zielwert für den neuen Vitamin-D3-Status. Der Rechner berechnet Ihnen dann die Initialdosis und Erhaltungsdosis. Wichtig ist, dass Sie auf Ihrem Blutwertebericht darauf achten, in welcher Einheit der Vitamin-D-Wert angegeben ist. ng/ml oder nmol/l – der Umrechnungsfaktor von ng/ml in nmol/l beträgt 2,5. Andere Anbieter sind z. B. der sogenannte »Melzrechner«[93] oder der Rechner auf der Seite von Dr. von Helden[94].

Führende Vitamin-D-Spezialisten empfehlen ca. 5000 I. E. pro Tag

Führende Vitamin-D-Experten halten den Richtwert für deutlich zu niedrig. Der tägliche Bedarf eines gesunden Menschen sei höher und betrage nach deren Meinung ca. 60 I. E. Vitamin D3 pro kg Körpergewicht. Dr. Coimbra empfiehlt gesunden Erwachsenen Vitamin-D3-Dosen bis zu 10 000 I. E. täglich, da diese Menge auch über Sonnenlicht zu erreichen sei. Für Kinder empfiehlt er bis zu 200 I. E. pro kg Körpergewicht pro Tag.

Prof. Jörg Spitz empfiehlt eine Einnahme in den Monaten Oktober bis März für Kinder von 1000 I. E. je 12–15 kg Körpergewicht und für Erwachsene (70 kg Körpergewicht) von 4000 I. E. pro Tag. Zusätzlich in den Sommermonaten eine Substitution, wenn nicht genügend Sonne aufgenommen werden kann.[95] Die Vitamin-D-Spezialisten empfehlen zudem, einen Vitamin-D-Mangel zügig auszugleichen.

Ein folgenschwerer Fehler bei den amerikanischen Richtwerten

Einige Jahre vor dem Ausbruch meiner Autoimunerkrankung habe ich sporadisch meinen Vitamin-D3-Spiegel messen lassen und habe mich gewundert, dass dieser trotz der täglichen Zufuhr von 1000 I. E. nicht gestiegen, sondern sogar gesunken war. Ich habe meinen Hausarzt darauf angesprochen, aber er konnte es sich auch nicht erklären.

Den Zusammenhang kann man nun verstehen: Das Institute of Medicine (IOM) gibt für die USA und Kanada Ernährungsempfehlungen heraus. Die vom IOM empfohlene ausreichende Vitamin-D-Aufnahme RDA lautet: 600 I. E. täglich. Es wird davon ausgegangen, dass diese tägliche Dosis zu einem Serum-25-Hydroxyvitamin-D-Spiegel von 50 nmol/l führt.

Paul. J. Veugelers und John Paul Ekwaru stellten jedoch in ihrer Studie fest, dass dem IOM ein bedeutsamer Fehler bei der Berechnung der täglichen Bedarfsmenge an Vitamin D3 unterlaufen ist.[96] Die beiden Autoren schätzten, wie viel Vitamin D benötigt wird, um zu erreichen, dass 97,5 % der Untersuchten Serum-25(OH)D-Werte von 50 nmol/l oder mehr erreichen. Zu diesem Zweck wurden alle der 10 von der IOM verwendeten Studien überprüft. Das Ergebnis der Überprüfung war, dass 600 I. E.

täglich reichen, damit 97,5 % der Personen Serum-25(OH)D-Werte über 26,8 nmol/l und nicht über 50 nmol/l haben. Im Gegenteil müssten 8895 I.E. Vitamin D pro Tag eingenommen werden, um zu erreichen, dass 97,5 % der Personen Serum-25(OH)D-Werte von 50 nmol/l oder mehr erreichen. Diese Schätzung lässt erkennen, dass die Dosis weit über der derzeitigen RDA von 600 I.E. pro Tag und der tolerierbaren oberen Aufnahme von 4000 I.E. pro Tag liegt. Die falsche Berechnung des IOM zieht schwerwiegende Folgen nach sich, da sich viele daran orientieren. Gesundheitliche Zielsetzungen für die Gesundheit der Knochen sowie Prävention von Krankheiten können damit nicht erzielt werden. In weiteren Studien wurde nachgewiesen, dass eine Supplementierung mit 400 I.E nicht ausreiche, um einen Wert von 50 nmol/l zu erzielen. Die Autoren gaben die Empfehlung, die RDA für Vitamin D zu überdenken, bis heute ist dies jedoch nicht geschehen.

Bedauerlicherweise hat dieser statistische Fehler zu fehlerhaften Empfehlungen des IOM geführt, die zu der bekannten Schlussfolgerung führen, und es könnten tatsächlich 8800 I.E. Vitamin D nötig sein, um die ausreichende Versorgung bei 97,5 % der Bevölkerung zu erreichen. Die aktuellen Empfehlungen vieler, auch deutscher Institutionen, könnten auf diesem Fehler beruhen. Diese Tatsache ist vielen nicht bekannt und diese Vermutung sollte daher dringend überprüft und aufgeklärt werden. Dies ist wichtig, damit gegebenenfalls alle Empfehlungen hinsichtlich einer richtigen und ausreichenden Vitamin-D3-Dosierung entsprechend angepasst werden können.

Individuelle Bestimmung

Wichtig ist: Lassen Sie Ihren individuellen, aktuellen Vitamin-D3-Spiegel im Blut messen. Sobald Ihnen dieser Wert vorliegt, haben Sie die Möglichkeit, mit einem Rechner berechnen zu lassen, wie viel Vitamin D Sie brauchen, um Ihren Vitamin-D3-Wert auf ein optimales Niveau zu bringen. Eine tägliche Einnahme von 5000 I.E. wird bei

Dminder-App

Prof. Michael Holick hat eine (englischsprachige) App entwickelt, die die Sonne verfolgt und Ihnen sozusagen immer genaueste Informationen darüber geben kann, an welchem Ort der Erde Sie zu einem bestimmten Zeitpunkt wie viel Vitamin D bekommen können. Die App trägt den Namen: »dminder« und ist über die üblichen Wege erhältlich. Über die Funktion »Add Sun Session«, eine Art Stoppuhr, ist es möglich, jedes Sonnenbad einzutragen und mit der App zu ermitteln, wie viel Vitamin D Ihre Haut aufgenommen hat und dies auch zu speichern. In der App kann man individuell Gewicht, Hautton, Größe, Standort und die Zeit der Besonnung eingeben. Auch die eingenommenen Vitamin-D-Präparate werden berücksichtigt. Die App ermittelt dann das jeweils aktuelle Vitamin-D-Niveau. Man kann ebenfalls eingeben, wie viel Prozent der Körperoberfläche während der Besonnung frei von Kleidung gewesen ist.

einem Körpergewicht von 70 kg empfohlen und als sicher erachtet.[97]

Sollte ein starker Vitamin-D3-Mangel bei Ihnen vorliegen, ist es sinnvoll, zusammen mit Ihrem Arzt bzw. Ihrer Ärztin eine Therapie zu überlegen, um diesen schnellstmöglich und sicher zu beheben. Hierzu findet man auch auf verschiedenen Vitamin-D-Informationsseiten entsprechende Bedarfsrechner.

Nach einem Zeitraum von 3 Monaten sollte der Spiegel erneut bestimmt werden, um zu sehen, ob und wie viel er sich verbessert hat, um die tägliche Dosis ggf. entsprechend anzupassen.

Vitamin D muss täglich supplementiert werden

Die meisten Vitamin-D3-Verordnungen, die Menschen von ihren Ärzt*innen erhalten, sehen die Einnahme von 20 000 I.E. Vitamin D3 als einmalige Gabe pro Woche vor. Da die einzelnen Vitamin-D-Formen verschiedene Halbwertszeiten haben, wird oft diskutiert, ob es sinnvoll ist, einmal in der Woche 20 000 I.E. zu nehmen oder eine tägliche Zufuhr zu bevorzugen. Die Halbwertszeit für 25(OHD) beträgt ca. 3 Wochen, für Vitamin D 24 Stunden und für das aktive Hormon selbst 1–3 Stunden.

Eine Arbeitsgruppe rund um Dr. Bruce Hollis in den USA veröffentlichte hierzu, dass es wichtig sei, Vitamin D nicht wöchentlich, sondern täglich zuzuführen. In der Veröffentlichung erläutern sie den Unterschied zwischen dem zugeführten freien Vitamin D, dem Cholecalciferol und dem Calcidiol, das zirkuliert und fest an das Vitamin-D-Bindungsprotein gebunden sei. Dabei sei die Stoffwechselwirkung geringer als die des frei zur Verfügung stehenden Cholecalciferols. Wenn täglich Vitamin D eingenommen würde, habe Vitamin D3 die Möglichkeit in seiner freien Form zu zirkulieren und könne damit dann auch in allen Körperzellen wirken. Damit habe es eine große positive Wirkung auf alle Krankheitsprozesse. Viele vorbeugende und heilende Wirkungen des Vitamin D werden dem freien Vitamin D zugeschrieben. Dieses halbiere sich jedoch innerhalb eines Tages im Blut.[98]

Dr. Hollis führt hierzu aus, dass es notwendig sei, Vitamin D3 in der üblichen Dosis (ca. 4000–5000 I.E.) täglich einzunehmen oder über die Sonne aufzunehmen. Es wird darauf hingewiesen, dass eine tägliche Einnahme von Vitamin D3 eine viel stärkere Wirkung habe als eine wöchentliche Supplementation. Bei einer wöchentlichen Einnahme könnten viele positive Wirkungen nicht umgesetzt werden.[99] Dies entspricht nicht der Meinung vieler ärztlicher Fachkräfte. Die meisten Mediziner*innen gehen davon aus, dass es vollkommen ausreichend ist, wenn ihre Patienten einmal in der Woche eine Kapsel mit beispielsweise 20 000 Einheiten einnehmen. Der menschliche Körper benötigt Vitamin D3 jedoch jeden (!) Tag.

Empfehlenswerte Dosis versus therapeutische Dosis

Dr. med. Beatrix Schweiger

Es gibt einen empfehlenswerten Vitamin-D-Spiegel für Gesunde und Menschen, die gesund bleiben wollen, und es gibt eine therapeutische Vitamin-D-Gabe für Menschen, die erkrankt sind. Der Unterschied ist, dass wir bei der therapeutischen Gabe von Vitamin D nicht mehr den Blutspiegel als Bewertungsgrundlage nehmen können. Davon – vom Coimbraprotokoll® – werden die folgenden Seiten handeln.

Seit 2017 behandle ich Menschen mit Autoimmunerkrankungen mit dem Coimbraprotokoll®. Die meisten meiner Patient*innen hatten bereits einen für Gesunde »empfehlenswerten Vitamin-D-Spiegel«. Aber erst als wir in den individuellen therapeutischen Bereich kamen, erlebten wir Veränderungen, die lebensverändernd sind. Wer kann besser davon berichten und Zeugnis ablegen als die Betroffenen selbst?

Mann, 51 Jahre, im Coimbraprotokoll® seit 5 Jahren
»Meine Erfahrungen mit dem Coimbraprotokoll®? Die ersten 4 Wochen waren wirklich schlecht. Ständig ein anderes Symptom – aber plötzlich war die Sonne da. Ich möchte die Power, die ich jetzt habe, nicht mehr missen.«

Frau, 40 Jahre, im Coimbraprotokoll® seit 6 Jahren
»Ich bin so viel fitter und fröhlicher. Mein Neurologe ist zufrieden und das Tollste: Nach 4 Monaten Coimbraprotokoll® und nach 3 Jahren unerfülltem Kinderwunsch wurde ich schwanger und bin jetzt glückliche Mutter.«

Frau, 48 Jahre, im Coimbraprotokoll® seit 5 Jahren
»Mein Neurologe stufte meine MS als hochaggressiv ein. Ich hatte mich damals gegen seinen Willen, aber mit seiner fachärztlichen Begleitung, für das Coimbraprotokoll® entschieden. Was sagt mein Neurologe jetzt? ›Was auch immer Sie tun, machen Sie es weiter.‹«

Mann, 69 Jahre, im Coimbraprotokoll® seit 4 Jahren
»Das Coimbraprotokoll® war die beste Entscheidung meines Lebens. Ich hatte vorher schon Vitamin D eingenommen, aber jetzt kann ich wieder politisch arbeiten und meine Stimme wird im wahrsten Sinne des Wortes wieder gehört.«

Frau, 31 Jahre, im Coimbraprotokoll® seit 6 Jahren
»Ich bin dankbar, das Glück zu haben, das Coimbraprotokoll® so früh gefunden zu haben. Ich konnte mein Studium erfolgreich beenden, mein Neurologe ist sehr zufrieden mit dem Verlauf.«

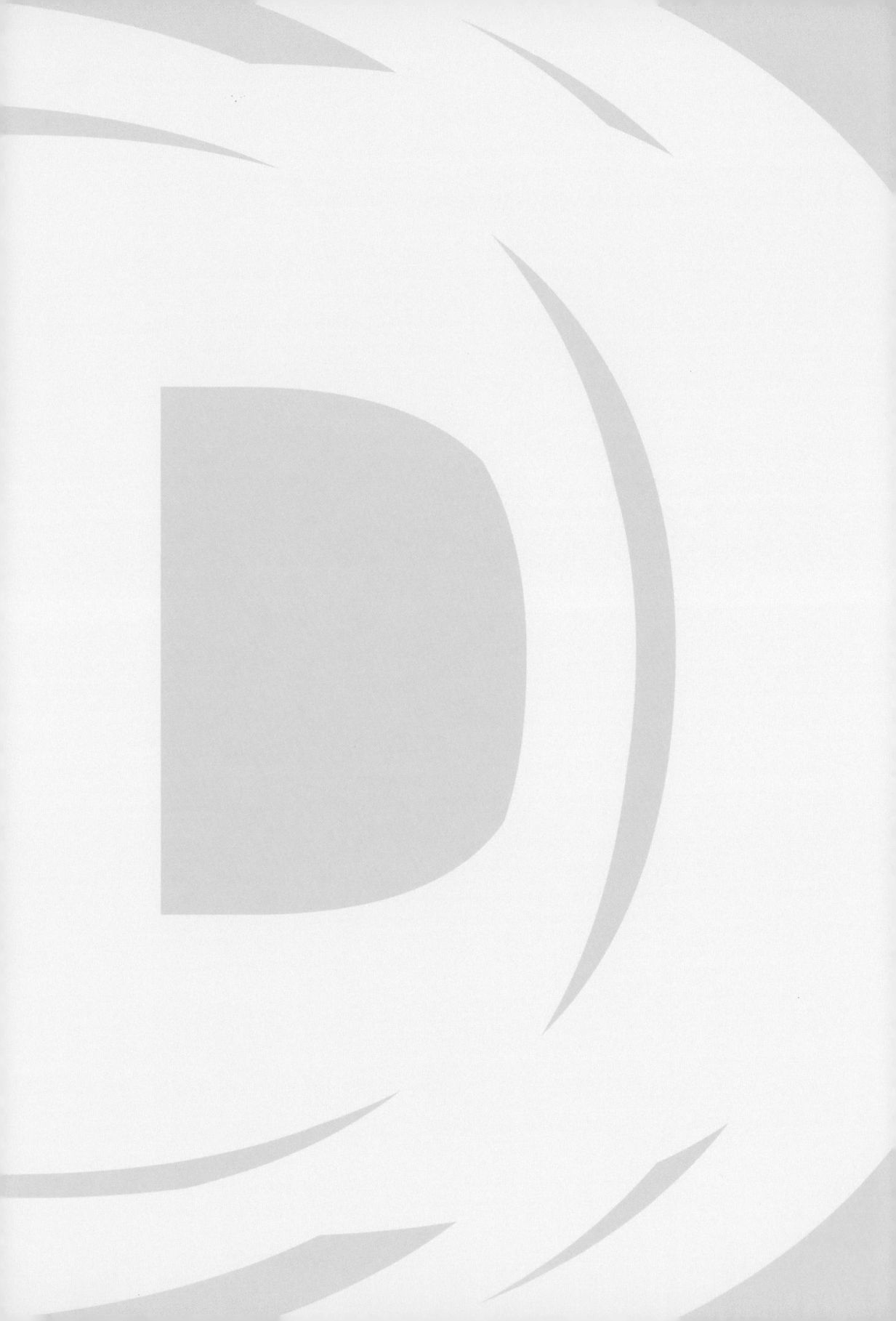

Vitamin-D-Hochdosis – das Coimbraprotokoll®

Mir hat das Coimbraprotokoll® sehr geholfen. Doch bevor ich meine Geschichte beschreibe, geht es darum, was es ist und warum es bei Autoimmunerkrankungen so gut wirkt.

Was ist das Coimbraprotokoll®?

In der Literatur und Wissenschaft gibt es zahlreiche Hinweise darauf, dass ein Vitamin-D3-Mangel das Risiko, autoimmun zu erkranken, steigern kann.

Autoimmunerkrankungen können jeden betreffen. Nicht nur alte Menschen erkranken im Laufe ihres Lebens daran, auch junge Menschen – leider oft schon im dritten Lebensjahrzehnt. Das Immunsystem richtet sich plötzlich gegen den eigenen Körper.

Am 6. Mai 2021 veröffentlichte das Ärzteblatt eine Studie des »Versorgungsatlas« (Einrichtung des Zentralinstituts für die kassenärztliche Versorgung auf Basis von bundesweit vertragsärztlichen Medizinverordnungs- und Abrechnungsdaten zum Vorkommen von Autoimmunerkrankungen wie Colitis ulcerosa, Morbus Crohn, MS, Psoriasis und rheumatoider Arthritis in Deutschland).[100] Es wurde festgestellt, dass Autoimmunerkrankungen im erfassten Zeitraum von 2012 bis 2018 immer öfter auftreten:
- Der Anteil von gesetzlich versicherten Menschen mit einer Autoimmunerkrankung stieg von 3,5 % auf 4 %, das sind 500 000 mehr Patient*innen.
- Der Anteil der Autoimmunerkrankten, die eine Biologikatherapie (Arzneimittel, deren aktiver Bestandteil mit biotechnologischen Methoden aus lebenden Organismen hergestellt wird) erhielten, stieg in diesem Zeitraum um 43 %! Im Jahr 2012 erhielten 61 von 1000 Versicherten Biologika und 2018 waren es bereits 86 von 1000.

In Literatur und Wissenschaft wird immer wieder davon berichtet, dass Vitamin D das Immunsystem davor schützen könne, sich gegen sich selbst zu richten, also autoimmun zu reagieren und eine Autoimmunerkrankung zu entwickeln. Eine optimale Versorgung des Körpers mit Vitamin D hält die Th1-Zellen, die entzündungsfördernd sind, sowie die Th2-Zellen, die im Gegenteil entzündungshemmend sind, im Gleichgewicht. TH1- und TH2-Zellen sind Subgruppen der T-Helfer-Zellen. Ist der Körper jedoch im Vitamin-D-Mangelzustand, bilden sich immer mehr entzündungsfördernde Th1- und Th17-Zellen und die Gefahr einer autoimmunen Reaktion des Körpers steigt.

Vitamin D hat die Kraft, ein gestörtes Immunsystem wieder zu normalisieren.[101]

Ein Vitamin-D-Mangel auf der anderen Seite kann zu einer Störung des Immunsystems führen. Berücksichtigen muss man vor allem, dass einige Menschen genetische Mutationen in ihrem Vitamin-D-Rezeptor haben und daher Vitamin D nicht richtig aufnehmen können. Diese Menschen sind resistent, sie haben eine Vitamin-D-Verwertungsstörung. Sie benötigen daher mehr Vitamin D als normal gesunde Menschen. Es muss ermittelt werden, wie viel Vitamin D sie genau benötigen, um die Vitamin-D-Resistenz zu überwinden. Dr. Coimbra hat herausgefunden, dass sich diese Resistenz über das Parathormon (PTH) messen lassen kann.

Eine Behandlung mit dem Coimbraprotokoll® ist grundsätzlich bei allen Autoimmunerkrankungen möglich. Durch die Behandlung mit einer individuell eingestellten Vitamin-D-Hochdosis wird den Menschen wieder ein normales Leben ermöglicht. Ein Großteil der mit dem Coimbraprotokoll® behandelten Autoimmunerkrankten wurde durch eine Vitamin-D-Hochdosis-Therapie in Remission gebracht.

Mir hat das Coimbraprotokoll® sehr geholfen

In meiner persönlichen Geschichte (Seite 110) habe ich eine schulmedizinische Therapie rigoros abgelehnt. Ich konnte solche Therapie aufgrund der erheblichen Nebenwirkungen für meinen Körper nicht akzeptieren. Ich habe tief in mir geahnt, dass das Coimbraprotokoll® mein Weg aus dem Tal der Tränen sein könnte. Ich möchte jeden ermutigen, diesen Weg zu gehen. Meines Erachtens kann eine schulmedizinische Therapie oft erheblich risikoreicher und weniger wirkungsvoll sein. Auf jeden Fall sollte geprüft werden, ob die Behandlung mit Vitamin D Erfolg bringen und der richtige Weg zur persönlichen Gesundheit sein könnte.

Der mögliche Erfolg, den Sie erreichen werden, wird in Ihnen große Kraft und Energie freisetzen. An die wenigen ernährungs- und bewegungstechnischen Änderungen gewöhnt man sich schnell. Ihre Gesundheit sollte es Ihnen wert sein, dass Sie achtsam mit sich umgehen und zumindest für sich prüfen, ob dieser Weg der richtige sein könnte. Geben Sie Ihrem Körper die Möglichkeit, das zu bekommen, was er wirklich braucht. Helfen Sie Ihrem Immunsystem, sich wieder zu regulieren. Vielleicht können Sie sich schon bald wieder gesund fühlen und Ihre Symptome verschwinden. Es ist auf jeden Fall einen Versuch wert.

Vitamin-D-Resistenz als Auslöser für Autoimmunerkrankungen

Das Coimbraprotokoll® vertritt die These, dass Menschen mit Autoimmunerkrankungen eine partielle Vitamin-D-Resistenz haben. Diese könne durch genetische Faktoren entstehen und habe zur Folge, dass das Autoimmunerkrankungsrisiko steige. Die Autoimmunität beruhe auf einer Verwertungsstörung von Vitamin D3, dadurch könne es weniger am Vitamin-D-Rezeptor wirken. Die Patient*innen erhalten deshalb individuell ermittelte Vitamin-D-Hochdosen, um die Vitamin-D-Resistenz auszugleichen, da normale tägliche Mengen Vitamin D bei ihnen nicht ausreichen.

Um die Resistenz individuell zu messen, wird das Parathormon (PTH) im Blut bestimmt. Das Parathormon verändert sich mit der Höhe des Vitamin-D-Spiegels. Das PTH sinkt mit der Menge des eingenommenen Vitamin D individuell und bestimmt letztendlich die Höhe der notwendigen täglichen Vitamin-D-Dosis. Wie stark es sinkt, ist ein Indiz dafür, wie groß die Vitamin-D-Resistenz ist. Aufgrund der hohen Vitamin-D-Tagesdosierungen müssen Regeln beachtet werden, ohne die die hohen Dosen toxisch wirken könnten. Menschen mit einer Vitamin-D-Resistenz benötigen nach Dr. Coimbra hohe Dosen Vitamin D. Das Parathormon im Blutserum wird so möglichst nah an die untere Grenze des Referenzwertes gebracht. Mit dieser Vitamin-D-Hochdosis-Therapie wird das Immunsystem wieder reguliert und die Autoimmunerkrankung gestoppt.

Diese Hochdosis-Vitamin-D-Behandlung ist keineswegs eine Premiere. Bereits 1930–1950 behandelte man Patient*innen mit sehr hohen Vitamin-D-Dosen, wenn sie an Asthma, rheumatoider Arthritis oder Tuberkulose litten. Da die Dosen sehr hoch waren, führten diese bei vielen Behandelten zur Hyperkalzämie (Erhöhung des Serumkalziums über den Referenzbereich) und Todesfällen. Diese Risiken führten damals dazu, dass Behandlungen mit Vitamin D auf 400 I.E. am Tag gesenkt wurden.

Dr. Coimbra hat seine Therapie auf dem »Kongress für menschliche Medizin 2018« zum Thema Autoimmunerkrankungen zum ersten Mal vorgestellt. Er erklärt hier, dass die Vitamin-D-Resistenz und der Vitamin-D-Mangel alle neun »Bradford-Hill-Kriterien« erfüllen und zusammenhängen. Mit diesen Kriterien kann beurteilt werden, ob es eine tatsächliche Beziehung zwischen angenommener Ursache und Wirkung gibt oder ob es sich um einen Zufall handelt.

Dr. Coimbra geht davon aus, dass Autoimmunerkrankte eine genetisch vererbte Vitamin-D-Resistenz haben, die das Risiko erhöht, eine Autoimmunerkrankung zu entwickeln. Hierdurch und durch den dadurch entstehenden Vitamin-D-Mangel sei die Grundlage für das Coimbraprotokoll® gelegt. Auf dem Kongress für Mikronährstoffe berichtete er, dass er auf der Suche nach der Ursache von Autoimmunkrankheiten herausfand, dass die Autoimmunerkrankten immer einen starken Vitamin-D-Mangel hätten.

Mutationen im Vitamin-D-Rezeptor – VDR-Blockade

Eine Mutation im Vitamin-D-Rezeptor bedeutet, dass im DNA-Strang einige Basen

vertauscht sind, sodass das Gen seine Funktion nicht mehr richtig erfüllen kann. Dies kann zu folgenden Szenarien hinsichtlich der Vitamin-D3-Verwertung führen:
- Der Körper kann die Vorstufe von Vitamin D3 nicht mehr richtig bilden, was normalerweise mit Sonneneinstrahlung zur richtigen Zeit möglich ist.
- Die Umwandlung in die hormonell aktive Form funktioniert nicht.
- Der Transport in die Zelle funktioniert nicht, weil Enzyme fehlen, um den Vitamin-D-Rezeptor anzusprechen.

Bei Autoimmunerkrankungen handelt es sich um eine übermäßige Aktivierung des Immunsystems. Dies führt zu einer Entzündungsreaktion. Das Immunsystem greift so die falschen Stellen im Körper an. Statt Viren und Bakterien anzugreifen, werden körpereigene Strukturen attackiert. Durch das fehlende Vitamin D verhalten sich die Immunzellen falsch und zerstören fatalerweise Zellen des eigenen Körpers. Die jeweilige Störung variiert von Patient zu Patient, daher braucht auch jeder Therapiebedürftige eine unterschiedlich hohe Vitamin-D3-Dosis, um die Störung auszugleichen.

Wenn der richtige Vitamin-D-Spiegel gefunden wurde, kann das Immunsystem mit der Therapie so reguliert werden, dass die Autoaggression gestoppt wird. Die Helferzellen, die bei Autoimmunerkrankungen entgleisen, werden entsprechend herunterreguliert und gleichzeitig werden die sogenannten »T-Regulationszellen« hochreguliert. Die normale Funktion des Immunsystems wird dadurch stabilisiert und erfreulicherweise verbessert.

Welche Auswirkungen könnten Mutationen im Vitamin-D-Rezeptor auf die Gesundheit eines Menschen haben?

Eine genetische Analyse in Großbritannien aus dem Jahr 2010 zeigte, dass Vitamin D Autoimmunerkrankungen und auch Krebs verhindern könnte.[102] In der Analyse wurden 229 auf Vitamin D reagierende Gene im Genom des Menschen und 2776 Bindungsstellen des Vitamin-D-Rezeptors (VDR) entdeckt. Dieser wird durch Vitamin D aktiviert und reguliert durch die jeweilige Bindung an einen DNA-Abschnitt eines Gens die jeweilige Aktivität. Daher ist es wichtig, dass zur optimalen Funktion ausreichend Vitamin D zur Verfügung steht. Die Verbindungen zum VDR waren besonders dort zu finden, wo sich Gene befanden, die mit Autoimmunerkrankungen wie z. B. MS, Diabetes Typ 1 und Krebs (z. B. chronische lymphatische Leukämie) in Verbindung stehen. Ein entsprechender Mangel führt zur Schwächung der Bindung des VDRs an die Gene und beim jeweiligen Menschen zu einem erhöhten Risiko der Erkrankung. Die Ergebnisse wurden in der Fachzeitschrift »Genome Research« veröffentlicht. Die Wissenschaftler der genetischen Analyse empfehlen Menschen in Gegenden mit geringer Sonneneinstrahlung daher, eventuelle Vitamin-D-Defizite auszugleichen.

Dies ist der entscheidende Unterschied zu den herkömmlichen immunsupprimierten Therapien. Die Autoimmunerkrankung wird gestoppt und die anderen Körperfunktionen werden gleichzeitig stabilisiert. Besonders erfreulich ist, dass entstandene Schäden, die nicht älter als 1–2 Jahre sind, wieder verheilen können. Dies kann über die Magnetresonanztomografie (MRT) sichtbar gemacht werden. Das Immunsystem wird zudem optimiert und Infektionen können besser abgewehrt werden.

Fakten zum Coimbraprotokoll®

Das Coimbraprotokoll® ist eine Vitamin-D-Hochdosis-Therapie. Es hat seinen Namen von seinem Entwickler, dem brasilianischen Arzt für Innere Medizin und Neurologie, Dr. Cicero Coimbra. Er entwickelte eine neue Therapie, die Vitamin-D-Hochdosen zur Behandlung von Autoimmunerkrankungen einsetzt. Die Therapie erfolgt unter ärztlicher Überwachung. Dr. Coimbra entwickelte zwischen 2002 und 2009 eine sehr wirksame und dabei nebenwirkungsfreie Behandlung. Mit dieser Therapie haben Dr. Coimbra und sein Team bisher über 6000 Autoimmunerkrankte erfolgreich therapiert und in die Remission ihrer Autoimmunerkrankung begleitet. Im Rahmen von Hospitationen hat Dr. Coimbra im Zeitraum von 2012 bis 2018 Ärzte aus aller Welt kostenfrei geschult, um sie mit der Behandlung durch das Coimbraprotokoll® vertraut zu machen. Das entstandene Netzwerk besteht mittlerweile aus über 140 zertifizierten Protokollärzt*innen weltweit und über 30000 behandelten Patient*innen mit einer Autoimmunerkrankung.

Im deutschsprachigen Gebiet wurden bis heute 27 Ärzte ausgebildet. Teil der Therapie sind individuell bestimmte Nahrungsergänzungsmittel und Stressprävention (Cofaktoren). Dies hat zum Ziel, die vorhandene Vitamin-D-Verwertungsstörung zu überwinden und eine Überreaktion des Immunsystems durch Stress zu reduzieren.

Wem könnte das Coimbraprotokoll® helfen?

Das Coimbraprotokoll® kann bei verschiedenen Erkrankungen, insbesondere bei Autoimmunerkrankungen, helfen (z.B. Arthrose, Fibromyalgie, Hashimoto, Colitis Ulzerosa Morbus Crohn, MS, Psoriasis, Myositis u.a.). Bereits vor längerer Zeit wurde erforscht, dass MS-Erkrankte im Vergleich zu gesunden Menschen unter niedrigen Vitamin-D-Spiegeln leiden. Dr. Coimbra führte umfangreiche Forschungen zu Vitamin D durch. Im Rahmen dieser machte er die Entdeckung, dass bestimmte Veränderungen in den Genen die Vitamin-D-Abläufe stören können. Dabei entdeckte er auch, dass Vitamin D eine große Rolle im menschlichen Immunsystem spielt und mit der Auslösung von Autoimmunerkrankungen im Zusammenhang steht.

Seine These ist die, dass diese Erkrankungen in einer Störung des Vitamin-D-Rezeptors wurzeln (genetische Disposition). Dazu vermutet er als Ursache einen Vitamin-D-Mangel und eine vorherige stressige Lebensphase. Oft waren die Menschen gesund und der Ausbruch der Autoimmunerkrankung kam plötzlich, z.B. nach einer stressigen oder kummervollen Zeit. Dr. Coimbra erforschte nach und nach, wie die individuelle Vitamin-Dosis ermittelt werden kann, um die jeweilige Autoimmunerkrankung zu stoppen und gleichzeitig keine Nebenwirkungen mit der Therapie zu verursachen.

Was gehört zum Coimbraprotokoll®?

Die bei Autoimmunerkrankungen bestehende Vitamin-D-Verwertungsstörung kann durch die Vitamin-D-Hochdosen überwunden und das Immunsystem wieder reguliert werden. Die Patient*innen nehmen zudem individuell angepasste Mikronährstoffe, Mineralien und Spurenelemente ein und verfolgen Maßnahmen zur Erlangung von mehr Ausgeglichenheit wie z. B. Stressreduktion.

Die jeweilige Vitamin-D-Hochdosis wird dabei anhand verschiedener Parameter an den Patienten angepasst. Dabei kann es geringere Dosierungen ab 20 000 I. E. täglich geben, bis hin zu Dosierungen bis zu 180 000 I. E. Die mittlere Dosierung liegt bei 60 000 I. E.

Vitamin D und seine Cofaktoren dienen dem Ausgleich der genetisch verursachten Verwertungsstörung. Wichtig sind außerdem eine regelmäßige sportliche Betätigung und körperliche Aktivität. Diese baut Stresshormone ab, regt den Stoffwechsel an und baut Muskeln auf und/oder erhält sie. Sehnen, Gelenke und Knochendichte werden zudem verbessert.

Dr. Coimbra betont die Wichtigkeit der Ausgeglichenheit der Seele, die »Psychohygiene«. Es sei wichtig, dass Coimbrapatient*innen Stress und seelische Belastungen vermeiden und/oder entsprechend abbauen. Diese könnten neue Schübe der Autoimmunerkrankung verursachen. Traumata und negative Emotionen sollten vermieden oder verarbeitet werden. Auch durch diese kann es zur Überaktivität des Immunsystems kommen. Eine weitere Bedingung ist, dass man eine bestimmte tägliche Kalziummenge nicht überschreitet und ausreichend, also täglich 2,5 Liter, trinkt. Mit all diesen Maßnahmen können Nebenwirkungen weitestgehend vermieden werden.

Da Vitamin D eine wichtige Steuerungsposition in unserem Immunsystem hat, kann eine Vitamin-D-Resistenz schwere gesundheitliche Störungen verursachen. Die richtige Vitamin-D-Tagesdosis bringt das Immunsystem wieder ins Gleichgewicht, reduziert Entzündungen im Körper und kann begrenzt die Zellneubildung anregen. Die Autoimmunerkrankung wird dadurch gestoppt und geht in Remission. Symptome und Schäden an Geweben, die bis zu ca. einem Jahr zuvor aufgetreten sind, können sich wieder zurückbilden. Für die Betroffenen bedeutet dies ein großes Glück.

Dr. Coimbra machte seine ersten Protokollschritte, indem er herausfand, dass durch hohe Vitamin-D-Dosen Hautautoimmunerkrankungen in Remission kamen. Um sein Wissen möglichst breit zu verteilen, bot er Schulungen für Ärzte aus aller Welt direkt in seiner Klinik und bei ihm persönlich an. In Deutschland wird seit 2017 mit dem Coimbraprotokoll® behandelt, in Brasilien bereits seit 2002. Die Autoimmunerkrankungen werden durch das Coimbraprotokoll® gestoppt, die Beschwerden und Symptome der Patient*innen gehen zurück oder verschwinden ganz und die Patient*innen fühlen sich wieder gesund und haben die Chance, ein normales Leben zu führen.

Das Coimbraprotokoll® kam im Jahr 2015 durch Christina Kiening nach Deutschland, die an MS erkrankt war und zusammen mit ihrem Arzt Dr. Reichert eine Hospitation bei Dr. Coimbra in Brasilien absolvierte. Christina Kiening begann die Therapie als erste Patientin in Deutschland und erlebte bei ihrer eigenen Erkrankung das Glück einer Remission. Seitdem engagiert sie sich unermüdlich, um viele weitere Menschen auf diesen heilsamen Weg zu bringen. Sie gründete die Facebookgruppe »Vitamin D gegen Autoimmunerkrankungen«, sammelte Informationen, kümmerte sich um die Informationsverbreitung, leitete an und bewegte viele Ärzte dazu, ebenfalls Dr. Coimbra in São Paulo zu besuchen und selbst eine Hospitation zu starten.

Ausbildung der Protokollärzte

Überwacht wird die Therapie mit dem Coimbraprotokoll® immer durch einen zertifizierten Protokollarzt, der bei Dr. Coimbra in São Paulo, Brasilien, über die einwöchige Hospitation die entsprechenden Kenntnisse erlangt hat, um das Coimbraprotokoll® durchführen zu dürfen. In der Hospitationswoche lernten die zukünftigen Protokollärzte alles über die Coimbratherapie und bekamen anschließend ein Zertifikat und die Richtlinien, die zu beachten sind. Erst mit Abschluss dieser Ausbildung durften sie Patient*innen mit dem Coimbraprotokoll® behandeln.

Mittlerweile wurden in Deutschland weitere Ärzt*innen durch eine Hospitation bei Coimbraprotokollärzt*innen ausgebildet. Auch bei diesen ist seitdem eine Therapie mit dem Coimbraprotokoll® möglich. Eine Ausbildung durch Hospitation berechtigt jedoch nicht zum Titel »Zertifizierter Coimbraprotokollarzt/-ärztin«.

Erfolgskontrollen des Coimbraprotokolls®

Wie kann ich feststellen, ob das Coimbraprotokoll® wirkt? Jede Autoimmunerkrankung hat ihre eigenen Symptome, Beschwerden, Krankheitsbilder, auffälligen Blutwerte und gegebenenfalls Antikörper. Daher ist darauf zu achten, woran man die Aktivität der Krankheit erkennt und welche Beschwerden man genau hat. So ist eine Erfolgsprüfung der Therapie mit dem Coimbraprotokoll® möglich. Es dauert in der Regel ca. 6–12 Monate, bis das Coimbraprotokoll® richtig eingestellt ist und wirken kann. Oft sind erste positive Ergebnisse schon nach 3 Monaten erkennbar.

Durch MRT-Bilder können Verbesserungen erkannt und bestätigt werden, so z. B. bei MS oder auch bei Myositiden. Hier können Läsionen, Schwellungen, Ödembildungen und entzündliche Stellen beobachtet und in verschiedenen Aufnahmen verglichen werden. Jede kleine Verbesserung ist schon ein Erfolg und kann ein wichtiger Schritt sein. Natürlich kommt es dabei auch auf das individuelle Alter, Schlafverhalten, Ernährung, Sportprogramm und die Dauer des Bestehens der Erkrankung an. Die Therapie ist erst einmal lebenslang weiterzuführen. Sie ist sehr erfolgreich, denn bei rund 90 % der Patient*innen wirkt sie zu 70–100 % verbessernd.

Bei längerer Erkrankungsdauer muss mehr Geduld aufgebracht werden. Abhängig von der jeweiligen Grunderkrankung muss man von einer Dauer bis zum Behandlungserfolg von 4–5 Jahren ausgehen. In dieser Zeit können bereits Verbesserungen des klinischen Krankheitsbildes erzielt werden. Diese sind zum Teil sehr klein und manchmal auf den ersten Blick kaum erkennbar. Es ist wichtig, dass man sich für die Beurteilung der Wirksamkeit Zeit gibt. Oft kann man erst in der Rückschau die Verbesserungen erkennen.

Termine beim Protokollarzt

Die Besuche beim Protokollarzt bzw. bei der Protokollärztin finden anfangs häufiger statt, da die richtige individuelle Dosis gefunden werden muss. Es wird eine Initialdosis bestimmt und dann u. a. anhand des Blutwerts »Parathormon« (PTH-Wert) geschaut, wie dieser sich verändert. Zu den regelmäßigen Untersuchungen gehört die Überwachung bestimmter Blut- und Urinparameter: Im 24-h-Urin werden verschiedene Werte wie Kalzium und Magnesium gemessen, im Blut bestimmt man u. a. den PTH-, Kalzium- und Kreatinin-Wert. Das Parathormon ist der wichtigste Parameter für die optimale Dosierung von Vitamin D. Die Wirkung von Vitamin D kann an der Höhe des Parathormons beurteilt werden. Außerdem ist es wichtig, dass regelmäßig ein sogenannter »Dexa-Scan« durchgeführt wird, das ist ein bildgebender Test, mit dem die Knochendichte bestimmt werden kann. Zudem müssen regelmäßig die Nieren per Ultraschall untersucht werden. So können Coimbrapatient*innen sicher medizinisch überwacht werden.

Wie das Coimbraprotokoll® abläuft

Nach der ersten ausführlichen Beratung und Untersuchung, der Sichtung der erhobenen Laboruntersuchungen und Vorbefunde, wird die individuelle Startdosis festgelegt. Üblicherweise erfolgen dreimonatliche Kontrolltermine, in denen zu Ihrer Sicherheit in festgelegten Kontrollzyklen Befunde erhoben werden. So kann schnellstmöglich Ihre korrekte individuelle Dosierung gefunden werden. Im weiteren Verlauf und bei stabiler Einstellung können die Kontrolluntersuchungen halbjährlich erfolgen. Blut- und Urinwerte werden in jedem Kontrollzyklus erhoben. Die Knochendichtemessung und eine Ultraschalluntersuchung der Niere erfolgen jährlich. Unabhängig davon sollten die vom jeweiligen – Ihre Erkrankung mitbetreuenden – Facharzt geforderten Kontrolltermine und Untersuchungen weiterhin eingehalten werden.

Die Coimbraprotokoll® gUG

Im Jahr 2019 gründete Christina Kiening zusammen mit Britta Meyer-Peveling die »Coimbraprotokoll® gUG« (gemeinnützige Unternehmergesellschaft), deren Mission es ist, den Bekanntheitsgrad des Coimbraprotokolls® in Deutschland zu steigern und so vielen autoimmunerkrankten Menschen Zugang zu ermöglichen. Die Coimbraprotokoll® gUG ist gemeinnützig und finanziert sich überwiegend durch Spendeneinnahmen. Ihre ehrenamtlichen Mitarbeiter*innen sind meist selbst Coimbrapatient*innen.
Die Gesellschaft hat sich zum Ziel gesetzt, Informationen über die Arbeit von Dr. Coimbra bereitzustellen und Coimbraprotokollärzt*innen und Coimbrapatient*innen zu vernetzen. Weiterhin organisiert sie Informationsveranstaltungen, erstellt Dokumentationen und fördert die weitere Forschung und Entwicklung der Alternativmedizin. Zudem werden Spenden zur Unterstützung von bedürftigen Patient*innen gesammelt.

Dabei wird Wert darauf gelegt, dass möglichst viele betroffene Menschen schnellstmöglich von der Möglichkeit des Coimbraprotokolls® erfahren, um ihre Erkrankung stoppen und auch Heilung erfahren zu können. Spendengelder werden u. a. für eine neue Zusatzstudie: »Genexpression unter Vitamin-D-Hochdosis-Coimbraprotokoll®« gesammelt. Es werden auch ehrenamtliche Helfer*innen gesucht.

Umfangreiche Informationen über das Coimbraprotokoll® erhält man auf der Website[103] sowie in den entsprechenden Facebookgruppen.[104]

Wer ist Dr. Coimbra?

»Wir können erwarten, dass innerhalb von 6 Monaten nach Beginn der Behandlung die Erkrankung remittiert. Wir erwarten keine Schübe mehr und mit der Zeit können Hirnläsionen vom MRT verschwinden«, so eine der vielversprechenden Aussagen von Dr. Cicero Coimbra, dem Namensgeber des Protokolls. Er ist Neurologe und lehrt an der staatlichen Universität São Paulo. Im Jahr 2010 gründete er das Institut für Untersuchung und Behandlung von Autoimmunerkrankungen und ist dessen Präsident. Er ist Facharzt für Neurologie an der medizinischen Klinik der Bundesuniversität von São Paulo (UNIFESP).

Im Jahr 1998 wurde er Leiter des Labors für klinisch-experimentelle Pathophysiologie und Klinik für Neurologie und Neurochirurgie an der Bundesuniversität von São Paulo (UNIFESP). 2002 wurde ihm der Poster Award des Weltverbandes für Neurologie verliehen. Dr. Coimbra ist Dozent an der Universität in São Paulo in Brasilien und Verfasser zahlreicher Publikationen. Bedürftige Erkrankte behandelt er kostenlos. 2002 stellte Dr. Coimbra fest, dass Vitamin-Hochdosen eine Therapieoption bei Autoimmunerkrankungen sein können. Er forscht seitdem stetig an der Entwicklung dieser Therapie. »Um 2003 wurden wir uns der ärztlichen Pflicht bewusst, die Patienten nicht ohne eine Korrektur ihres Vitamin-D-Defizits zu entlassen. Wir erkannten gemäß den Daten der veröffentlichten Literatur, dass die empfohlene Tagesdosis von 200–600 I. E. das Vitamin-D-Defizit der Patienten nicht korrigieren konnte«, so Dr. Coimbra.

Die Eckpunkte des Coimbraprotokolls® gemäß Dr. Coimbra

Im Oktober 2018 gab Dr. Coimbra ein umfangreiches Interview zu seiner neuen Therapie.[105] Er erklärte, wie er die Therapie entwickelt hat, wie sie funktioniert und worauf es ankommt. Es wurde ein bahnbrechendes Interview. Um seine Beweggründe, seine Forschung und seine vielversprechende Theorie gut nachvollziehen zu können, habe ich die Eckpunkte im Folgenden zusammengefasst:

Entwicklung des Coimbraprotokolls®
Die Geschichte des Coimbraprotokolls® begann damit, dass Dr. Coimbra neue diagnostische Möglichkeiten testen wollte und sich wunderte, dass es viel veröffentlichte Forschung gab, die kaum in medizinischen Lehrbüchern auftauchte. Besonders aufmerksam wurde er bei dem Thema: »Die Wirkung von Vitamin D«. Das Thema faszinierte ihn immer mehr und irgendwann ließ es ihn nicht mehr los, und er war überzeugt davon, dass Patient*innen von seinen Erkenntnissen sehr profitieren würden.

Er begann, Menschen, die an Parkinson erkrankt waren, mit »physiologisch-realistischen« Vitamin-D-Dosen von 10 000 I. E. (einer Dosis, die man auch durch Sonnenstrahlung über die Haut erzielen könnte) zu behandeln. Die heute international empfohlene Dosis für Menschen von 600 I. E. Vitamin D3 bezeichnete er als Fehlkalkulation. Die physiologische Dosis für Erwachsene mit normalem BMI (Body-Mass-Index) beträgt seiner Meinung nach mindestens 7000 I. E. Vitamin D3 täglich. Diese Menge produziert der Körper eben genauso nach einem Sonnenbad zur richtigen Zeit und am richtigen Ort von 10–20 Minuten. Dabei würden andere Ärzte eine Dosis von 10 000 I. E. als toxisch betrachten, obwohl die neuesten Forschungsergebnisse etwas anderes aussagen.

Als nächsten Therapieversuch behandelte Dr. Coimbra einen Parkinson-Patienten, der zusätzlich eine Vitiligo-Läsion im Gesicht hatte, 3 Monate lang mit 10 000 I. E. Vitamin D. Das Ergebnis: Die Läsion war nach diesen 3 Monaten deutlich zurückgegangen. Beflügelt von dieser Erkenntnis suchte Dr. Coimbra in der medizinischen Literatur nach Zusammenhängen zwischen Vitamin D und dem Immunsystem. In dieser Recherche fand der Vater des Coimbraprotokolls® viele Publikationen, die bereits seit 2001/2002 veröffentlicht waren. Nun probierte er die Dosis von 10 000 I. E. täglich in einer Therapie an Patienten mit MS, Lupus und rheumatoider Arthritis und stellte auch hier wieder deutliche Verbesserungen bei seinen Patienten fest.

Vitamin D reguliert das Immunsystem

Gemäß Dr. Coimbra trägt Vitamin D die Hauptverantwortung für die Regulierung des Immunsystems und steuert dazu die Funktion der vielen tausend Gene jeder einzelnen Zelle des Immunsystems. Das Schlimme bei einem Vitamin-D-Mangel ist, dass durch den Mangel der menschliche Körper Probleme bekommt, da er die Aktivität tausender biologischer Funktionen innerhalb der Zellen des Immunsystems ohne Vitamin D nicht mehr optimal regulieren kann. Diese Fehlfunktion bedeutet eine »Katastrophe für das Immunsystem«. Vitamin D unterdrückt die »TH17-Reaktion«, das ist eine immunologische Reaktion, die laut Dr. Coimbra der Grund für den Ausbruch von Autoimmunerkrankungen ist. Der Unterschied zu den bisher üblichen Medikamenten ist der, dass Vitamin D als einzige Substanz in der Lage ist, diese TH17-Reaktion zu hemmen, ohne andere Reaktionen des Immunsystems zu beeinflussen, wie es z. B. Cortison und andere immunsuppressive Medikamente tun, die das Immunsystem schwächen. Vitamin D dagegen erhöht sogar die Fähigkeit des Immunsystems, Viren, Bakterien und andere Mikroorganismen anzugreifen und abzuwehren.

Nach seinen Forschungsergebnissen haben Autoimmunerkrankte eine genetisch vererbte teilweise Resistenz gegen die Wirkung von Vitamin D. Dies hat zur Folge, dass Vitamin D seine Wirkung bei ihnen nicht in vollem Umfang ausüben kann. Dies erhöht das Risiko, autoimmun zu erkranken.

Vitamin-D-Resistenz

Verschiedene Erkrankungen entstehen durch Mutationen des Vitamin-D-Rezeptors. Dies führt zu einer Resistenz gegen Vitamin D. Die Resistenz kann auch auf eine Veränderung der Enzyme (Hydroxylasen) zurückzuführen sein, die für die Umwandlung von Vitamin D verantwortlich sind.

Vitamin-D-Resistenz kann über verschiedene Wege entstehen
- Mutation des Gens für die erste Hydroxylase, die aus Vitamin D3 25-Hydroxy-Vitamin-D3 macht
- Mutation des Gens für die zweite Hydroxylase, die noch eine Hydroxyl-Gruppe anhängt, sodass das aktive Vitamin (1,25-Dihydroxy-Vitamin-D3) entsteht
- Veränderung des Vitamin-D-Rezeptors selbst
- genetische Veränderung des Proteins, das Vitamin D bindet und transportiert

Diese verschiedenen Resistenzmöglichkeiten sind laut Dr. Coimbra bereits in mehreren Studien im Zusammenhang mit Autoimmunerkrankungen identifiziert und beschrieben worden.

In den letzten Jahren haben die neuen Lebensgewohnheiten dazu geführt, dass Menschen Sonnenlicht immer mehr vermeiden, was zu Vitamin-D-Mangel führt. Dies hat auch große Auswirkungen auf den genetisch veränderten Vitamin-D-Stoffwechsel und natürlich hat dies zur Vermehrung der Anzahl der Autoimmunerkrankten geführt.

Welche Autoimmunerkrankung ein Patient entwickelt, also auf welches Gewebe, Organ oder System diese gelenkt wird, bestimmen dann vererbte Funktionen des Immunsystems (der HLA-Genotyp) oder aber durchgemachte Infektionskrankheiten. Es gibt aber auch gesunde Menschen mit der genetischen Veranlagung für Autoimmunerkrankungen, bei denen die Autoimmunerkrankung nicht ausbricht. Dr. Coimbras Erfahrung mit Tausenden von Autoimmunerkrankten hat gezeigt, dass ein stressiges Erlebnis oder eine stressvolle Zeit den Ausbruch der Autoimmunerkrankung auslöst.

Warum Autoimmunerkrankungen zunehmen

Zusammengefasst ist der Grund für die Zunahme von Autoimmunerkrankungen nach Dr. Coimbra:
1. vererbte teilweise Resistenz gegen die biologischen Wirkungen von Vitamin D
2. Vitamin-D-Mangel durch schlechte Sonneneinstrahlung
3. emotionaler, auslösender Faktor, der zur Aktivierung einer Autoimmunerkrankung bei Menschen führt, bei denen 1. und 2. besteht

Aufgrund dieser Erkenntnisse entwickelte Dr. Coimbra dann eine Behandlung mit einer Vitamin-D-Hochdosis. Die genaue Menge der Vitamin-D-Hochdosis muss individuell an das Niveau der jeweiligen Resistenz des Patienten angepasst werden. Dazu dient die Bestimmung des Parathormons (PTH-Wert), denn Vitamin D hemmt die Produktion von Parathormon. Mit dem Parathormon kann man die biologische Reaktion auf Vitamin D messen und mit dem Ergebnis die individuelle Vitamin-D-Dosis anpassen. Der Parathormonspiegel im Serum ist damit ein Überwachungsparameter des Coimbraprotokolls®. Ziel der Behandlung ist es, diesen an die untere Grenze des Normalbereichs zu bringen.

Die notwendigen Kontrollen der Laborparameter liegen in der Verantwortung des Protokollarztes. Der Parathormonwert muss in Relation zum Kalziumwert im Blut und im Urin betrachtet werden. Aus diesem Verhältnis berechnet sich die individuell erforderliche Vitamin-D-Gabe.

Regeln des Coimbraprotokolls®
Wenn man die Vitamin-D-Hochdosis-Therapie zur Kontrolle von Autoimmunerkrankungen anwendet, müssen – im Gegensatz zur präventiven Vitamin-D-Gabe – einige wichtige Regeln eingehalten werden:
- tägliche minimale Menge von 2,5 Litern Trinkwasser
- spezielle kalziumreduzierte Diät ohne Milchprodukte
- zum Schutz der Nieren müssen Kalzium im Urin und Blut überwacht werden
- tägliche Einnahme von Vitamin D
- Magnesium muss als Cofaktor eingenommen werden, da alle Enzyme, die Vitamin D umwandeln und aktivieren, Magnesium benötigen
- Vitamin B_2 muss als Cofaktor eingenommen werden, da die Hydroxylasen indirekt auch von Vitamin B_2 abhängig sind
- Tägliche Bewegung als Schutzmaßnahme gegen Knochenabbau. Sowohl Vitamin-D-Mangel als auch sehr hohe Vitamin-D-Spiegel führen zu einem erhöhten Knochenabbau, bei Vitamin-D-Mangel aufgrund des daraus resultierenden Kalziummangels, bei hohen Vitamin-D-Spiegeln durch Stimulation der Osteoklasten, die die Mineralstoffe aus den Knochen lösen. Daher müssen auch regelmäßige Dexa-Scans (Messungen der Knochendichte mit speziellen Geräten) durchgeführt werden.
- Serumspiegel von PTH, Kreatinin und Kalzium und Urinspiegel von Kalzium müssen regelmäßig überwacht werden.

Das Coimbraprotokoll® führt laut Dr. Coimbra bei 95 % aller Patient*innen zu einer dauerhaften Remission der Krankheitsaktivität ihrer Autoimmunerkrankung. Die restlichen 5 % haben keine vollständige Remission, aber Verbesserungen.

Wenn keine vollständige Remission erreicht werden kann, ist es erforderlich – wie bei jeder chronischen Erkrankung, die Lebensführung unter Berücksichtigung psychischer und sozialer Belastungen zu betrachten. Zum Thema Stressprävention findet sich zahlreiche Ratgeberliteratur. Professionelle Hilfe kann hier auch sehr hilfreich sein. Genauso wichtig ist es aber auch, auf der körperlichen Ebene noch einmal nach Gründen für eine verminderte Ansprechbarkeit des Vitamin-D-Rezeptors zu suchen. Sowohl persistierende virale wie auch toxische Belastungen kommen als Ursache in Frage.

Das Coimbraprotokoll® reguliert das Immunsystem: Durch Vitamin D erhöht es die Anzahl der regulatorischen T-Lymphozyten, die die Immunantwort regulieren, und die gestörte TH17-Reaktion der Autoimmunerkrankung wird durch Vitamin D gehemmt. Schäden und Symptome durch die jeweilige Autoimmunerkrankung, die bis zu einem Jahr vor Beginn der Therapie aufgetreten sind, können gemäß Dr. Coimbra wieder vollständig verschwinden, ältere und irreversible Schäden jedoch in der Regel nicht mehr. Der Erfolg der Behandlung ist keine Heilung, betont Dr. Coimbra, sondern eine dauerhafte Remission. Es ist jedoch nicht ausgeschlossen, dass das Immunsystem seine autoimmune Reaktion irgendwann vergisst. Daher ist die Therapie vorerst dauerhaft und auf unbestimmte Zeit durchzuführen.

Studie zur Vitamin-D-Hochdosis bei Vitiligo und Psoriasis

Dr. Coimbra publizierte mit seinen Kollegen 2013 eine Studie zur Wirkung von Vitamin-D-Hochdosen bei den Autoimmunerkrankungen Vitiligo und Psoriasis.[106] Er erklärt dort den Zusammenhang zwischen autoimmunen Reaktionen in Verbindung mit Vitamin-D-Mangel und -Resistenz und Genpolymorphismen. Neun Patient*innen mit Psoriasis und 16 Patient*innen mit Vitiligo wurden für ein halbes Jahr mit einer Vitamin-D3-Dosis von 35 000 I. E. supplementiert. Dabei vermieden sie kalziumreiche Lebensmittel wie Milchprodukte und tranken mind. 2,5 Liter am Tag. Der Vitamin-D-Spiegel war zu Beginn der Studie mangelhaft (Serum-25(OH)D3 $\leq$ 30 ng/ml), nach 6 Monaten stieg dieser jedoch stark an, während parallel die Parathormon-Spiegel entsprechend sanken. Die Krankheitsaktivitäten-Indexe verbesserten sich eindrücklich bei 23 von 25 Patient*innen. Die Parameter »Harnstoff, Kreatinin, Kalzium gesamt und Kalzium ionisiert« im Serum blieben konstant, die Ausscheidung von Kalzium im Urin stieg im Rahmen des Normbereichs. Damit konnte bewiesen werden, dass eine Behandlung mit Vitamin-D3-Dosen bei Vitiligo- und Psoriasis-Patient*innen wirksam und sicher sein kann.

Erfolge des Coimbraprotokolls®

Dr. Coimbra hat in 15 Jahren über 6000 Patient*innen mit verschiedenen Autoimmunerkrankungen therapiert.[107] Das Coimbraprotokoll® stoppt das Fortschreiten einer Autoimmunerkrankung. Dabei ist es unbedingt wichtig, dass der Patient alle Regeln einhält und mitarbeitet. Regelmäßiges Training, Entspannungstechniken, Arbeit an sich selbst usw. können den Erfolg des Coimbraprotokolls® deutlich erhöhen. Eine Behandlung durch einen Physiotherapeuten und/oder Muskeltraining z. B. an Geräten oder mit Hanteln sowie Ausdauertraining macht unbedingt Sinn. Um sich klarzumachen, welche Erfolge man erreicht hat und was wieder möglich ist, ist es sinnvoll, sich jeden Schritt der Verbesserung zu notieren.

Die Therapie muss eine Zeit lang wirken und darf nicht zu früh abgebrochen werden. Es gibt mittlerweile zahlreiche Beispiele von deutlichen Verbesserungen in der Symptomatik von Patient*innen. Sie können wieder besser gehen, besser Treppen steigen, fühlen sich wieder gesund. Die zahlreichen zum Teil sehr euphorischen Erfolgserlebnisse lassen sich zum Beispiel in der Facebookgruppe nachlesen.

Ehrung von Dr. Coimbra für sein Lebenswerk in São Paulo

Dr. Coimbra wurde anlässlich einer medizinischen Konferenz in São Paulo im Jahr 2017 für sein Lebenswerk geehrt. Es wurde besonders hervorgehoben, was er für die brasilianische Medizin und das Leben und die Gesundheit vieler Menschen getan habe. Das Coimbraprotokoll® sei mittlerweile auf der ganzen Welt bekannt als eine wirksame Behandlung von Autoimmunerkrankungen mit hohen Dosen von Vitamin D. Auch seine Beharrlichkeit beim Umsetzen seiner Erkenntnisse sowie seine Güte und Menschlichkeit wurden besonders gelobt.

> **Liste behandelter Erkrankungen**
>
> Bei der Vielzahl der existierenden Autoimmunerkrankungen ist es nicht möglich, jede Erkrankung aufzuführen. Bei jeder Autoimmunerkrankung muss von einer Vitamin-D-Verwertungsstörung ausgegangen werden und somit ist ein Therapieversuch immer gerechtfertigt. Sehr gute Erfahrungen wurden bisher mit dem Coimbraprotokoll® bei folgenden Erkrankungen gemacht:
> - entzündliche Erkrankungen des zentralen und peripheren Nervensystems wie MS
> - entzündliche Gelenk- und Wirbelsäulenerkrankungen wie rheumatoide Arthritis
> - chronisch entzündliche Darmerkrankungen wie Colitis ulcerosa und Morbus Crohn
> - Schilddrüsenerkrankungen wie Autoimmunthyreoiditis
> - systemische Bindegewebs- und Gefäßerkrankungen wie Kollagenosen, hier insbesondere Dermatomyositis, Myositis, Systemischer Lupus erythematodes, Sklerodermie
>
> Erste Erfahrungen wurden bereits bei der Begleitung eines frisch diagnostizierten Diabetes mellitus Typ 1 gewonnen.

Es wird u. a. darüber berichtet, dass eine MS-Patientin nach der Behandlung mit dem Coimbraprotokoll® so leben konnte, wie sie es sich erhofft hatte. Sie hatte wieder die Kraft, mit ihrer Familie zu reisen und ihre beruflichen Ziele zu verfolgen. Ein anderer MS-Patient erzählt, dass er wieder viel besser laufen könne und dies für ihn ein großes Glücksgefühl sei. Eine weitere MS-Patientin berichtet von einem Gefühl, neu anzufangen und wie dankbar sie Dr. Coimbra für diese positive Wendung in ihrem Leben sei. Eine Patientin mit Morbus Crohn erklärt 1 Jahr nach dem Beginn ihrer Behandlung mit dem Coimbraprotokoll®, dass sie neu angefangen habe zu leben. Ihr Darm sei wieder gesund, die Entzündungen verschwunden. Sie hätte einen solchen Erfolg nicht erwartet. Eine Patientin mit verschiedenen Autoimmunerkrankungen (Morbus Bechterew, Psoriasis und Neurodermitis/atopischer Dermatitis) berichtet von vollkommener Beschwerdefreiheit nach 6 Monaten Therapie. Ein Lupus- und Sklerodermie-Patient beschreibt, dass er bereits nach wenigen Monaten nicht mehr grundlos müde war, depressive Phasen beendet waren, er wieder gut schlafen konnte und seine Kraft zurückkam. Ein Parkinson-Patient erzählt glücklich, dass er wieder problemlos jeden Tag mit dem Drahtesel unterwegs sein kann. Ein Patient mit der Erkrankung »Systemischer Lupus« (Autoimmunerkrankung mit systemischen Manifestationen wie Hautausschlag, Erosion der Gelenke, Nierenversagen) erklärt, dass er nicht mehr in die Klinik müsse und seine Schmerzen wie weggezaubert wären, seine Krankheit wäre zum Stillstand gekommen. Ein Morbus Bechterew-Patient musste damit rechnen, bewegungstechnisch vollkommen eingeschränkt zu werden, nach der Therapie sei sein Leben normal, er wäre berufstätig und könne auch sportlich aktiv sein. Ein Patient mit rheumatoider Arthritis berichtet darüber, dass er schmerzfrei geworden sei und sich schon vorhandene Verformungen zurückgebildet hätten.

Das Coimbraprotokoll® aus ärztlicher Sicht

Die folgenden medizinischen Erklärungen des Coimbraprotokolls® stammen von der zertifizierten Protokollärztin Dr. med. Beatrix Schweiger.

Viele grundsätzliche Fragen sind nun schon beantwortet worden. Sie haben viel über die Wichtigkeit des Vitamin D und seine Wirkweise erfahren. Weitere grundlegende Informationen finden Sie auf der Website der Coimbraprotokoll® gUG.[108]

Was unterscheidet das Coimbraprotokoll® vom Auffüllen des Vitamin-D-Spiegels? Es gibt zwei wichtige Punkte, die wir uns noch einmal klar machen müssen.

- Zum einen wissen wir, dass Vitamin D einen positiven Effekt auf unser Immunsystem hat und damit auch einen positiven Effekt auf Autoimmunerkrankungen haben kann.
- Zum anderen wissen wir, dass es eine Vitamin-D-Resistenz gibt, und das ist der entscheidende Punkt.

Carlberg und Haq konnten zeigen, dass 25 % der Bevölkerung eine verminderte Vitamin-D-Sensitivität haben, also einen deutlich höheren als den zu erwartenden Bedarf an Vitamin D haben, um einen positiven Effekt auf das Immunsystem zu generieren.[109] Man kann davon ausgehen, dass bei Autoimmunerkrankten dieser Anteil deutlich höher ist. Weil wir eine therapeutische Wirkung erzielen wollen, orientieren wir uns also nicht am Blutspiegel, sondern ganz im Sinne einer individualisierten Medizin an der funktionellen Wirksamkeit des Vitamin D. Damit überschreiten wir zum Teil weit die Grenzen der aktuell anerkannten Empfehlungen.

Wenn Sie sich für eine Behandlung nach dem Coimbraprotokoll® interessieren, müssen Sie sich klar sein, dass wir nach den Regeln des individuellen Heilversuchs arbeiten. Gemeinsam wägen wir Chancen und Risiken sorgfältig ab. Wir klären Sie so umfassend auf, dass Sie eine selbstbestimmte und informierte Einwilligung geben können; und wir müssen uns verpflichten, die Informationen öffentlich zugänglich zu machen, sodass die erprobten Maßnahmen wissenschaftlich überprüft werden können. Regelmäßige Laboruntersuchungen und ärztliche Kontrol-

nen über Ihre Entscheidung und lassen Sie sich weiter fachärztlich begleiten.

Ich möchte gerne in meinem Gastbeitrag auf die häufigsten Fragen und Befürchtungen eingehen. Es wäre sehr schade, wenn eine so gute Behandlungsoption wegen unbegründeter Sorgen und Ängsten nicht ernsthaft in Betracht gezogen würde. Ich gebe Ihnen die Informationen, die Sie benötigen, um mit Ihrem persönlichen Umfeld, Ihren Bekannten, Ihrer Familie und den behandelnden Ärzt*innen ins Gespräch zu kommen und die Unterstützung zu erhalten, die Sie benötigen.

Ist das Coimbraprotokoll® wissenschaftlich gesichert?

len nach den von Dr. Coimbra erarbeiteten und von uns an den europäischen Bedarf adaptierten Zyklen sind eine Voraussetzung für die Behandlung.

Sie sollten sich vergegenwärtigen, dass Ihnen Ressentiments und Warnungen begegnen werden und dass Sie selbst unsicher werden können, ob Sie die notwendigen Verhaltensregeln einhalten können. Auch deshalb erkundigen wir uns im ausführlichen Erstgespräch nach Ihrem persönlichen Unterstützerkreis und wir freuen uns, wenn Sie nicht allein zum Erstgespräch kommen. Bringen Sie eine Person Ihres Vertrauens mit. Diese Vertrauensperson zeigt damit nicht nur Interesse für Ihren Weg, sondern erhält auch viele Informationen und kann Sie so aktiv unterstützen. Idealerweise wird das Projekt Coimbraprotokoll® in Ihrem individuellen sozialen Umfeld gemeinsam getragen. Es entsteht ein gemeinsames Verständnis für den Behandlungsablauf und die zu erwartenden Veränderungen. Bitte informieren Sie auch Ihre begleitenden Ärzt*in-

Das ist eine der ersten Fragen, die Ihnen gestellt wird oder die Sie sich selbst stellen, wenn Sie das Coimbraprotokoll® als Behandlungsmethode in Betracht ziehen. Und die Antwort lautet: »Nein – das Coimbraprotokoll® ist keine von den jeweiligen Fachgesellschaften empfohlene Therapie.« Es gibt jedoch:
- sehr viel Grundlagenforschung, die unsere Arbeitshypothese der Vitamin-D-Resistenz bestätigt sowie
- publizierte Verlaufsbeobachtungen und seit 2017 unsere eigenen Erfahrungen, dass wir nicht schaden.
- Die Erfahrungen aus der Praxis, die erhebliche Verbesserungen autoimmuner Erkrankungen zeigen.

Es gibt jedoch noch keine Wirksamkeitsstudie.

Aussagekräftige Zahlen erhoffen wir uns aus der dreijährigen Verlaufsbeobachtung »Coimbraprotokoll® in der MS« unter Leitung von Prof. Friedemann Paul am NeuroCure Research Center der Universitätsklinik Charité in Berlin. Die Rekrutierungsphase soll 2023 abgeschlossen sein. Mehr dazu im Interview mit Prof. Friedemann Paul (Seite 142). Ziel der Studie ist es, zunächst zu zeigen, dass das Coimbraprotokoll® keinen schädigenden Effekt hat. Durch das Einpflegen der Daten in das laufende Studienregister werden wir aber auch eine Aussage über die Wirksamkeit im Vergleich zu leitliniengerecht behandelten oder nicht-therapierten MS-Erkrankungen erhalten.

Was ist denn nun der optimale Vitamin-D-Spiegel?

Das ist eine der wichtigsten Fragen und die Antwort mag viele enttäuschen: Wir wissen es nicht. In Studien wurde nachgewiesen, dass die positive Wirkung von Vitamin D auf unser Immunsystem nicht mit dem Blutspiegel korreliert, also in keinem Zusammenhang steht.[110] 25 % der Studienteilnehmer, also jeder Vierte, benötigte deutlich höhere als üblicherweise empfohlene Vitamin-D-Gaben, um das Immunsystem zu beeinflussen. Wir können davon ausgehen, dass bei Autoimmunerkrankten dieser Anteil deutlich höher ist. Wir dürfen uns also nicht auf den Blutspiegel verlassen, sondern müssen die funktionelle Wirksamkeit messen. Und einer der zuverlässigsten Parameter, um die funktionelle Wirksamkeit von Vitamin D beurteilen zu können, ist das Parathormon.

Angst vor einem zu hohen Vitamin-D-Spiegel

Carlberg und Haq konnten zeigen, dass Menschen unterschiedlich sensitiv auf Vitamin D reagieren.[111] Sie teilten in Low-, Mid- und High-Responder ein und sprechen vom »Vitamin-D-Response-Index«, den sie anhand der genetisch nachgewiesenen Wirkung bestimmen können.

Die Medizin kennt diesen pharmakologischen Effekt von vielen Medikamenten. So werden z. B. Blutdruckmittel, gerinnungshemmende Medikamente, Antidiabetika und Antidepressiva individuell dosiert. Ein gutes Beispiel ist die Anästhesie. Hier sieht man sehr schnell und sehr unmittelbar, wie unterschiedlich Menschen auf Narkosemittel und kreislaufregulierende Mittel reagieren. Deshalb werden diese Medikamente immer nach Wirkung und nie nach starren Dosierungsrichtlinien gegeben.

Es ist wissenschaftlich gesichert, dass der gemessene Vitamin-D-Spiegel in keinem direkten Verhältnis zur funktionellen Wirksamkeit des Vitamin D steht. Der toxische Bereich muss also neu definiert werden. Nicht das Vitamin D an sich ist toxisch, sondern seine Wirkung auf den Kalziumhaushalt. Wenn wir diesen kontrollieren – und das haben Amon et al. gezeigt–, schaden wir nicht.[112]

Ich kann nicht auf Kalzium/Käse verzichten

Die wichtigste Botschaft zuerst: Sie müssen nicht auf Kalzium verzichten und tatsächlich dürfen Sie es auch nicht. Kalzium ist wichtig – nicht nur für die Knochengesundheit. Es ist auch für mehrere enzymatische Systeme – u. a. für die Blutgerinnung – unverzichtbar. Kalzium stabilisiert das zelluläre Membranpotenzial und fungiert als Informationsübermittler in der Zelle.

Für jeden Erwachsenen wird eine tägliche Aufnahme von 1000 mg Kalzium empfohlen. Tatsächlich erreichen aber – nach unseren Zahlen – die meisten Menschen bereits vor der Aufnahme ins Coimbraprotokoll® eine tägliche Aufnahme von nur 700–800 mg. Das bedeutet, dass bei einer zusätzlichen Kalziumeinsparung die täglich notwendige Kalziumaufnahme unterschritten wird. Die meisten Patienten im Coimbraprotokoll® nehmen nur noch 200–300 mg Kalzium pro Tag zu sich – und das ist viel zu wenig.

Die große Sorge bei einer hoch dosierten Vitamin-D-Gabe ist die Hyperkalzämie und eine daraus resultierende Gewebs- insbesondere Nierenverkalkung. Und diese Sorge ist berechtigt und einer der Gründe dafür, dass das Coimbraprotokoll® keinesfalls ohne ärztliche und geschulte Unterstützung durchgeführt werden darf. Durch die geforderte reduzierte Kalziumaufnahme und kontinuierliche Überwachung der Blut- und Urinwerte gelingt es uns, etwaige Veränderungen so früh zu erkennen, dass nur kleine Anpassungen im Ernährungs- oder Trinkverhalten die Situation wieder normalisieren.

Eine große Sorge, die uns im Coimbraprotokoll® aber auch begleitet, ist die Hypokalzämie (so nennen wir Mediziner einen zu geringen Kalziumspiegel im Blut). Wie bereits erwähnt, nehmen die allermeisten Patienten aus Sorge vor der gefürchteten Hyperkalzämie zu wenig Kalzium zu sich. Zwar steigert Vitamin D die Kalziumaufnahme im Darm, aber das ist individuell sehr unterschiedlich und bei weitem nicht so ausgeprägt, wie wir es anfangs vermutet hatten. Die Aufnahme über den Darm erfolgt passiv (Kalzium diffundiert einem Konzentrationsgefälle folgend über einen Tunnel aus dem Darmlumen ins Blut) und nur zu einem kleinen Teil durch Calcitriol gesteuert aktiv. Ca. 200 mg Kalzium werden täglich aufgenommen – und das bei einer durchschnittlichen Zufuhr von 700–800 mg täglich. Durchschnittlich werden also 30 % des Kalziums aus der Nahrung aufgenommen. Dieser Prozentsatz ist aber variabel.

Wird sehr viel Kalzium über die Nahrung angeboten, sinkt die Resorptionsquote auf ca. 15 %. Die Kalziumaufnahme ist auch abhängig von der Zusammensetzung der Nahrung. Oxalatreiche Lebensmittel wie Spinat, Nüsse, Rhabarber bilden mit Kalzium einen unlösbaren Komplex im Darm und verhindern so die Aufnahme. Auch die häufig als Eiweißquelle verzehrten Hülsenfrüchte enthalten einen Stoff (Phytinsäure), der Kalzium im Darm unlösbar bindet. Es ist also sehr schwierig, genaue Verzehrempfehlungen zu geben. Im Coimbraprotokoll® können wir mittels der erhobenen Laborparameter sehr genaue Hinweise geben.

Was aber passiert nun, wenn zu wenig Kalzium aufgenommen wird?

Im Serumspiegel sieht man sehr lange keine Veränderungen, da der Körper sich stetig bemüht, den Kalziumspiegel wegen seiner Wichtigkeit auf die Signalübertragung konstant zu halten. Eine verstärkte Aufnahme über den Darm ist nur beschränkt möglich. Die Kalziumausfuhr über den Urin wird reduziert. Aufrechterhalten kann der Körper den Kalziumspiegel im Blut nur über sein größtes Kalziumreservoir – das knöcherne

System. In der Knochensubstanz eines erwachsenen Menschen sind ca. 1 kg Kalzium gespeichert. Jeden Tag werden ca. 500 g aus den Knochen mobilisiert und idealerweise wieder eingebaut.

Wenn das Kalziumangebot über die Nahrung also lange Zeit unterhalb des benötigten Bedarfs ist, Einsparmaßnahmen über eine verminderte Ausscheidung nicht ausreichen und auch über den Darm nicht mehr aufgenommen werden kann, kommt es zu einem Knochenabbau, einer Osteoporose.

Ein zu niedriger Kalziumspiegel hat neben der Wirkung auf das knöcherne System aber auch eine direkte Auswirkung auf die Erregungsweiterleitung. Es kann zu Herzrhythmusstörungen kommen, zu Muskelkrämpfen, zu Parästhesien, Sensibilitätsstörungen an den Händen, Füßen und im Gesicht. Eine länger bestehende Hypokalzämie kann auch zu psychischen Problemen wie Verstimmtheit und sogar zu Ängsten und Depressionen führen.

Die Erfahrung zeigt: Die Gefahr der zu geringen Kalziumaufnahme ist im deutschsprachigen Raum deutlich höher als die einer Hyperkalzämie. In den letzten 6 Jahren haben wir mehr als 1500 Patienten mit dem Coimbraprotokoll® behandelt. In vielen Fällen müssen wir die Patienten spätestens im zweiten oder dritten Jahr der Behandlung auffordern, deutlich mehr Kalzium zu verzehren. Sie sehen also: Die Wahrscheinlichkeit, dass Sie im Laufe des Coimbraprotokolls® nach den ersten Anpassungen auch wieder Käse essen dürfen, ist sehr hoch.

Ich kann nicht 2,5 Liter pro Tag trinken

Wenn wir ehrlich zu uns selbst sind: Den wenigsten Menschen gelingt es, die geforderten 2,5 l jeden – und ich meine wirklich jeden – Tag zu trinken. Es gibt immer wieder Tage, an denen gelingt es uns sehr gut und Tage, an denen wir abends verwundert unsere noch volle Wasserflasche oder Teekanne anschauen und wieder einmal merken, dass wir vergessen haben zu trinken, dass wir nicht einmal Durst spüren und wir fragen uns: Kann das gesund sein? Und dann nehmen wir uns vor, am nächsten Tag mehr zu trinken und manchmal gelingt es und manchmal gelingt es nicht.

Jetzt sind Sie im Coimbraprotokoll® und müssen jeden Tag 2,5 l trinken. Warum? Und müssen es wirklich 2,5 l sein? Unser Körper benötigt – um gut zu funktionieren – Wasser. Ich komme aus der Anästhesie und wir berechnen im OP und auf der Intensivstation sehr genau, wie viel Flüssigkeit ein Mensch benötigt und wir sehen sehr schnell und sehr genau, wie viel schlechter es einem Menschen geht, wenn er diesen Mindestbedarf nicht erhält.

Zusätzlich wollen wir im Coimbraprotokoll® vermeiden, dass Sie Nierensteine bekommen. Hier ist der beste Schutz – und wird von allen Fachgesellschaften empfohlen – eine ausreichende Trinkmenge. Aber was ist eine ausreichende Trinkmenge und müssen es wirklich 2,5 l täglich sein? Der – wir nennen es – Erhaltungsbedarf für den Menschen ist 1–2 ml/kg Körpergewicht/Stunde. Vereinfacht für den täglichen Gebrauch, kann man von 30–40 ml/kg Körpergewicht notwendiger Flüssigkeit pro Tag sprechen. Bei außergewöhnlichen Belastungen wie

Sport, erhöhter Temperatur und Durchfall erhöht sich der Bedarf. Ca. 700 ml können wir über feste Nahrung zu uns nehmen. Gemüse enthält ca. 70 % Flüssigkeit, eine Gurke sogar 90 %. Sie sehen: Es gibt wieder einmal keine strikt einzuhaltende Zahl, sondern diese ist individuell zu betrachten. Wiegen Sie 60 kg und essen viel Gemüse, werden Sie vermutlich nicht mehr als 1,8 l täglich trinken müssen. Mit unseren regelmäßigen und engmaschigen Laboruntersuchungen können wir Sie individuell beraten, sodass es Ihnen leichtfallen wird, eine ausreichende Flüssigkeitsmenge zu sich zu nehmen. Versprochen!

Angst vor Nierenschäden

Hier kann ich eine klare und eindeutige Entwarnung geben: Sie brauchen keine Angst vor Nierenschäden oder am Ende gar einer Dialysepflicht zu haben. Wenn Sie von einem zertifizierten Coimbraprotokollarzt begleitet werden, sich an die vorgegebenen Richtlinien halten und etwaige Harnwegsinfekte frühzeitig erkannt und behandelt werden, kommt es nach unserer Erfahrung zu keiner Nierenschädigung. Wir überblicken mittlerweile einen Behandlungszeitraum von 6 Jahren. Bei einigen Patienten sehen wir sogar eine Verbesserung der Nierenfunktion.

Im April 2022 konnten erstmals Sicherheitsdaten veröffentlicht werden, die unsere eigenen Beobachtungen bestätigen: Amon et al. berichten über 319 Patienten mit einer Behandlungsdauer von bis zu 3,5 Jahren.[113] In dieser Zeit wurde unter den strikten Regeln des Coimbraprotokolls® kein Fall einer klinisch bedeutsamen Hyperkalzämie beobachtet. Sämtliche laborchemisch erhobenen Nierenwerte blieben im Normbereich. Auch im Vergleich mit den Laborwerten vor der Behandlung ergab sich keine relevante Verschlechterung. 27 Patienten mussten kurzzeitig die Vitamin-D-Einnahme unterbrechen, konnten aber nach 4–8 Wochen Pause ohne weitere Probleme das Coimbraprotokoll® weiterführen.

Gibt es ein erhöhtes Risiko für Nierensteine?

Auch hier möchte ich Ihnen die Sorge nehmen. Vermutlich durch das disziplinierte Trinkverhalten haben wir sogar weniger Patienten mit Nierensteinen als wir nach den aktuellen bundesweiten Zahlen erwarten dürfen. Alle unsere Patienten sind in einer jährlichen fachärztlichen Kontrolle mit sonografischer Untersuchung, sodass Nierensteine frühzeitig entdeckt und fachgerecht behandelt werden können. Mit einer Prävalenz von 5 % und einer Verdreifachung der Inzidenz in der Zeit von 1979 bis 2001 auf 1,47 % gilt die Urolithiasis (Harnsteine in den Nieren bzw. in den harnableitenden Wegen) mittlerweile als Volkskrankheit.[114] Wir müssten also bei unserer betreuten Patientenzahl jährlich 22 neu diagnostizierte Nierensteinerkrankungen erwarten. In den letzten 6 Jahren hatten wir ca. 10 Patienten mit einem neu diagnostizierten Nierensteinleiden. Damit liegen wir weit unter der zu erwartenden Zahl.

Woran merke ich, dass das Coimbraprotokoll® wirkt?

Natürlich soll sich der Erfolg unserer Therapie an den gängigen Standards orientieren. Auch deshalb ist uns die fachärztliche Weiterbehandlung und Dokumentation des Krankheitsgeschehens wichtig. Wenn bei MS im MRT erstmals seit Jahren keine neuen Herde mehr sichtbar sind und sich die Klinik verbessert, wenn der Neurologe sagt, was auch immer Sie tun, machen Sie es weiter, wenn der Rheumatologe mit Ihnen gemeinsam die Basismedikation reduziert, dann sind das Erfolge, die wir uns nicht nehmen lassen sollten. Wir wollen aber auch, dass sich Ihre Lebensqualität merklich verbessert. Daran messen wir und auch Sie Ihren Erfolg. Deshalb erfassen wir im Erstgespräch sehr genau Ihre alltagsrelevanten Beeinträchtigungen. Es macht eben einen großen Unterschied, ob Sie einen Reißverschluss wieder selbst schließen können, und ob Sie länger konzentriert an einem Gespräch teilnehmen können. Die Fatigue ist ein Leitsymptom einer Autoimmunerkrankung und fast immer vorhanden. Wir haben die Erfahrung gemacht, dass die Fatigue bei mehr als 90 % der behandelten Patient*innen als erstes Zeichen einer abnehmenden Entzündungsaktivität verschwindet oder deutlich besser wird. Dies ist immer als prognostisch gutes Zeichen zu werten.

Wie schnell und wie gut wirkt das Coimbraprotokoll®?

Das ist abhängig von der Dauer der Erkrankung und dem autoimmunen Anteil am Krankheitsgeschehen. Je länger Sie erkrankt sind und je höher die degenerative Komponente ist, umso mehr Zeit und Geduld müssen Sie mitbringen. Ziel ist das Stoppen der Krankheitsprogression, also dass die Verschlechterung nicht weiter voranschreitet. Gern verweise ich auf den Vortrag von Dr. Lemke, der nicht nur das Coimbraprotokoll® in seiner Wirkungsweise erklärt, sondern auch Zahlen unseres Behandlungserfolgs bei MS nach 1 Jahr Coimbraprotokoll® vorstellt.[115]

Abhängig von Ihrer Erkrankung, können Sie mit einer schnellen Verbesserung oder nur langsamen und kleinen Veränderungen rechnen. Besonders bei degenerativen Erkrankungen bitten wir Sie um Geduld. Alle Zellen unterliegen einem ständigen Umbauprozess. Wir schaffen mit dem ausreichenden Angebot an Vitamin D eine Grundlage, aber Regeneration und Neuaufbau benötigen Zeit und auch die notwendigen Impulse von Ihnen. Wenn Sie beispielsweise bedenken, dass auch Nerven eine Regenerationsfähigkeit haben, aber nur mit einer Geschwindigkeit von 1–2 mm pro Tag wachsen, können Sie sicher nachvollziehen, dass wir inzwischen von einer Behandlungszeit von 4–5 Jahren sprechen, bevor wir die Wirksamkeit abschließend beurteilen können.

Was bleibt abschließend noch zu sagen?

Ich möchte mit diesem Beitrag Mut machen. Das Coimbraprotokoll® mag nützen. Noch wissen wir das nur empirisch, also erfahrungsbasiert, und nicht wissenschaftlich gesichert. Die Arbeiten von Lemke et al. und Amon et al. zeigen, dass es nicht schadet.[116,117] Ich wünsche uns allen, dass das Coimbraprotokoll® noch bekannter wird, dass es weiterhin wissenschaftlich begleitet und unterstützt wird und so für jeden Autoimmunerkrankten eine denkbare Behandlungsoption wird.

Ein herzliches Dankeschön an Christina Kiening und Britta Maier-Peveling, die sich von Patientenseite unermüdlich einsetzen, das Coimbraprotokoll® weiter bekannt zu machen und wesentlich dazu beigetragen haben, dass unsere Behandlungsergebnisse wissenschaftlich durch das Team um Prof. Paul (Seite 142) begleitet werden.

Wir werden in einem nächsten Schritt gemeinsam in der Coimbraprotokoll®-Akademie Ärzt*innen ausbilden und in ein festes Ausbildungscurriculum einbinden.

Ein herzliches Dankeschön auch an Susanne Sander, die mir mit diesem Buch die Möglichkeit gegeben hat, weiter über das Coimbraprotokoll® aufzuklären.

Aktuelle Studien zum Coimbraprotokoll®

Ich (Susanne Sander) danke Frau Dr. Schweiger ebenfalls sehr herzlich für diesen wichtigen Beitrag, die medizinische Begleitung in diesem Buch und natürlich auch für ihren wertvollen Einsatz für Patient*innen mit Autoimmunerkrankungen im Rahmen des Coimbraprotokolls®.

Ich möchte Ihnen an dieser Stelle noch die beiden Studien vorstellen, die zurzeit begleitend zum Coimbraprotokoll® laufen: Um immer mehr Patient*innen die Möglichkeit einer Therapie mit dem Coimbraprotokoll® zu ermöglichen, ist es wichtig, seine Sicherheit und Wirksamkeit nachweisen zu können. Dies ist möglich durch entsprechende Studien. Die gemeinnützige Coimbraprotokoll® UG konnte die folgenden Studien ins Leben rufen:

- Die Verlaufsbeobachtung »Coimbraprotokoll® in der Multiplen Sklerose« läuft bereits seit 2021. Sie befindet sich aktuell in der Rekrutierungsphase, bis 2023 können noch Patient*innen eingeschrieben werden. Es folgt eine Beobachtungszeit von 3 Jahren.
- Die Zusatzstudie »Genexpression unter Vitamin-D-Hochdosis: Coimbraprotokoll®« ist noch in der Finanzierungsphase und hofft auf zahlreiche Spenden für eine schnelle Umsetzung.

Verlaufsbeobachtung »Coimbraprotokoll® in der MS«

In der Charité Berlin wird zurzeit die Studie »Coimbraprotokoll® in der MS« durchgeführt.[118] Drei Jahre lang sollen 100 Patient*innen im Alter zwischen 18 und 55 Jahren, die unter einer schubförmig-remittierenden MS leiden und mit dem Coimbraprotokoll® bei einem zertifizierten Protokollarzt/-ärztin begonnen haben, in der Charité beobachtet werden. Diese aktuelle Studie ist die erste Möglichkeit, die enormen Erfolge des Coimbraprotokolls® wissenschaftlich zu beweisen.

Prof. Paul von der Charité kam von sich aus auf die gemeinnützige Coimbraprotokoll® UGmbH zu und bat darum, bei der Durchführung einer Studie beteiligt zu werden. So kam es zu diesem wichtigen Projekt und der Chance, eine andere Sichtweise auf das Coimbraprotokoll® zu erzielen. Prof. Paul leitet nun die Verlaufsbeobachtung.

Die Ergebnisse der Studie sollen dann u. a. mit Ergebnissen der mit der Basistherapie behandelten Patient*innen verglichen werden. Es soll nachgewiesen werden, dass bei ordnungsgemäßer Anwendung des Coimbraprotokolls® keine gesundheitlichen Schäden auftreten. Die Studie soll verlässliche Aussagen zur langfristigen Sicherheit des Coimbraprotokolls® ermöglichen. Weiterhin soll die Wirkung wissenschaftlich bewiesen werden. Dies wäre ein wichtiger Schritt, um immer mehr Menschen eine Behandlung mit dieser wertvollen Therapie zu ermöglichen. Die Patient*innen werden ärztlich überwacht und erhalten persönlich abgestimmtes sehr hochdosiertes Vitamin D und dazu weitere Cofaktoren. Gleichzeitig werden sie zu den Themen »Gesunder Lebensstil«, »Ernährung«, »Bewegung« und »seelische Ausgeglichenheit« fortgebildet. Die Verantwortlichen erhoffen sich durch die Studie u. a. auch weitere positive Erfahrungsberichte. Während der Studie werden die Teilnehmer engmaschig und detailliert untersucht und erhalten damit wertvolle zusätzliche Informationen über den Verlauf und ihre Möglichkeiten der Behandlung ihrer persönlichen Erkrankung. Jeder Teilnehmer wird 4 Jahre lang im Studienzentrum des NCRC, Charité – Universitätsmedizin Berlin untersucht. Innerhalb des Zeitraums sind nach Anamnese folgende Untersuchungen geplant:

- neurologische Untersuchung
- Kernspintomografien von Gehirn und Rückenmark
- Untersuchungen der Augen und des Sehnervs (u. a. Sehschärfe, Kontrastsehen)
- Bestimmung immunologischer Parameter im Blut
- Fragebögen (z. B. zur Lebensqualität)

Die Studie soll weiterhin ermitteln, wie man die Beratung und Therapie zukünftiger Patient*innen optimieren kann. Die Studie soll eine reine Beobachtungsstudie sein, sie hat dabei keinen Einfluss auf die medikamentöse und sonstige Behandlung der Erkrankung.

Nach Ablauf des Studienzeitraums vergleicht man die medizinischen Daten der Teilnehmer mit den Daten von vergleichbaren Fällen aus dem laufenden Studienregister der Charité. Hieraus wird dann eine entsprechende Dokumentation erstellt. In dieser wird die Wirksamkeit des Coimbraprotokolls® mit der pharmakologischen Basistherapie verglichen. Es gibt zwar bereits zahlreiche positive Erfahrungsberichte in den sozialen Netzwerken, wichtig ist aber auch, dass die langfristige Sicherheit der Therapie bewiesen wird. Auch die Theorie von Dr. Coimbra zur genetisch bedingten Störung des Vitamin-D-Stoffwechsels ist noch nicht durch eine Studie bewiesen. Die Mitarbeiter*innen der Charité wählen die Teilnehmer der Studie nach Kriterien des deutschen Ethikrates aus. Dadurch wird eine gute Auswahl der Patient*innen gewährleistet und eine Vergleichbarkeit mit anderen MS-Studien ist möglich.

Finanziert wird die Studie inklusive der Aufbereitung über 4 Jahre durch die Falk-Stiftung für Gesundheit und Bildung mit Sitz in Nürnberg. Eine Teilnahmevergütung erfolgt nicht, da es sich um eine spendenfinanzierte Studie handelt. Reisekosten werden jedoch erstattet und die Teilnehmer erhalten einen Gutschein zum Kauf von Nahrungsergänzungsmittel.

Zusatzstudie »Gen-Expression unter Vitamin-D-Hochdosis: Coimbraprotokoll®«

Diese Studie ist eine Zusatzstudie zur ersten Studie: »Verlaufsbeobachtung – Coimbraprotokoll® in der MS«. Diese Studie kann erst ermöglicht werden, wenn genügend finanzielle Mittel über Spenden zur Verfügung stehen. Die Studie soll in Zusammenarbeit mit der Charité in Berlin und der Universität von Ostfinnland in Kuopio unter Leitung von Prof. Carsten Carlberg durchgeführt werden.

Es soll hier vor allem der Einfluss der Vitamin-D-Hochdosis-Therapie auf genetischer Ebene untersucht werden. Angeschaut werden sollen die Zusammenhänge zwischen der Vitamin-D-Hochdosis-Gabe, der Genexpression, dem Immunsystem und dem Zustand des Patienten bzw. der Patientin. Es soll erforscht werden, ob bei MS-Patient*innen eine Verwertungsstörung von Vitamin D besteht und damit eine Störung in der Regulation des endokrinologischen Systems und der Immunfunktion. Da Vitamin D3 hunderte von Genen (auch Immunzellgene) reguliert, spielt es eine wichtige Rolle in der Funktion des Immunsystems. Es soll herausgefunden werden, welche Verbindung zur Genetik besteht. Dabei soll auch ermittelt werden, ob eine Hochdosis-Therapie mit Vitamin D diese beheben und den Verlauf günstig beeinflussen, Symptome lindern und damit wieder zu einem normalen Leben führen kann.

Die Wirkmechanismen des Coimbraprotokolls® sollen wissenschaftlich nachgewiesen werden. Dies wäre eine Grundlage, um das Coimbraprotokoll® längerfristig als Perspektive für alle Autoimmunerkrankten bekannt zu machen und damit vielen zukünftigen Patient*innen diese Behandlung zu ermöglichen. Damit könnte vielen erkrankten Menschen ein besseres Leben ermöglicht werden. Der Finanzbedarf für dieses Projekt beträgt 950 000 Euro.

Meine persönliche Geschichte

Es war im Dezember 2015. Ich hatte eine stressige Zeit hinter mir. Das erste Symptom, was mir auffiel, war, dass meine Finger insgesamt dicker waren als sonst.

Morgens waren meine Finger etwas unbeweglicher und schmerzten. Die Haut war rissig und gespannt. In diesen Tagen fiel mir auf, dass ich bei Kälte blaugefärbte Finger hatte. Ich konnte es mir nicht erklären und es beunruhigte mich. In den folgenden Wochen waren meine Finger weiterhin merkwürdig geschwollen.

Die Suche nach der Ursache beginnt

Ich ging zu meinem Hausarzt, der mein Blutbild untersuchte. Alle Werte waren in Ordnung bis auf die leicht erhöhten Leberwerte »GOT« und »GPT«. Mein Arzt sah keinen Zusammenhang zu den geschwollenen Fingern, vermutete aber zunächst ein Problem mit der Leber. Ich vereinbarte einen Termin mit einem Rheumatologen: Er nahm wieder Blut ab und bestimmte weitere Werte. Es war eine leichte Erhöhung der Creatinkinase (CK) zu sehen. Er sagte, es sei nichts Auffälliges zu erkennen und ich solle abwarten. Meine Hände zeigten das Bild der sogenannten »Mechanic Hands«. Sie sahen also aus, als ob ich mit ihnen schwere Arbeiten verrichten würde, was ich aber gar nicht tat. Irgendetwas in mir war beunruhigt. Ich merkte, dass etwas nicht in Ordnung war. Ich suchte diesen Arzt noch einige Male auf, bis ich an einem Donnerstagnachmittag seinen Anruf bekam: »Wir haben doch etwas gefunden. Nicht die ANA sind erhöht, aber es gibt eine autoimmune Aktivität im Zytoplasma.« (ANA sind antinukleäre Antikörper. Das Immunsystem bildet Autoantikörper gegen Kernbestandteile der eigenen Körperzelle). Bei vielen Autoimmunerkrankungen sind die ANA erhöht. »Wie schlimm ist das?«, fragte ich ihn. Er sagte, die genaue Ursache wäre ihm nicht klar und ich könne nur abwarten, viele autoimmune Erkrankungen könnten die Ursache sein. Er bestellte mich in weiteren 4 Wochen wieder in seine Praxis.

Ich fühle mich unsicher und krank

Ich hatte Angst. Meine Kinder waren 3 und 8 Jahre alt, sie brauchten eine starke und gesunde Mama. Ich recherchierte, las Studien, schrieb Ärzte an. Es konnte mich nicht beruhigen, der Empfehlung des Arztes zu folgen, einfach abzuwarten. Die Untersuchung im Januar ergab, dass die CK-Werte weiter auf einen Wert von 400 U/l gestiegen waren – bei einem Referenzwert von < 140 U/l. Da der Rheumatologe nicht weiter reagierte, suchte ich parallel einen weiteren Rheumatologen auf, dieser vermutete eine Kollagenose. Die Ungewissheit, dass etwas in meinem Körper nicht richtig funktionierte, machte mich unruhig. Zudem wurden meine Finger immer dicker, unbeweglicher und bei Kälte verlor ich das Gefühl in den Fingern und sie wurden blau. Ich musste sie dann in warmem Wasser wieder »auftauen«, bis sie langsam wieder an Farbe gewannen. Später erfuhr ich, dass es sich um das sogenannte »Raynaud-Syndrom« handelt, das oft mit Autoimmunerkrankungen einhergeht.

Mittlerweile kribbelten meine Hände fast den ganzen Tag, als wenn sie dauerhaft eingeschlafen wären. Ich suchte Handchirurgen auf, in der Hoffnung, dass ich vielleicht nur ein orthopädisches Problem hatte, dass es vielleicht nur ein Karpaltunnelsyndrom ist. Ich wollte es nicht wahrhaben, dass es eine systemische Erkrankung sein könnte. Ich setzte meine Hoffnung darauf, dass man dieses Problem durch eine kleine Operation, einen kleinen Schnitt wieder beheben könne. Überhaupt trug mich die Hoffnung durch diese Zeit der Ungewissheit. Im April 2016 sagte mir eine Handchirurgin, dass sie glaube, dass meine Durchblutungsbeschwerden an den Händen mit einer Grunderkrankung zu tun hätten und sie mir daher von einer Operation abriete. Im Mai 2016 folgte der nächste Termin bei meinem Rheumatologen. Er teilte mir mit, dass der Muskelwert »Creatinkinase (CK)« nun bei 800 läge. Er wisse aber trotzdem nicht, was man dagegen tun könne und die Ursache kenne er auch nicht. Ich hatte sehr viel im Internet darüber gelesen, was erhöhte CK-Werte bedeuten. Meine Unruhe stieg von Tag zu Tag.

Erhöhte CK-Werte treten dann auf, wenn Muskelgewebe geschädigt wird. Durch das geschädigte Muskelgewebe treten Creatinkinasen aus dem Muskelgewebe aus und diese können dann im Blut nachgewiesen werden.

Raynaud-Syndrom

Ich suchte einen Angiologen auf und ließ die Durchblutung meiner Hände untersuchen. Er sagte mir, dass ich unter dem

Raynaud-Syndrom leide, der sogenannten »Weißfingerkrankheit«. Es müsse untersucht werden, ob ich eine Grunderkrankung habe, dann sei es ein »sekundäres Raynaud« oder ob ich ein primäres Raynaud (Morbus Raynaud) habe. Durch Kälte entstehe eine Art Gefäßkrampf. Er sagte mir, wenn es das sekundäre Raynaud-Syndrom wäre, dann könnten z. B. rheumatische Grunderkrankungen (wie z. B. Sklerodermie, Lupus erythematodes usw.) dahinterstecken oder eine Kollagenose. Nun war ich einen Schritt weiter. Ich suchte einen Neurologen auf, der bei mir eine Elektromyografie (EMG) durchführte. Hierbei wird die elektrische Muskelaktivität gemessen. Der Arzt teilte mir mit, dass die Werte alle normal wären und er keine Ursache für meine erhöhten CK-Werte finden könne.

Diagnose »Myositis«

Die Suche ging weiter. Mittlerweile hatte ich von der Autoimmunerkrankung »Myositis«, einer autoimmunen Muskelentzündung gelesen und erfahren, dass man eine Myositis nur über eine kleinere Operation, eine Muskelbiopsie, diagnostizieren konnte. Ich vereinbarte selbstständig einen Termin zur Muskelbiopsie in der Uniklinik Bonn. Meine CK-Werte waren auf über 1000 gestiegen und der Neurologe reagierte nicht. Ich stellte ab und zu eine Spannung in den Oberschenkeln fest, dazu eine Schwäche, aus der Hocke wieder hochzukommen. Beim Einkaufen musste ich mich an den Regalen wieder hochziehen, wenn ich in der Hocke gewesen war. Bei der Muskelbiopsie wurde ein Stück Muskel aus meinem Oberschenkel entnommen. Betäuben konnte man diese Stelle nicht und ich war auch bei Bewusstsein. Die Krücken für die nächsten Tage standen bereit. Doch es war gar nicht so schlimm, ein kleines Kneifen und wieder zugenäht. Vielleicht schützte mich auch Adrenalin? Wenige Stunden nach der Biopsie betrat die Neurologin mein Zimmer. Sie sagte, dass die Muskelbiopsie eine nekrotisierende Myositis ergeben habe. Ich müsse ein starkes immunsupprimierendes Präparat sowie Cortison in hohen Dosen einnehmen. Sie wundere sich, wie ich noch die Treppe allein hochgekommen wäre.

Ich entscheide mich gegen die Schulmedizin

Auf dem Nachhauseweg dachte ich: »Okay, nun weißt du, was du hast, und jetzt?« In den folgenden Wochen suchte ich einige Rheumatologen und auch Neurologen auf, immer auf der Suche nach einer anderen Therapiemöglichkeit. Die Nebenwirkungen des immunsupprimierenden Medikaments klangen für mich so schlimm, dass es für mich nicht infrage kam, es zu nehmen. Ich wollte mich nicht damit abfinden, ein solches Medikament, das meinen Körper so belasten würde, einzunehmen. Mittlerweile schlug auch das EMG aus und der CK-Wert stieg auf über 2000.

Doch ich war fest entschlossen, wieder gesund zu werden. Als Erstes änderte ich meine Ernährung. Ich ernährte mich von nun an nach der Autoimmunpaleo-Ernährung und verzichtete von einem Tag auf den anderen auf Zucker, Gluten, Milch, Nachtschattengewächse, Hülsenfrüchte und Nüsse. Die ersten 3 Tage dachte ich, dass ich bald verhungern würde, doch es fanden sich immer mehr Möglichkeiten, wie ich die Lebensmittellücken füllen konnte und ein großer Appetit stellte sich ein. Ich aß große

Portionen von dem, was ich essen durfte, und nahm dennoch innerhalb weniger Wochen mehrere Kilogramm ab. Gleichzeitig merkte ich zunehmend eine Schwächung meiner Muskulatur. Und auch die CK-Werte, GOT und GPT stiegen weiter. Ich hatte Angst und meine Verzweiflung wuchs. Ich ließ ein MRT von meinen Oberschenkeln im unteren und oberen Bereich machen und der Radiologe teilte mir mit, dass ein großes Entzündungsgeschehen in den Oberschenkeln und sogar an der Gebärmutter, die auch ein Muskel ist, zu sehen sei.

Keinen der Ärzte interessierte mein Vitamin-D-Mangel

Kaum einer von all diesen Ärzten kam auf die Idee, meinen Vitamin-D-Spiegel zu überprüfen, geschweige denn, mir eine Einnahme von Vitamin D zu empfehlen. Bei den vielen Laborwerten, die in dieser Zeit erstellt wurden, war auch der Vitamin-D-Wert dabei, der mit 3 ng/ml unterirdisch niedrig war. Doch keiner der Ärzte hat das für relevant gehalten oder irgendwie darauf reagiert.

Der erste Rheumatologe, den ich aufsuchte, konnte nicht verstehen, dass ich die von ihm verschriebenen Medikamente nicht einnehmen wollte. Es handelte sich einmal um den Wirkstoff Methotrexat (MTX) und zum anderen um hoch dosiertes Cortison. Nachdem ich die Beipackhinweise der Medikamente gelesen hatte, kamen für mich diese Therapien nicht infrage. Die vielen gesundheitsschädigenden Nebenwirkungen wie z. B. Gürtelrose, Schädigung von Leber, Nieren und Knochenmark konnte ich nicht akzeptieren. In höherer Dosierung wird MTX gegen Krebserkrankungen verschrieben.

Ich suche verzweifelt nach einer alternativen Behandlung

Ich wechselte den Rheumatologen und als auch dieser merkte, dass ich seine Medikamente nicht nehmen wollte, ließ er mich trotz vereinbarten Termins einfach im Wartezimmer sitzen. Er sah mich auf seiner Liste, stockte kurz als er mich sah und rief dann den nächsten Patienten auf.

Bei meinem nächsten Termin beim Neurologen sagte mir dieser, dass ich dringend eine Behandlung brauchen würde und nun handeln müsste. Auch das EMG zeigte eine große Entzündungsaktivität der Muskeln an. Ich suchte in diesen Monaten weitere Rheumatologen bzw. Neurologen auf, aber niemand sah einen anderen Therapieweg als ein immunsupprimierendes Medikament in Verbindung mit Cortison. Meine Verzweiflung wuchs. Ich wollte diesen Weg nicht gehen, die schrecklichen Nebenwirkungen der mir angebotenen Medizin wollte und konnte ich einfach nicht in Kauf nehmen. Ich betete viel und bat Gott, mir einen anderen Weg zu zeigen.

Ein Vortrag von Robert Franz ändert alles

Eines Abends telefonierte ich mit einer Freundin und redete mit ihr über meine Sorgen. Sie lud mich zu sich ein. Nach einiger Zeit sagte sie zu mir: »Hör' mir zu, ich muss Dir etwas Verrücktes erzählen. Schau' Dir das mal an. Auch wenn Du glaubst, es ist verrückt, bitte schaue es bis zum Ende an.« Sie schickte mir mehrere Links zu Videos von Robert Franz, der u. a. Vitamin D gegen viele Erkrankungen empfiehlt. Als ich seine lilagefärbten Haare sah, war ich – wie sie erwartet hatte – überrascht über seine Erscheinung. Aber abends zuhause packte mich die Neugier und ich sah mir seine Videos an. Was hatte ich zu verlieren? Ich hörte ihm zu und umso mehr er erzählte, desto gebannter war ich. Er redete viel davon, wie wichtig die Sonne sei und dass jeder Vitamin D benötigte; und er schien so überzeugt davon zu sein, dass ich mir alle Videos bis zum Ende anschaute. Als ich damit fertig war, googelte ich seinen Namen und las seinen Lebenslauf. Und ich erfuhr, dass eine Veranstaltung mit ihm in der Nähe meines Heimatortes geplant war. Robert Franz kommt aus der Steiermark in Österreich, was sehr weit von meinem Wohnort entfernt ist.

Ein Zufall? Natürlich war es keine Frage, dass ich zu diesem Vortrag gehen musste. Robert Franz wollte in diesem Jahr in Willich einen Naturshop im denkmalgeschützten Hinzenhaus neben der Pfarrkirche St. Katharina eröffnen. Termine wurden verschoben, Kinderbetreuung wurde organisiert. Eine Woche später betrat ich sehr gespannt die bis auf den letzten Platz gefüllte Gaststätte. Überall saßen oder standen Menschen und notierten, was Robert Franz auf der Bühne predigte. Sie sahen normal aus, sie sahen gebildet aus. Robert Franz stand auf einer kleinen Bühne: nackte Füße, lila Haare, viele Muskeln, ein Mann, stark wie ein Bär, und eine außergewöhnliche Erscheinung. Ich setzte mich auf den letzten freien Platz und hörte einfach zu. Was ich in den nächsten 2 Stunden erfahren sollte, hat mein ganzes Leben verändert.

Sonnenlicht und Vitamin D

Robert Franz erzählte davon, wie viel Einfluss Vitamin D auf den menschlichen Körper und dessen Gesundheit habe und dass leider kaum jemand davon wisse und dass er nur jedem dringend raten könne, seinen Vitamin-D3-Spiegel zu überprüfen und auf ein gesundes Maß zu bringen. Er erzählte, dass er auf großen medizinischen Kongressen Vorträge zu Vitamin D hielt und man ihn anschließend anspräche, was er genau studiert hätte. »Automechaniker, ich bin Automechaniker«, wäre stets seine Antwort gewesen, die er mit einem Lächeln versehen gab und damit hinterließ er wohl staunende Gesichter. Auch die Besucher, mit denen ich am Tisch saß, erzählten mir in der Pause und nach dem Vortrag ähnliche Erfolgsgeschichten über Vitamin D, von sich, von Verwandten und Freunden, denen Vitamin D geholfen hatte.

Völlig beeindruckt und inspiriert fuhr ich nach Hause und schlief voller Hoffnung ein. Am nächsten Tag legte ich mich in der Mittagszeit das erste Mal in die Sonne, es war Frühjahr 2017. Und zum ersten Mal fühlte sich die Wärme der Sonne heilbringend an.

Ich begann langsam mit der Sonnenbestrahlung und steigerte die Minuten jeden Tag, um einen natürlichen Sonnenschutz aufzubauen. Ich merkte, dass allein die Gegenwart des Sonnenlichts meine Seele etwas heilte und meinen Kummer etwas linderte. Hoffnung machte sich da breit, wo bisher nur Verzweiflung war. Ich spürte neuen Mut. Bei meinem nächsten Arzttermin ließ ich erneut meinen Vitamin-D-Spiegel messen; und es stellte sich heraus, dass dieser immer noch viel zu niedrig war (13 ng/ml). Dies war für mich das Zeichen, nun das umzusetzen, was ich im Vortrag von Robert Franz gehört hatte. Ich nahm ab sofort jeden Tag 5000 I. E. Vitamin D3 ein. Nach wenigen Wochen ließ ich meine CK-Werte erneut messen und siehe da: Sie waren leicht zurückgegangen. Im Mai 2016 waren sie noch bei 5200 U/l. Wenige Wochen später –Anfang Juni – hatte ich noch einen Wert von 3700 U/l. Doch hierbei blieb es erst einmal, kein weiterer Rückgang konnte verzeichnet werden.

Begegnung mit dem Coimbraprotokoll®

Parallel zu meinen Verabredungen mit der Sonne recherchierte und las ich immer mehr über das faszinierende Vitamin D. Ich war innerlich getrieben, ich war nun noch mehr entschlossen, die schulmedizinische Behandlung abzulehnen. Ich würde diese Medikamente nicht einnehmen, denn ich wollte wieder vollständig gesund werden. Ich war innerlich davon überzeugt, dass die mir angebotenen Medikamente mich aufgrund der zahlreichen Nebenwirkungen immer kränker gemacht hätten.

Eines Abends las ich im Internet einen Erfahrungsbericht über das Coimbraprotokoll®, das gerade erst in Deutschland die ersten Patient*innen verzeichnete. Hier wurde darüber berichtet, dass Vitamin D in einer Hochdosis Autoimmunerkrankungen stoppen könnte. Es erschien mir an diesem Abend surreal, dass dies möglich sei und ich las hier nicht weiter und schlief ein. Am nächsten Tag ließ mich der Gedanke nicht los, dass doch etwas daran sein könnte und ich forschte und las weiter: Berichte, Erfahrungsberichte, Erklärungen. Was wäre, wenn …

Etwas später war ich fest entschlossen, mich genauer zu informieren. Ich meldete mich in der Coimbraprotokollgruppe auf Facebook an und las noch intensiver mit, tauschte mich mit Patient*innen aus, stellte Fragen und las auch in der brasilianischen Coimbraprotokoll®-Facebookgruppe. Ich war erstaunt über die Erfolge und konnte es dennoch immer noch nicht glauben, dass es so einfach sein könnte.

Ich wollte das Coimbraprotokoll®, und zwar auf der Stelle

Nach dem Austausch mit Patient*innen stand für mich fest, dass ich es versuchen musste. Ich weiß nicht, woher meine Entschlossenheit kam, aber tief in mir fühlte ich, dass dies meine Lösung und mein Weg sein könnten. Ich fühlte, dass ich diesen Weg gehen musste. Eine Recherche ergab, dass die Coimbraprotokollärzt*innen alle mindestens 300 km entfernt von meinem Wohnort praktizierten. Ich nahm daher diese Fahrstrecke in Kauf und vereinbarte einen Termin bei einem Coimbraprotokollarzt, der gerade bei Dr. Coimbra in São Paulo/Brasilien gewesen war, um dort die nötige Hospitation zu absolvieren. Da bisher hauptsächlich MS-Erkrankte mit dem Coimbraprotokoll® behandelt worden waren, blieb eine kleine Unsicherheit, ob das Protokoll auch bei mir wirken würde. Für mich kam jedoch nichts anderes mehr infrage.

Mit steigenden Vitamin-D-Dosen verbessern sich meine Werte

Da ich nicht an MS erkrankt war, begannen wir mit einer täglichen Dosis von 10 000 I. E.

Vitamin D. Nach wenigen Wochen zeigte sich keine deutliche Verbesserung und daher steigerten wir die tägliche Dosis bis zu einer täglichen Einnahmemenge von 60 000 I. E. Ich war innerlich sehr ruhig in dieser Zeit und fühlte mich unerklärlich sicher in meiner Entscheidung und auf meinem Weg. Meine Überzeugung, dass dieser Weg der richtige war, bestätigte sich schnell. Meine CK-Werte fielen. In der folgenden Tabelle sehen Sie, wie sich meine Gesundheitsparameter kontinuierlich verbesserten.

Was die Blutwerte bedeuten:
- Creatinkinase (CK): Erhöhte Werte deuten auf Muskelabbau hin.
- Glutamat-Oxalacetat-Transaminase (GOT): Dieses Enzym kommt in Zellen der Leber und der Herz- und Skelettmuskulatur vor. Ein erhöhter Wert ist ein Erkrankungshinweis.
- Glutamat-Pyruvat-Transaminase (GPT): Der GPT-Wert gibt Aufschluss über die Leberfunktion, zerstörte Leberzellen setzen GPT frei.
- Lactatdehydrogenase (LDH): Anzeige von Zellschäden im Körper.
- Myoglobin: Die Synthese des Myoglobins findet ausschließlich in der quergestreiften Muskulatur statt. Eine Schädigung in der Muskulatur führt zu einem Anstieg des Myoglobin-Werts.

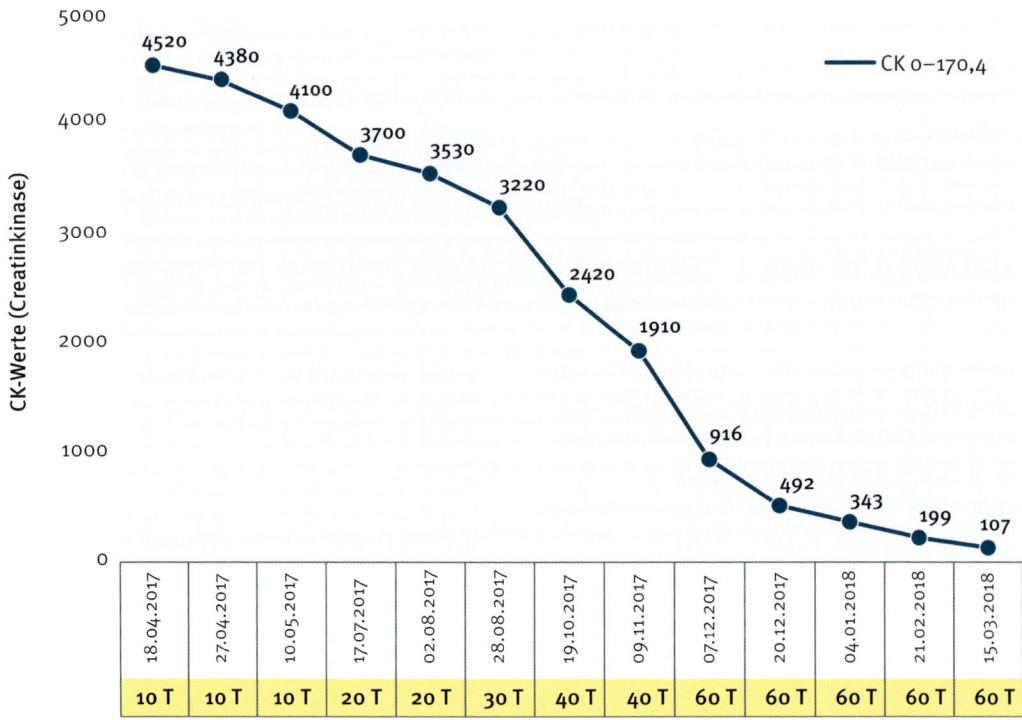

Wie sich meine CK-Werte unter der Vitamin-D-Hochdosis-Therapie besserten.

Vitamin-D-Einnahme und meine Gesundheitsparameter

Vitamin D in I.E.	Datum	CK	GOT (AST)	GPT (ALT)	LDH	Myoglobin
Referenzwert		0–170,4	0–35,4	0–35,4	0–250	0–50
10 000	18.04.2017	4520	180	174	624	1810
10 000	27.04.2017	4380	184	181	638	1740
10 000	10.05.2017	4100	187	182	699	1512
20 000	17.07.2017	3700	153	148	604	1310
20 000	02.08.2017	3530	148	155	546	1130
30 000	28.08.2017	3220	132	139	512	1060
40 000	19.10.2017	2420	117	125	462	912
40 000	09.11.2017	1910	95	90	367	540
60 000	07.12.2017	916	62	58	279	279
60 000	20.12.2017	492	44	40	254	177
60 000	04.01.2018	343	42	31	185	120
60 000	21.02.2018	199	37	33	177	53,4
60 000	15.03.2018	107	28	23	168	47,2

Die hervorgehobenen Werte liegen bereits im Normbereich.

Im Diagramm ist zu sehen, wie die CK-Werte unter der Erhöhung meiner täglichen Vitamin-D3-Dosis nach und nach sanken. Bereits die Einnahme von 10 000 I.E. Vitamin D verbesserte die CK-Werte. Mit Erhöhung der täglichen Dosis auf 40 000 I.E. fielen die CK-Werte besonders rapide ab. Ich erwartete mit großer Spannung die jeweiligen Blutwerte. Unbeschreiblich das Glücksgefühl, wenn die Werte weiter gefallen waren.

Im Zeitraum vom 17.07.2017 bis zum 15.03.2018 verbesserten sich alle in der Tabelle genannten Blutwerte wieder bis zum normalen Referenzbereich. Die Remission der Autoimmunerkrankung war erreicht. Ich habe damals in meiner Verzweiflung Gott um Hilfe und um einen Weg gebeten und ich bin mir sicher, dass er mein Gebet erhört hat. Große Dankbarkeit erfüllte mich.

Die Muskelschwäche, die geschwollenen Finger, die Schmerzen waren bereits nach wenigen Wochen der Einnahme von Vitamin D deutlich besser und verschwanden nach ca. 3 Monaten gänzlich.

Von diesem Zeitpunkt an habe ich mit einem Muskeltraining an Geräten begonnen, um meine Muskeln wieder aufzubauen. Ich fühlte mich bereits am Beginn der Vitamin-D-Therapie innerlich gestärkt, meine Kraft baute nicht mehr ab, sondern steigerte sich langsam, aber stetig. Bei der Beinpresse schaffte ich anfangs nur 5 kg. Innerhalb von einem Dreivierteljahr stemmten meine Beinmuskeln wieder über 50 kg. Ein unglaubliches Gefühl. Erst Verzweiflung, dann Hoffnung, dann die Erfüllung. Das schönste Geschenk. Ich hatte es tatsächlich geschafft.

Fazit: Mit einer finalen Vitamin-D-Dosis von 60 000 I.E. erfolgte innerhalb von 241 Tagen eine vollständige Remission meiner Autoimmunerkrankung.

Glückskurve und Sektkorken

Beim nächsten Besuch bei meiner Hausärztin erwartete mich eine glückselige Überraschung. Meine Hausärztin empfing mich mitten in der Praxis und wedelte mit einem großen Stück Papier: »Frau Sander«, rief sie, »haben Sie das Knallen der Sektkorken gehört? Wir müssen einfach mit alkoholfreiem Sekt auf Ihren Erfolg anstoßen! Schauen Sie sich diese Grafik an!« Sie hielt mir das Papier direkt vor die Nase. Dann verriet sie mir, dass sie Statistik geführt und das Fallen meiner CK-Werte proportional zu meiner Vitamin-D-Einnahme gespannt verfolgt hatte. »Frau Sander«, sagte sie strahlend, »Sie haben es geschafft!« Die ganze Praxis beglückwünschte mich und mich durchströmten Glücksgefühle, Kraft und Stärke und auch das Gefühl, ein Wunder zu erleben. Meine Ärztin gab meinen Erfolg und die Informationen zum Coimbraprotokoll® direkt an eine MS-Patientin weiter.

Ein überraschter Radiologe

Im Juni 2018 suchte ich noch einmal den Radiologen auf und bat ihn um ein erneutes MRT meiner Oberschenkel. Ich war sehr gespannt auf das Ergebnis. Ich war überzeugt, dass meine Entzündung deutlich zurückgegangen war. Eine halbe Stunde nach der Untersuchung rief der Radiologe mich in sein Sprechzimmer. Er schaute mich schweigend an und fragte dann: »Was ist passiert? Was in aller Welt haben Sie gemacht?« Ich lächelte. »Frau Sander, auf dem MRT ist nichts mehr von den vielen Entzündungen in den Muskeln Ihrer Oberschenkel zu sehen. Ich bin wirklich überrascht.« Dass die Entzündung gar nicht mehr zu sehen war, erschien auch mir wie ein Wunder. Das erste MRT wurde im September 2016 aufgenommen, das zweite MRT im Juni 2018.

Im Vergleich der MRT-Bilder zeigen die hellen Stellen im September 2016 die entzündeten Muskelbereiche, davon ist auf den MRT-Aufnahmen im Juni 2018 nichts mehr zu erkennen. Auf den Aufnahmen von Juni 2018 ist eine Rückbildung des Ödems in den vorbezeichneten Muskelgruppen erkennbar. Es ist eine vollständige Rückbildung der Muskelveränderungen zu erkennen und es gibt keinen Anhalt mehr für entzündliche Muskelveränderungen.

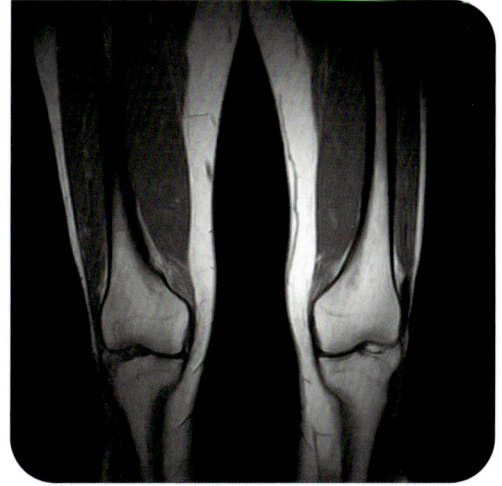 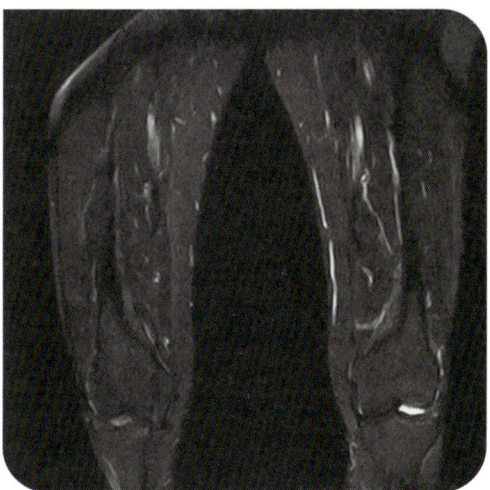

⬆ MRT-Bilder meiner Beine: Die Bilder von 2018 (jeweils rechts) zeigen im Vergleich zu den Bildern von 2016 (jeweils links) einen deutlichen Rückgang der entzündeten Stellen.

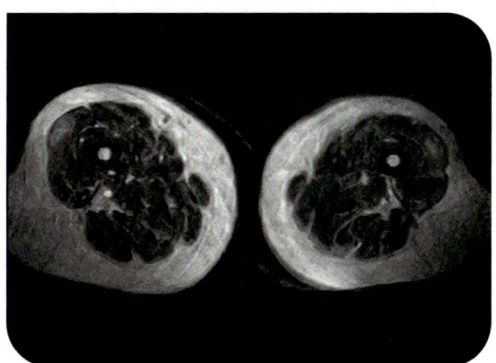 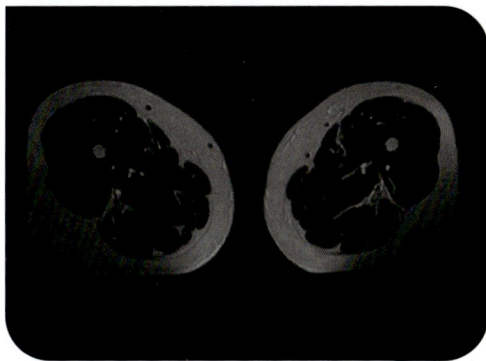

⬆ MRT Oberschenkel beidseitig proximal Vergleich 2016/2018

Mit anderen Worten: Das Coimbraprotokoll® hat zur vollständigen Remission meiner Myositis geführt! Mit dem Coimbraprotokoll® kann ich weiterhin ein normales Leben führen. Ich konnte diese Therapie sogar durchführen, ohne dass in meinem beruflichen Umfeld jemand etwas von meiner Erkrankung ahnte. Ich galt in meinem Arbeitsbereich weiterhin als gesund. Mich erfüllt eine unendliche Dankbarkeit, die ich immer wieder empfinde, wenn ich an diese Geschichte denke. Seit dem ersten Tag meiner Remission ist es mein Ziel, diesen Erfolg publik zu machen und Menschen davon zu erzählen. Auch andere Menschen in der gleichen Situation sollen diese Hilfe erfahren können.

Ernährung und Regeln im Coimbraprotokoll®

Im Coimbraprotokoll® gibt es wichtige Regeln, die zu beachten sind. Sie sind problemlos einzuhalten. Ich habe nie das Gefühl gehabt, sie nicht bewältigen zu können.

Ich konnte die Regeln nach kurzer Zeit in mein Leben und meinen Alltag integrieren. Lebensmittel, die ich vermisst habe, ersetzte ich durch geeignete Alternativen. Sogar für meine geliebte Sahnetorte habe ich eine vergleichbare milchfreie Alternative gefunden.

Ernährung

Im Coimbraprotokoll® ist es wichtig, auf die Höhe der täglich aufgenommenen Kalziummenge zu achten. Durch den erhöhten Vitamin-D-Spiegel wird Kalzium stärker aufgenommen und daher muss die tägliche Aufnahmemenge entsprechend reduziert werden. Eine normale Kalziumzufuhr birgt die Gefahr einer Hyperkalzämie. Kalziumreduziert zu essen, heißt jedoch nicht, sich kalziumarm zu ernähren. Die individuelle tägliche Kalziummenge im Coimbraprotokoll® liegt bei 500–700 mg, jedoch wird diese ebenfalls vom behandelnden Protokollarzt für die jeweilige Person festgelegt. Wichtig ist, dass der im Blutserum gemessene Kalziumspiegel im optimalen Bereich liegt. Dies wird entsprechend überwacht.

Auf Milchprodukte sollte verzichtet werden, da diese sehr kalziumhaltig sind. Nüsse und Samen sollten nur in geringem Maße verzehrt werden. Kurz nach Beginn des Coimbraprotokolls® werden engmaschig Kontrollen durchgeführt, deren Abstände mit der Zeit ausgedehnt werden dürfen.

Ich finde es nicht schwierig, auf Milchprodukte zu verzichten. Fast alle Milchprodukte lassen sich durch pflanzliche Alternativen ersetzen. Viele Menschen vertragen zudem Milchprodukte schlechter als sie denken, sodass auch der angenehme Nebeneffekt erzielt werden kann, dass z. B. regelmäßige Bauchschmerzen und Hautprobleme mit dem Verzicht auf Milchprodukte verschwinden. Es kann sogar gesund sein, auf Milchprodukte zu verzichten.

Milchjoghurt kann durch viele wohlschmeckende Joghurtprodukte, z. B. aus Kokos-

Trinkmenge und Wassersorten

Wichtig ist es, die tägliche Trinkmenge von mindestens 2,5 Litern kalziumarmem Wasser einzuhalten. Es gibt zahlreiche Wassersorten, die dafür geeignet sind. Die Kalziumkonzentration des Wassers sollte nicht über 150–200 mg/l liegen. In der Facebookgruppe »Vitamin D gegen Autoimmunerkrankungen« ist eine umfangreiche Liste mit geeigneten Mineralwässern erhältlich. Falls Sie bisher nicht so viel getrunken haben, muss Ihr Körper sich erst einmal an die Trinkmenge gewöhnen. Achten Sie darauf, regelmäßig ein großes Glas Wasser zu trinken. Vielleicht stellen Sie es sich bereits an einen Lieblingsplatz hin, an dem Sie oft vorbeigehen. So wird das regelmäßige Trinken zur Routine. 2,5 Liter Wasser täglich zu trinken, dient auch allgemein der Gesundheit.

Es könnte sein, dass Sie – falls Sie bisher deutlich weniger getrunken haben – eine Zeit lang öfter zur Toilette müssen. Dies ist ganz normal, da der Körper und besonders die Blase sich an die erhöhte Wasserzufuhr gewöhnen und anpassen müssen. Nach einigen Monaten oder vielleicht schon nach einigen Wochen ist dieser Prozess überstanden und alles ist wie vorher und normalisiert sich. Die Toilettengänge werden sich dann reduzieren. Die Blase wird entsprechend mittrainiert und der täglichen Trinkmenge angepasst. Versuchen Sie, die tägliche Wasserzufuhr auf den Tag zu verteilen. Ein guter Trick ist auch, direkt morgens 0,4–0,5 l Wasser zu trinken. Dies ist generell gut, um den Körper von Giftstoffen aus der Nacht zu befreien und hilft, den Stoffwechsel zu aktivieren. Die Durchblutung der Haut wird angeregt, Blasenentzündungen und Nierensteinen wird vorgebeugt. Auch Ihren Haaren tun Sie damit einen Gefallen.

milch, ersetzt werden. Diese finden sind häufig in Naturkostläden oder in gut sortierten Bio-Internetshops. Milchdrinks können durch Kokosmilch, Hafermilch u. Ä. ersetzt werden, Schnittkäse und geriebenen Käse gibt es in veganer und sehr schmackhafter Form und selbst Schokolade gibt es mittlerweile in zahlreichen veganen Varianten. Zugute kommt den Coimbra-Patient*innen, dass auf dem Markt mittlerweile sehr viele milchfreie oder vegane Lebensmittel erhältlich sind.

Stark oxalathaltige Lebensmittel wie Rhabarber, Mangold, Süßkartoffeln, Rote Bete, Sauerampfer, Weizenkleie, Spinat etc. sollten aufgrund der reduzierten Kalziumaufnahme vermieden werden. Oxalat kann durch diese schlechter gebunden werden. Bei zu hoher Oxalataufnahme könnte dies zu Nierensteinen führen, daher sollte man hier vorsichtig sein.

Medizinische Überwachung und Vitamin-D3-Dosis-Ermittlung

Die wichtigste Regel ist: Wenden Sie das Protokoll niemals ohne zertifizierte ärztliche Begleitung an, da es ohne Überwachung Ihre Gesundheit gefährden kann. Die in Deutschland tätigen zertifizierten Protokollärzt*innen finden Sie auf der Website des Coimbraprotokolls®. Der Protokollarzt bzw. die Protokollärztin führt regelmäßig die erforderlichen Untersuchungen durch und teilt Ihnen mit, welche Untersuchungen durchgeführt werden müssen (z. B. Nierenultraschall, Dexa-Scan u. a.). Idealerweise finden Sie in Ihrer Wohngegend noch eine gute ärztliche Fachkraft, die dem Coimbraprotokoll® gegenüber grundsätzlich aufgeschlossen ist. Hier können Sie dann Ihre Blutwerte und Urinwerte überprüfen lassen, den Nierenultraschall durchführen lassen etc. und die Ergebnisse dann an den Protokollarzt bzw. die Protokollärztin weiterleiten. Diese/r ermittelt die individuelle Höhe der täglichen Vitamin-D-Dosis. Die Blut- und Urinwerte des/der Patient*in werden dabei regelmäßig überwacht. Wichtig ist, dass der/die Patient*in sich an die Regeln des Coimbraprotokolls® hält. Dann steht einer gefahrlosen Anwendung des Coimbraprotokolls® nichts im Wege.

Kosten

Wichtig zu wissen: Die Kosten für die Behandlung werden nicht von den gesetzlichen Krankenkassen übernommen. Falls Sie eine private Zusatzversicherung haben, prüfen Sie die Versicherungsbedingungen. Alternative Behandlungsverfahren – und dazu gehört das Coimbraprotokoll® – werden zum Teil erstattet. Hinzu kommen Kosten für Nahrungsergänzungsmittel, die rund 50–120 Euro im Monat betragen. Es empfiehlt sich, auf Vorrat zu kaufen und günstige Sparpacks zu erwerben. Der individuelle Bedarf an Vitaminen, Mineralien und Spurenelementen wird durch entsprechende Untersuchungen ermittelt und festgelegt.

Zu Beginn der Coimbraprotokoll®-Therapie ist eine Erstanamnese erforderlich. Bei diesem Termin wird die Krankheitsgeschichte besprochen und nach Ursachen für die vorliegende Autoimmunerkrankung gesucht. Die Behandlung mit dem Coimbraprotokoll® wird erklärt und alle erforderlichen Untersuchungen werden festgelegt. Im ersten Jahr wird der Krankheitsverlauf ca. alle 3 Monate kontrolliert. Diese Kontrolle ist auch oft telefonisch oder online möglich, wenn die erforderlichen Untersuchungen vor Ort im Vorfeld durchgeführt werden konnten. Blutwerte können also wie beschrieben bei Ihrem Hausarzt oder in einem Labor bestimmt werden. Ein Arzt vor Ort, der Sie begleitet und unterstützt, ist auf jeden Fall sehr wertvoll.

Im ersten Jahr des Coimbraprotokolls® sind häufigere Kontrollen nötig (ca. 3- bis 4-mal im Jahr). Wenn dann eine gute Einstellung erreicht ist und alle Werte »passen«, kann man das Kontrollintervall auf einen halbjährlichen Rhythmus reduzieren.

Sportprogramm: für ausreichende Knochendichte sorgen

Bei der Therapie mit dem Coimbraprotokoll® sollte besonders die Knochendichte beobachtet werden, da diese sich durch ein fehlendes Sportprogramm verschlechtern könnte. Ein regelmäßiges Sportprogramm ist sehr wichtig, um die Knochendichte zu erhalten. Viele Faktoren können hier positiv oder negativ wirken (z. B. die jeweilige Autoimmunerkrankung, die Genetik, Kortisongaben, schlechte Nährstoffaufnahme bei Störungen der Darmflora oder der Magensäureproduktion).

Vor allem Knochen stauchende oder ziehende Bewegungsformen helfen, einer Osteoporose entgegenzuwirken, denn sie regen den Stoffwechsel im Knochen an. Geeignet sind z. B. Trampolinspringen, Seilspringen, Joggen, Treppenlaufen. Ausdauertraining sollte ebenfalls zum Sportprogramm dazugehören, denn regelmäßiges Training verbessert das Allgemeinbefinden und die Fitness und hat den guten Nebeneffekt, dass Entzündungen im Körper abgebaut werden. Dr. Coimbra empfiehlt zudem, täglich ca. 30 Minuten schnell zu gehen.

Durch die Substitution von Vitamin D wird der Körper angeregt, Knochenmasse aufzubauen, genauso aber auch, Knochenmasse abzubauen. Die Knochen müssen daher unbedingt genutzt und aktiviert werden, dies ist eine der Grundlagen des Coimbraprotokolls®.

Gerade bei Patient*innen, bei denen die Grunderkrankung bereits mit Cortison behandelt wurde oder die nicht oder schlecht laufen können, kann es bereits zu Knochenabbau gekommen sein. Möglicherweise liegt sogar schon eine Osteopenie oder Osteoporose vor. Daher wird zu Beginn des Coimbraprotokolls® eine Knochendichtemessung, ein sogenannter »Dexa-Scan«, durchgeführt. Ist die Knochendichte bereits vermindert, gibt es entsprechend zu beachtende Regeln, die dann individuell mit der/dem Protokollarzt*ärztin besprochen werden sollten.

Für die Patient*innen, für die normale sportliche Tätigkeit aus gesundheitlichen Gründen nicht möglich ist, gibt es sogenannte »Vibrationsplatten«, auf die man sich für einen kürzeren Zeitraum stellt und die einen ähnlichen Effekt wie hüpfende Bewegungen haben. Fragen Sie Ihren Coimbraprotokollarzt nach einem für Sie geeigneten Gerät.

Die Empfehlung von Dr. Coimbra zum vorbeugenden Sportprogramm während des Coimbraprotokolls® lautet: 5-mal pro Woche leichtes Ausdauertraining mit vibrationsintensiven Bewegungen (z. B. 30 Minuten Joggen, Trampolin- oder Seilspringen) oder alternativ 10–20 Minuten Vibrationstraining mit entsprechend geeigneten Geräten an 5 Tagen in der Woche. Hält man sich an diese Vorgabe, ist es sehr wahrscheinlich, dass die Knochendichte im Coimbraprotokoll® sogar zunimmt. Um einen Knochenabbau zu vermeiden, ist ein regelmäßiges Sportprogramm daher zwingend und wichtig.

Cofaktoren im Coimbraprotokoll®

Damit Vitamin D effektiv wirken kann, braucht es Cofaktoren, die zusätzlich eingenommen werden sollten, denn Vitamin D ist ein Teamplayer. Es ist wichtig, dass ein Gleichgewicht zwischen Vitamin D und seinen Cofaktoren besteht. Die wichtigsten Cofaktoren sind Magnesium, Vitamin K, Vitamin A u. a. Im Coimbraprotokoll® nehmen die Cofaktoren eine sehr wichtige Rolle ein.

Bitte beachten Sie: Die individuelle Einstellung mit Nahrungsergänzungsmitteln erfolgt immer nach einer laborchemischen Kontrolle durch den betreuenden Arzt bzw. die betreuende Ärztin. Dies gilt für sämtliche Dosisangaben, die Sie in diesem Buch finden. Sie sollten zudem unbedingt auf die Qualität des jeweiligen Produkts (möglichst keine Zusatzstoffe) achten.

Die Facebook-Gruppe »Coimbraprotokoll® – Vitamin D gegen Autoimmunerkrankungen« empfiehlt unter dem Stichwort »Dateien« erprobte Produkte, es steht Ihnen natürlich frei, andere gleichermaßen qualitativ gute Produkte zu wählen. Hierzu gibt es zahlreiche qualitativ gute Anbieter. Cofaktoren dienen dazu, das Immunsystem in eine gute Stabilität zu bringen und Entzündungen weitestgehend zu minimieren.

Vitamin B_2 (Riboflavin)

Vitamin B_2 ist ein wichtiger Bestandteil im Coimbraprotokoll®. Es ist für die korrekte Umwandlung von Vitamin D erforderlich. Wichtig ist, dass Vitamin B_2 in der aktivierten Form (Riboflavin5-Phosphat) eingenommen wird, da bei vielen Autoimmunerkranten aufgrund einer genetischen Störung die Aktivierung nicht korrekt erfolgt. Dies wiederum führt zu einer geringeren biologischen Wirksamkeit. Auch die Vitamine B_1, B_3, B_5, B_6, B_{12}, Biotin und Folsäure sollten in ausreichender Menge dem Körper zur Verfügung stehen. Deshalb empfiehlt

❖ Vitamin D und seine Cofaktoren

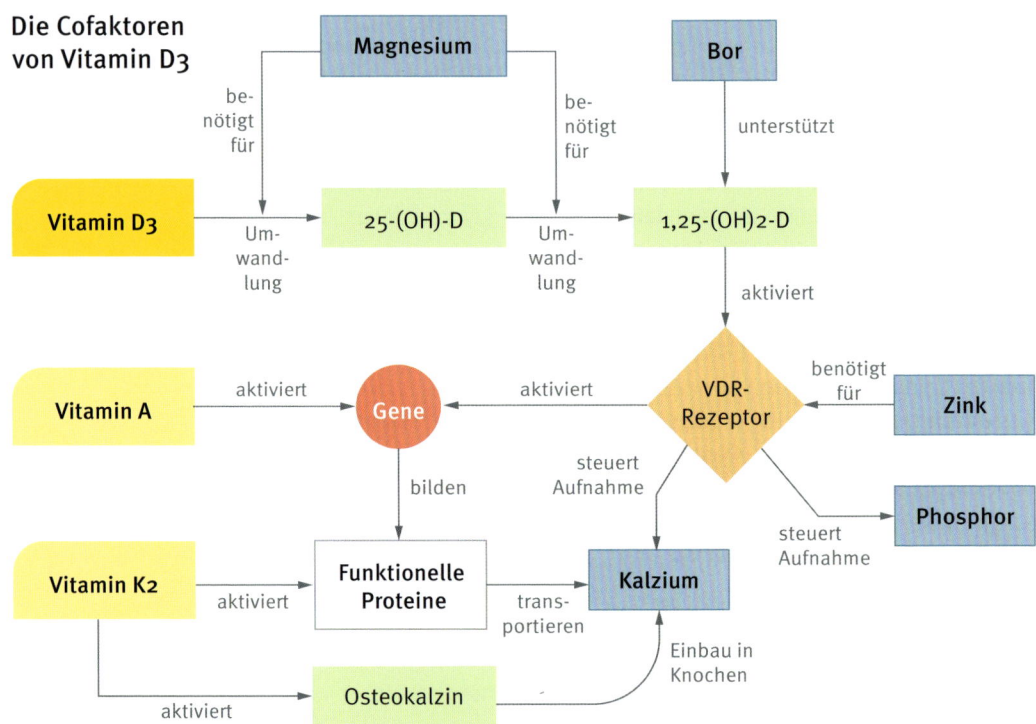

sich die zusätzliche Einnahme eines Vitamin-B-Komplex-Präparats. Wer schon einmal Vitamin B_2 eingenommen hat, wird sich vielleicht beim Toilettengang sehr erschreckt haben, da der Urin plötzlich leuchtend gelb war. Aber keine Sorge, das ist keineswegs schlimm und kann unbeachtet bleiben. Vitamin B_2 wird manchmal als gelbe Lebensmittelfarbe verwendet; was der Körper nicht benötigt, scheidet er wieder aus, und dies führt zu der neongelben Färbung.

Magnesium

Ohne Magnesium kann Vitamin D nicht wirken, da Vitamin D ohne diesen Mikronährstoff nicht aktiviert werden kann. Das Magnesium wird zur Verstoffwechslung des Vitamin D benötigt. Magnesium ist erforderlich, um Vitamin D3 in 25(OH)D und dann in 1,25(OH)2D umzuwandeln. Durch die Einnahme von hochdosiertem Vitamin D wird eine große Menge Magnesium im Körper verbraucht. Dies hat zur Folge, dass Patient*innen im Coimbraprotokoll® Magnesium in viel größeren Mengen einnehmen müssen als andere Menschen. Würde ein Coimbrapatient seinem Körper nicht genügend Magnesium zuführen, würde das Magnesium aus den Zellen und Knochen entnommen werden. Dies könnte dann zu Problemen wie Krämpfen und Verlust der Knochendichte führen. Ohne einen ausreichenden Magnesiumblutspiegel ist eine vollkommene Umwandlung von Vitamin D nicht möglich, daher ist es wichtig, dass immer genug Magnesium im Körper und Blut zur Verfügung steht. Magnesium ist Teil von ca. 300 enzymatischen Prozessen im Körper.

Elementares Magnesium soll nach der Empfehlung von Dr. Coimbra im Coimbraprotokoll® 3- bis 4-mal täglich eingenommen werden. Dr. Coimbra empfiehlt für die Dosierung von Magnesium die individuelle Festlegung der täglichen Einnahmemenge durch den Protokollarzt. Dies sind je nach Körpergröße und Körpergewicht 800–1200 mg elementares Magnesium/Tag. Achten Sie bitte auf die Angabe des »elementaren Magnesiums« und nicht auf den Gesamtinhalt an Magnesium. Dies ist auf den meisten Präparaten genau aufgeführt. Magnesium wirkt weiterhin gegen Depressionen und Stress im Allgemeinen. Magnesium ist wichtig, um die Knochendichte zu erhalten und die Knochensubstanz aufzubauen.

Dr. Coimbra erklärte in seinem Vortrag beim Kongress zu Mikronährstoffen und Orthomolekularmedizin, dass »Magnesium sein Leben verändert habe«. Nur eine ausreichende Menge an täglicher Magnesiumzufuhr ermögliche eine gelassene Reaktion auf alltägliche Probleme. Er würde jedem raten, Magnesium einzunehmen, denn es sei eine wunderbare Substanz. Ohne Magnesium täten unsere Zellen praktisch nichts. ATP (Adenosintriphosphat) ist der wichtigste chemische Energiespeicher der Lebewesen. Durch Stoffwechselvorgänge werde Energie freigesetzt. ATP benötige Magnesium, um die hochenergetischen Phosphate freizusetzen. Dies sei nicht möglich, wenn das ATP nicht mit Magnesium verbunden sei. ATP und Magnesium seien die Energieträger in der Zelle. Jede Muskelzelle setze ihren gesamten ATP-Vorrat ca. einmal pro Minute um.«

Die DGE empfiehlt für gesunde Erwachsene eine tägliche Magnesiummenge von 350 mg für Männer und 300 mg für Frauen. Coimbrapatient*innen benötigen dagegen deutlich mehr.

Da es einige verschiedene Magnesiumarten gibt, lohnt es sich, sich mit der jeweiligen Wirkungsweise dieser Magnesiumarten vertraut zu machen. Es ist sinnvoll, individuell zu schauen, welche Magnesiumarten die persönlich bestgeeigneten sind.

Jeder sollte für sich die persönliche Verträglichkeit und optimale tägliche Dosierung austesten. Eine gute Magnesiumeinstellung fördert zudem eine gute Verdauung und verhindert Verstopfungserscheinungen. Zu viel Magnesium kann zu Durchfall führen.

Chrom

Chrom ist ein essenzielles Spurenelement, da der Körper es nicht selbst herstellen kann. Es ist daher erforderlich, es über die Nahrung oder über Nahrungsergänzungsmittel dem Körper zuzuführen. Im Coimbraprotokoll® ist die Einnahme von Chrom ebenfalls sinnvoll, da es zu einer Optimierung des Immunsystems beitragen kann. Chrom verbessert das Immunsystem, indem es die Synthese der Hormone Interferon und Interleukin fördert. Interleukin kann dann die T-Lymphozyten aktivieren und stärkt so das Immunsystem. Wenn man an einem Chrommangel leidet, besteht die Möglichkeit, dass dieser auf Dauer zu einer Insulinresistenz führen kann, die wiederum Diabetes Typ 2 verursachen kann. Ein zusätzlicher schöner Nebeneffekt ist, dass Chrom eine schlanke Figur unterstützt, da es die Fett- und Kohlenhydratverbrennung anheizt. Laut Empfehlung der Facebook-Coimbragruppe sollten täglich 400–600 µg Chrom eingenommen werden.

Omega-3-Fettsäuren

Ein weiterer wichtiger Baustein im Coimbraprotokoll® sind die Omega-3-Fettsäuren. Unsere moderne Ernährung beinhaltet oft mehr Omega-6-Fettsäuren als Omega-3-Fettsäuren. Omega-3-Fettsäuren sind in Fischprodukten und Algenprodukten enthalten. Der Vorteil von Algenprodukten ist, dass diese nicht wie Fisch das Risiko einer Schwermetallbelastung haben. Es gibt mittlerweile hochwertige Bio-Algenprodukte. Sie werden im Kühlschrank aufbewahrt, durch die Kühlung und oft auch eine Geschmacksverbesserung z. B. mit Zitrone schmecken sie relativ gut und lassen sich leicht und ohne Ekelgefühl einnehmen. Wichtig ist es, auf die jeweilige Zusammensetzung zu achten. Achten Sie auf den Bestandteil DHA, der möglichst hoch sein sollte. Es ist möglich und in vielen Fällen sinnvoll, ein individuelles Fettsäureprofil erstellen zu lassen, um den persönlichen Bedarf an Omega-3-Fettsäuren zu ermitteln. Eine Fettsäureanalyse kann man auch privat durch verschiedene Anbieter im Internet durchführen lassen.[119]

Im Coimbraprotokoll® sind Omega-3-Fettsäuren vor allem wichtig, da sie entzündungshemmend wirken und den Hirnstoffwechsel anregen (bei MS empfiehlt Dr. Coimbra 2000 mg DHA/Tag). Viele wissen, dass Omega-3-Fettsäuren in Leinöl enthalten sind, doch leider enthält Leinöl nur die Omega-3-Fettsäure ALA. Nur ein kleiner Teil davon wird in EPA und DHA umgewandelt, was ungünstig ist. Diese braucht der menschliche Körper vor allem für das Gehirn, das Herz und die Sehkraft. Die individuelle tägliche Einnahmemenge ist nach Erstellung des Fettsäureprofils mit dem Protokollverantwortlichen abzustimmen.

Selen

Selen ist als wichtiger Bestandteil von vielen Enzymen an einer normalen Funktion des Immunsystems beteiligt. Es schützt die Zelle vor oxidativen Schäden und kann Schwermetalle binden. Ein Mangel an Selen kann entzündungsfördernd wirken. Als essenzielles Spurenelement muss Selen über die Nahrung aufgenommen werden. Ob dies ausreichend geschehen ist, lässt sich über eine Vollblutanalyse bestimmen. Bei einer chronischen Erkrankung muss in der Regel substituiert werden.

Zink

Auch das essenzielle Spurenelement Zink ist ein wichtiger Begleiter. Es ist relevant für die Heilung von Wunden, für eine einwandfreie Funktion des Immunsystems und verschiedener Stoffwechselvorgänge sowie die Zellteilung. Zink schützt außerdem vor freien Radikalen und wirkt antioxidativ. Zink sollte bei entsprechendem Bedarf regelmäßig zugeführt werden, da die Speicherung im Körper nur über einen kurzen Zeitraum möglich ist. Wie allgemein bekannt ist, dient Zink auch der Immunabwehr, es wirkt gegen Viren und optimiert die Struktur der Schleimhäute. Durch diesen Umstand wird es Viren sehr schwer gemacht, im Körper anzudocken. Der individuelle Bedarf wird nach Messung des Vollblutwertes festgelegt und sollte regelmäßig überprüft werden. Die Coimbra-Facebookgruppe empfiehlt eine tägliche Zinkeinnahme von 15–25 mg.[120]

Cholin

Auch der Mikronährstoff Cholin ist essenziell, da der menschliche Körper es nicht ausreichend bilden kann. Es ist daher vitaminähnlich und muss zugeführt werden. Cholin ist eine Substanz mit einigen wichtigen Funktionen, die mit einem Vitamin gut verglichen werden können. Es ist zur Bildung des Nervenbotenstoffs Acetylcholin notwendig. Es ist bei sogenannten Methylierungsprozessen beteiligt, die oxidative Schäden an der DNA reparieren können. Außerdem ist Cholin auch dafür verantwortlich, dass Triglyzeride und andere Fette von der Leber in das Gewebe transportiert werden. Cholin regt die Leber an und fördert deren Entgiftung. Auch hier gibt es eine aktivierte Form, die sogenannten »CDP-Citicoline«, die den Hirnstoffwechsel positiv beeinflussen und zur Heilung der Zellen von Gehirn und Nerven beitragen können. Der Cholinbedarf steigt bei Frauen und Männern mit dem Alter an. Über Nahrungsmittel kann Cholin besonders über Geflügel- und Rindfleisch, Getreideprodukte, Hülsenfrüchte oder Nüsse zugeführt werden. Das Eigelb eines Hühnereis deckt den erforderlichen Tagesbedarf. Gerade für ältere Menschen und in der Schwangerschaft ist ein ausreichender Cholinspiegel sehr wichtig. Laut Empfehlung der Coimbra-Facebookgruppe sollten täglich 200–500 mg eingenommen werden.[121]

Vitamin A

Vitamin A gehört zu den empfohlenen Cofaktoren im Coimbraprotokoll®. Es ergänzt die Wirkung von Vitamin D in der Aktivierung zahlreicher Gene und der Bildung wichtiger Proteine. Vitamin A verbessert die Neurogenese (Bildung von Nervenzellen aus Stammzellen) und die kognitive Leistungsfähigkeit. Es reduziert durch die Bildung regulatorischer T-Zellen die Entzündungsantwort des Körpers. Vitamin A ist zudem wichtig für die Augen, die Haut, die Haare, den Knochenaufbau und die Zähne.

Vitamin K$_2$

Vitamin K$_2$ spielt eine unerlässliche Rolle im Knochenstoffwechsel. Wenn der Körper über zu wenig Vitamin K$_2$ verfügt, hemmt dies den Einbau von Kalzium in die Knochen und die Verkalkung der Gefäße kann gefördert werden. Man sollte ein Produkt mit einem hohen Trans-Anteil wählen. Menaquinon-4 (MK4) und Menaquinon-7 (MK7) sind die wichtigsten Vitamin-K-Arten. Vitamin K$_2$ gehört nicht zu den von Dr. Coimbra zwingend empfohlenen Cofaktoren, dennoch ist eine tägliche Einnahme von 150–200 µg empfehlenswert.

Seelische Ausgeglichenheit

Damit Vitamin D optimal wirken kann, ist die seelische Ausgeglichenheit sehr wichtig. Dies ist in der heutigen schnelllebigen und oft stressigen Zeit schwierig umzusetzen. Wir alle werden sehr gefordert und zudem belastet uns die politische und gesundheitliche Weltlage. Umso wichtiger ist es, dass der nicht zu vermeidende Stress, der entsteht, durch entsprechende Techniken abgebaut wird. Entspannungs- und Beruhigungstechniken wie Meditation, Yoga, Autogenes Training, progressive Muskelentspannung oder Qi Gong sind Möglichkeiten, Stress zu reduzieren oder abzubauen. Auch ein regelmäßiges Sportprogramm hilft enorm, um die Auswirkungen von Stress zu minimieren. Dabei ist nicht jede Technik für jeden geeignet. Hier gilt es durch Ausprobieren herauszufinden, was einem am besten hilft. Finden Sie Ihre persönliche Entspannungsmethode, die Ihnen Spaß macht und die Ihnen gut beim »Herunterfahren« hilft.

Im Schlaf regenerieren wir Menschen alle für uns lebenswichtigen physischen und psychischen Funktionen. Daher sollte Schlaf nie nachrangig sein. Entstandener Stress wird auch im Schlaf abgebaut. Gegen Schlafstörungen kann eine Abendmeditation sehr hilfreich sein, hier gibt es eine große Auswahl an geeigneten Meditationen über Apps oder Internetangebote sowie im Handel. Eine ausreichende Schlafmenge von mindestens 7–9 Stunden sollte angestrebt werden. Sollten Sie psychologische Probleme haben oder eine belastende Lebenssituation, dann ist es wichtig, dass Sie sich Hilfe holen, um die Probleme aufzulösen. Da es heutzutage oft sehr lange Wartelisten bei Psychotherapeuten gibt, empfiehlt es sich, die Wartezeit z. B. bei Beratern kirchlicher Einrichtungen zu überbrücken oder auch Onlineangebote in Anspruch zu nehmen.

Fakt ist: Je ausgeglichener der Patient bzw. die Patientin ist, umso besser und effektiver kann das Coimbraprotokoll® wirken.

Wie finde ich einen Arzt, der mitmacht?

Wie schon erwähnt, ist es wichtig, zusätzlich zum Protokollarzt eine ärztliche Betreuung zu finden, die dem Coimbraprotokoll® wohlwollend gegenübersteht und bereit ist, die notwendigen Untersuchungen regelmäßig durchzuführen. Die zu überprüfenden Gesundheitswerte werden dann an die Protokollarztpraxis weitergeleitet. Da das Coimbraprotokoll® schulmedizinisch noch nicht anerkannt ist, sind viele Ärzt*innen vorsichtig. Ich habe hier verschiedene Reaktionen erfahren, von Vorsicht über Unverständnis bis hin zu großem Interesse.

Sollte man in seiner persönlichen Arztpraxis auf Unverständnis stoßen, ist es wichtig, dass man selbstbewusst seine gewünschte Therapie vertritt und ggf. anderweitig Unterstützung sucht. Mein Arzt hat mir gesagt, dass die Medizin sich natürlich stets weiterentwickele und er gespannt beobachte, wie es weitergehe. Er fragt mich nach meinen Blutwerten und wenn ich ihm die guten Ergebnisse mitteile, lacht er kurz zustimmend auf. Ein anderer Arzt freut sich, wenn ich komme und ist gespannt auf meine neuesten Erfahrungen. Man muss bedenken: Neue Heilmethoden haben es schwer, von der Schulmedizin anerkannt zu werden. Viele Ärzt*innen in der Medizingeschichte hatten es bisher schwer, neue medizinische Ideen umzusetzen. Es ist daher wichtig, dass man hier als Patient Verantwortung übernimmt und sich für die eigene Gesundheit einsetzt. Ärzt*innen sind nicht immer ungewöhnlichen Heilwegen offen gegenüber eingestellt und halten sich manchmal lieber an die vorgegebenen Leitlinien.

Stimmen zur Vitamin-D-Hochdosis-Therapie

Um die Problematik der Behandlung mit einer Vitamin-D-Hochdosis als Alternative zur Schulmedizin zu verdeutlichen, berichte ich hier von einem besonderen Gespräch.

In einer Onlinekonferenz zur Erkrankung Myositis mit Fachärzt*innen habe ich über meine Therapie und ihren Erfolg berichtet und eine Frage gestellt. Die Ärzt*innen schienen völlig unbeeindruckt von meiner Geschichte und auch nicht erstaunt darüber, dass ich seit 4 Jahren in Remission bin. Meine Frage wurde einfach sachlich beantwortet, der Rest wurde nicht kommentiert. Ich war sehr verwundert. Die anderen Patient*innen lauschten dann regungslos den Medikamentenvorschlägen der Schulmediziner, die sie den Patienten für eine Studie zur weiteren Anwendung von schulmedizinischen Präparaten empfehlen wollten. Ein Teilnehmer traute sich dann doch nachzufragen und bat die Fachärzte, Stellung zur Behandlung der von mir erwähnten Vitamin-D-Hochdosen zu nehmen. Ein Arzt antwortete knapp, dass bei einer Behandlung mit Vitamin-D-Hochdosis schwere Nebenwirkungen zu erwarten seien. Der Teilnehmer gab sich mit der Antwort zufrieden. Die übrigen Teilnehmer reagierten auch jetzt nicht – Schweigen. Es war mir ein tiefes Anliegen, die Antwort des Arztes noch einmal aufzugreifen und so meldete ich mich am Ende der Veranstaltung ein zweites Mal.

Ich sagte, dass ich noch einmal klarstellen möchte, dass die Behandlung mit Vitamin-D-Hochdosen eine wunderbare Alternative sein könne und dass meine Blutwerte sich nach Beginn der Behandlung mit der Vitamin-D-Hochdosis innerhalb von einem halben Jahr normalisiert hätten. Ich beschrieb, dass ich mich zu Beginn der Therapie nicht mehr selbstständig aus der Hocke aufrichten konnte, weil mir die Kraft in den Oberschenkeln fehlte und dass ich ein Jahr später mit den Oberschenkeln mehr Gewicht als mein Eigengewicht stemmen konnte. Ein weiterer kurzer Blick in die Gesichter der anderen Patient*innen zeigte mir wie zuvor wenige bis gar keine Reaktionen.

Der Facharzt antwortete, dass er schon davon gehört habe und wisse, dass es diese Therapie gebe. Es sei jedoch genauso bekannt, dass Vitamin D auch Entzündungen

Interview mit dem Arzt Dr. med. Volker Schmiedel

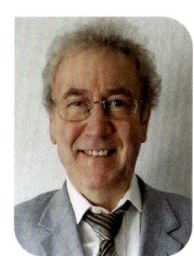

Dr. med. Volker Schmiedel ist seit fast 40 Jahren als Arzt tätig, er war Chefarzt der Habichtswaldklinik in Kassel und ist seit 2016 als Arzt im ganzheitlichen Ambulatorium »Paramed« in Baar (Schweiz) tätig. Zudem ist er Mitherausgeber des »Leitfadens Naturheilkunde« und Autor zahlreicher weiterer naturheilkundlicher Publikationen für Therapeuten und Laien. Er ist Fachautor der Bücher: »Omega 3 – Öl des Lebens«, »Typ-2-Diabetes-Heilung ist möglich«, »Cholesterin – endlich Klartext« und »Nährstofftherapie«.

Schmiedel praktiziert und lehrt in der Schweiz im Ambulatorium »Paramed« zusammen mit 8 anderen Ärzten. Er behandelt Krankheiten individuell und ganzheitlich. Schmiedel beschäftigt sich intensiv mit naturheilkundlichen Themen wie z. B. Ernährung und Nährstoffen auch für Heranwachsende und Kinder, Omega-3-Fettsäuren in der Prävention und Therapie, orthomolekulare Therapie und gezielte Supplementation. Er ist spezialisiert auf Autoimmunerkrankungen. Das folgende Interview haben wir am 03.04.2022 geführt.

Herr Schmiedel, Sie sind Experte der Nährstofftherapie und Autor der Bücher »Nährstofftherapie« und »Omega 3 – Öl des Lebens«. Ich möchte heute mit Ihnen über Vitamin D als Therapie sprechen. Wie schätzen Sie die aktuelle Versorgung der deutschen Bevölkerung mit Vitamin D ein?

auslösen könne und die Nebenwirkungen, die durch eine solche Hochdosisbehandlung auftreten könnten, wären zu riskant. Ich entgegnete, dass die Nebenwirkungen der Medikamente der Schulmedizin weitaus erheblicher sein könnten und er bestätigte dies durch ein Nicken, sah die Frage aber als beantwortet an.

So ist es mit Therapien, die noch nicht zugelassen sind und bei denen die Studienlage noch nicht ausreichend ist. Die Ärzt*innen sind vorsichtig und dies muss akzeptiert und verstanden werden. Das Problem ist nur, dass es viel zu lange dauert, abzuwarten, bis das Coimbraprotokoll® offiziell anerkannt ist. Wie viele Menschen könnten bis dahin bereits von ihren Leiden erlöst werden? Wir brauchen mutige Ärzt*innen, die sich trauen, etwas über den Tellerrand zu schauen und sich die Mühe machen, sich mit den bisherigen Erfahrungen und Ergebnissen vertraut zu machen. »Wer heilt, hat Recht.« – Dies sollte unser Gesetz und unsere Leitlinie sein.

Die Vitamin-D3-Versorgung in Deutschland ist katastrophal. Über 60 % der Deutschen haben im Durchschnitt einen Vitamin-D3-Spiegel unter 20 ng/ml und 30 % sind unter 12 ng/ml. Und selbst im Sommer liegt der Spiegel bei 10 % der Menschen unter 12 ng/ml. Wer mit solchen Werten mit einer schweren Covid-19-Infektion hospitalisiert wird, hat ein 15-fach erhöhtes Sterberisiko. Das Robert Koch-Institut lässt die Leute im Winter mit diesen Werten herumlaufen, ohne auf die Gefahr hinzuweisen. Ich empfehle einen Vitamin-D-Spiegel von 40 ng/ml, besser noch 60 ng/ml. Eine neue Studie besagt, dass es bei Spiegeln über 50 ng/ml keine Coronatoten mehr geben solle. Ich habe einen Vitamin-D-Appell zusammen mit 30 anderen Ärzten initiiert, um die Medien entsprechend zu informieren, aber es hat niemand darauf reagiert. Wenn in Deutschland über Vitamin D berichtet wird, dann wird eher gewarnt. Hier ist noch viel Aufklärung über die Wichtigkeit von Vitamin D erforderlich.

Wie der Vitamin-D-Experte Prof. Spitz so schön sagt, wir werden nicht »artgerecht gehalten«. Wir leben in freiwilliger Käfighaltung und halten uns viel zu viel in Räumen auf, zuhause, in den Autos auf der Straße, im Büro. Vor 20 000 Jahren gab es keinen Vitamin-D-Mangel, weil wir als Nomaden über die Steppe gezogen sind und die Sonne uns den ganzen Tag erreichte. Auch vor 200 Jahren gab es keinen Vitamin-D-Mangel, die Menschen arbeiteten als Bauern und Handwerker meistens im Freien.

Seit wir die industrielle Lebensweise angenommen haben, bestehen die Probleme mit Vitamin-D-Mangel. In den Londoner Häuserschluchten haben Kinder Rachitis bekommen. Immerhin hat man darauf reagiert und hat schon in den 1930er Jahren Kinder therapeutisch der Höhensonne (künstliche UV-Strahlung zur Vitamin-D-Bildung) in regelmäßigen Abständen ausgesetzt.

Ab den 1950er Jahren gab es dann Lebertran für die Kinder. Heute erhalten die Neugeborenen für 1 Jahr Vitamin D. Es bleibt unberücksichtigt, dass Kinder auch nach dem ersten Lebensjahr Vitamin D benötigen, und zwar mit steigender Dosierung an das Körpergewicht angepasst. An allen bewölkten Tagen muss man auch im Sommer Vitamin D nehmen. Ärzte halten sich an die Leitlinien, in denen nichts anderes vorgesehen ist. Der Vitamin-D-Spiegel der Kinder liegt im ersten Lebensjahr im Durchschnitt bei 40 ng/ml, innerhalb des zweiten Lebensjahrs sinkt der Wert massiv.

Welche Rolle spielt Vitamin D für die Gesundheit der Menschen?

Vitamin D spielt eine entscheidende Rolle. Es ist an vielen Körperfunktionen beteiligt. Besonders wichtig ist es für das Immunsystem, bei dem es modulierend wirkt. Ein schwaches Immunsystem wird durch Vitamin D aktiviert, ein überschießendes Immunsystem heruntergefahren. Schulmediziner und Pharmakologen können sich oft nicht vorstellen, dass es einen Wirkstoff gibt, der regulierend wirkt. Es ist genauso wenig vorstellbar, dass solch ein preisgünstiges Mittel so viele Krankheiten, wie z. B. Krebs, Herz-Kreislauf- und Autoimmunerkrankungen positiv beeinflussen kann und besser wirken soll als Medikamente der Schulmedizin, die zu Preisen von 100 Millionen Dollar entwickelt werden.

Welche Folgen kann ein Vitamin-D-Mangel haben?

Je niedriger der Vitamin-D-Spiegel eines Menschen ist, desto höher ist das Risiko seiner Gesamtsterblichkeit. Bei einem Vitamin-D-Spiegel von 40–60 ng/ml scheint es ein Plateau zu geben, die Gesamtsterblichkeit ändert sich ab dieser Grenze nicht mehr. Dies passt sehr schön zum Vitamin-D-Spiegel von Naturvölkern. Dieser liegt ebenfalls bei 40–60 ng/ml. Menschen mit Werten darunter haben ein höheres Risiko, Dickdarmkrebs oder Brustkrebs zu bekommen oder auch Rheuma, Colitis ulcerosa oder andere Autoimunerkrankungen zu entwickeln.

Vitamin-D-Mangel im Winter kann zum berühmten »Winterblues« führen. Die Infektionslage steigt im deutschen Winter (Nordhalbkugel) und in Australien (Südhalbkugel) in unserem Sommer (der in Australien eben auch dem Winter entspricht). Höchstwerte von MS-Schüben gibt es in Deutschland im März und in Australien im September, also dann, wenn der Vitamin-D-Spiegel auf dem niedrigsten Niveau ist.

Welche Dosis D3 empfehlen Sie?

Ich empfehle keine Dosis, sondern einen guten Vitamin-D3-Spiegel von 40–60 ng/ml. Es ist individuell verschieden, wie viel Vitamin D ein Mensch benötigt, um diesen zu erreichen. Hier müssen viele Faktoren berücksichtigt werden. Die richtige Dosis ist die, welche in der Lage ist, diesen Spiegel zu erreichen.

Welche Dosis empfiehlt die DGE?

Die Empfehlung der DGE wurde 2012 verändert, die empfohlene Dosierung wurde von 200 I.E. auf 800 I.E. angehoben. Trotz zahlreicher neuer Erkenntnisse hält die DGE an ihrer Meinung fest, die empfohlene Vitamin-D-Dosis von 800 I.E. wurde nicht mehr angepasst.

In den letzten Jahren haben 3 Metaanalysen von klinischen Studien herausgefunden, dass die Krebssterberate um 13 % verringert werden könnte, wenn Vitamin D eingenommen wird. Wissenschaftler des deutschen Krebsforschungszentrums (DKFZ) haben dieses Resultat auf die Deutschen übertragen und kamen zu dem Ergebnis, dass die Einnahme von Vitamin D aller Deutschen über 50 Jahre bis zu 30 000 durch Krebs verursachte Todesfälle vermeiden könnte. Damit könnten mehr als 300 000 Lebensjahre gewonnen werden.[122] Wenn dies schon 2014 empfohlen worden wäre, hätte es in den letzten 8 Jahren 240 000 weniger Krebstote gegeben. Es ist vollkommen unverständlich, warum dies nicht in den Medien publiziert wird. Wir wollen doch Menschenleben retten.

Ist es Ihrer Meinung nach möglich, den Vitamin-D-Bedarf mit der Nahrung zu decken?

Leider ist es nicht möglich, diese Einheiten über die Nahrung zu erreichen. Für 800 I.E. müsste man täglich 400 g Makrelenfilet, 4 kg Schweineschnitzel, 20 Eier oder 20 Liter Vollmilch zu sich nehmen. Interessanterweise wird Meerschweinchenfutter mit Vitamin D angereichert. Die Tierfutterproduzenten wissen, dass die Tiere länger leben, wenn sie Vitamin D zu sich nehmen. In den

USA gibt es kein Milchprodukt, das nicht mit Vitamin D angereichert wurde.

Wie erklären Sie sich, dass die Schulmediziner so wenig über Vitamin D wissen und den Vitamin-D3-Spiegel nicht untersuchen oder ignorieren?

Die Messung des Vitamin-D-Spiegels wird nicht von der gesetzlichen Krankenkasse gezahlt, außer bei der Osteoporose und auch dann nur nach einer Fraktur, wenn das Kind also längst in den Brunnen gefallen ist. Für die Forschung zur Wirkung von Vitamin D gibt es leider kein Geld für entsprechende wichtige Studien. Dazu kommt die mentale Blockade bei vielen, es ist einfach nicht vorstellbar, dass so eine günstige Substanz eine derartige Wirkung haben kann.

Im Studium der Humanmedizin in Deutschland wird im vorklinischen Studienabschnitt das Thema »Nährstoffe« behandelt, im klinischen Studienabschnitt praktisch nicht mehr.

Warum fließen die wichtigen Erkenntnisse und Studienergebnisse zu Vitamin D3 nicht oder kaum in Therapien ein? Warum sind diese Studien relativ unbekannt?

Es gibt kein ökonomisches Interesse daran, dieses Wissen zu verbreiten. Auf offiziellen Kongressen ist Vitamin D kein Thema, auf Naturheilkongressen dagegen umso mehr. Leider werden die Vitamin-D-Experten nur selten zu offiziellen Kongressen eingeladen und wenn doch eher als »Außenseiter« betrachtet. Man müsste viel Geld investieren und sich auf den großen Kongressen einkaufen, damit man über die Erkenntnisse der Wirkung von Vitamin D berichten kann.

Was könnte man tun, um Mediziner und Patienten von der Wichtigkeit eines guten Vitamin-D3-Spiegels zu überzeugen?

Patienten kann man davon am besten überzeugen, indem man ihren Vitamin-D-Spiegel misst, einen Mangel aufdeckt und mit Vitamin-D-Supplementation therapiert. Der Patient merkt dann selbst, dass es ihm besser geht und lernt daraus, dass er auf seinen Vitamin-D-Spiegel achten muss. Ich messe bei meinen Patienten konsequent erst einmal den Vitamin-D-Spiegel und optimiere ihn. Nach ca. 3 Monaten sind oft viele Beschwerden besser oder sogar nicht mehr vorhanden. Wichtig ist, dass Menschen, denen Vitamin D geholfen hat, wieder gesund zu werden, darüber sprechen, es weitererzählen und ihre Mitmenschen mit ihrem eigenen Beispiel von der Wirkung und Wichtigkeit von Vitamin D überzeugen. So wie Sie jetzt mit Ihrem Buch. Auch Mediziner kann man nur durch Heilungserfolge überzeugen.

Die Patienten lernen am besten, wie sehr Vitamin D hilft, wenn sie es an sich selbst getestet haben und den Erfolg durch einen Therapieerfolg selbst erlebt haben. Und dann sage ich ihnen, dass sie Vitamin D nun das ganze Leben weiter nehmen müssen.

Wie schätzen Sie den Einfluss eines guten Vitamin-D-Spiegels im Hinblick auf Infektionsanfälligkeit im Allgemeinen und einer Covid-19-Infektion im Besonderen ein?

Es gibt seit Jahren aussagekräftige Studien darüber, dass die Infektionsrate in Abhängigkeit des Vitamin-D-Spiegels steigt oder sinkt. Warum soll dies bei Corona anders sein? Wenn der Vitamin-D-Spiegel hoch ist, besteht ein geringeres Risiko, sich zu infizieren. Wenn man infiziert ist und früh beginnt, Vitamin D ausreichend einzunehmen, gibt es eine bessere Chance, die Infektion zu heilen. Als Folge gibt es weniger Intensivbehandlungen und weniger Sterblichkeit. Hierzu finden Sie im Internet fast 200 Studien.[123]

Wie ist Ihre Meinung zur Erfolgsaussicht der Behandlung und Vorbeugung von Erkrankungen durch Vitamin D3?

Wir wissen es seit 50 Jahren, je näher man am Äquator lebt, desto geringer wird das Risiko, an MS zu erkranken. Je näher wir an den Polen der Erde leben, umso höher steigt das Erkrankungsrisiko. Wenn Menschen auswandern, nehmen sie nach einigen Jahren das Erkrankungsrisiko des Gastlandes an. Der Vitamin-D-Spiegel muss in einem guten Bereich liegen und ich kann vielen Erkrankungen vorbeugen. Bei vielen Indikationen, z. B. allen Autoimmunkrankheiten wie Rheuma, Asthma oder Neurodermitis, Krebs oder Herz-Kreislauf-Erkrankungen, trägt Vitamin D zur Heilung, zur Minderung von Symptomen oder zur Verbesserung der Prognose bei.

Welche Rolle spielt der Vitamin-D-Rezeptor?

Wenn jemand eine Blockade des Vitamin-D-Rezeptors hat, braucht er höhere Mengen an Vitamin D. Wir haben noch kein ganz genaues Messinstrument, um die Blockade zu messen. Das Beste zurzeit zur Verfügung stehende Messinstrument ist der Wert des Parathormons (PTH-Wert). Dieser zeigt eine Unterversorgung mit Vitamin D an. Wenn jemand einen starken Vitamin-D-Mangel hat, ist der PTH-Wert im Normalfall erhöht. Steigt der Vitamin-D-Spiegel an, sinkt in der Folge der PTH-Wert. Das ist die normale Regulation.

Wenn ich einen guten Vitamin-D-Spiegel habe von 40–60 ng/ml, müsste der PTH-Wert im unteren Normdrittel liegen. Sollte er dann immer noch im oberen Normdrittel liegen, kann man eine solche Rezeptor-Blockade vermuten. Eine Vitamin-D-Rezeptor-Blockade wird mit Vitamin-D-Hochdosen behandelt.

Wie beurteilen Sie die Behandlung von Erkrankungen mit Vitamin-D-Hochdosen?

Ich behandle sehr viele MS-Patienten und habe sehr gute Erfahrungen damit, dass ich den Vitamin-D3-Spiegel der Menschen wieder in den normalen, natürlichen Bereich, also 40–60 ng/ml bringe. Viele Krankheiten und Beschwerden verschwinden, wenn die Menschen wieder einen natürlich hohen Vitamin-D3-Spiegel haben. Sollte ein Problem mit dem Vitamin-D-Rezeptor vorliegen, brauchen diese Menschen gegebenenfalls höhere Dosierungen.

Wenn eine Vitamin-D-Hochdosis-Therapie gewählt wird, gilt: Die Patienten müssen sich an die Regeln halten; Einsicht und ein Verständnis der Therapie muss vorhanden sein. Die Startdosis ist etwa 1000 I. E. Vitamin D pro kg Körpergewicht. Die Patienten nehmen meist Vitamin-D-Dosen zwischen 40 000 I. E. und 160 000 I. E. Mit Start der Vitamin-D-Therapie werden dann auch eine kalziumreduzierte Diät, viele weitere Maßnahmen und entsprechende regelmäßige Untersuchungen notwendig. Hier ist wichtig: Vitamin-D-Hochdosen-Therapien dürfen nur unter ärztlicher Aufsicht eines speziell hierfür geschulten Experten durchgeführt werden.

Besonders bemerkenswert ist: MS und andere Autoimmunerkrankungen können damit nicht nur zum Stillstand kommen, auch Symptome, die in der letzten Zeit aufgetreten sind, bilden sich nicht selten wieder zurück. So kenne ich eine 25-jährige MS-Patientin, die unglaublich erschöpft war und die Harnkontrolle komplett verloren hatte. Im August 2020 wurde die Behandlung begonnen, im Januar 2021 wurden die schulmedizinischen MS-Medikamente abgesetzt. Der behandelnde Neurologe war damit nicht einverstanden. Im April 2021 konnte die Patientin wieder Skilanglauf betreiben; sie bewältigte eine Strecke von 15 km, allerdings mit anschließender starker Müdigkeit. Schon Anfang 2022 ist sie wieder 35 km am Stück völlig beschwerdefrei Ski gelaufen und im August 2021 war die Harnkontrolle wieder völlig hergestellt.

Es muss nicht jeder eine Vitamin-D-Hochdosis-Therapie machen, um wieder gesund zu werden. Bei einigen Patienten reicht es, wenn sie wieder in einen normalen, natürlichen Vitamin-D3-Spiegel-Bereich von 40–60 ng/ml kommen. Sie erreichen damit eine Remission.

Ich halte es für sehr wichtig, dass es mehr Ärzte gibt, die für die Vitamin-D-Hochdosis-Therapie ausgebildet werden und danach therapieren können. Die Therapie könnte vielen Menschen helfen.

Was möchten Sie den Lesern zum Thema Vitamin D mit auf den Weg geben?

Wir müssen wieder in die »artgerechte Haltung des Menschen« zurückkehren. Wenn wir nicht alle einen Outdoorberuf ausüben können, dann müssen wir das Zweitbeste mache. Wir müssen die notwendige Vitamin-D-Dosis als Tropfen einnehmen, die wir sonst über die Sonne bekommen würden. Nicht draußen zu arbeiten und zu leben und kein Vitamin D einzunehmen, das ist schlicht und einfach unnatürlich und selbstschädigend. Wir müssen die Natur durch die Einnahme von Vitamin nachahmen. Wir müssen substituieren, wenn wir die biologisch sinnvollen Werte erreichen wollen.

Neueste Erkenntnisse zeigen, dass Babys im ersten Lebensjahr sehr gute Vitamin-D-Spiegel haben, danach gibt es weitreichende schlechte Spiegel. Doch es gibt einen Lichtblick: Die Bemühungen der Vitamin-D-Experten, die Erkenntnisse über Vitamin D zu verbreiten, haben vielleicht bei den Über-50-Jährigen bereits Früchte getragen. Denn ihre Spiegel steigen in den letzten Jahren deutlich an.

Auch andere wichtige Substanzen wie Omega-3-Fettsäuren, Selen und Zink müssen wir im Auge behalten, wie Sie in meinem Buch »Nährstofftherapie«[124] nachlesen können. Weitere Informationen erhalten Sie auch über meinen Youtube-Kanal[125]. Nicht zu vernachlässigen sind auch regelmäßige Bewegung sowie unsere Einstellungen und Haltungen – nur so wird eine ganzheitliche Therapie daraus.

Lieber Herr Schmiedel, vielen Dank für das interessante Gespräch!

Interview mit dem Apotheker Hugo Schurgast

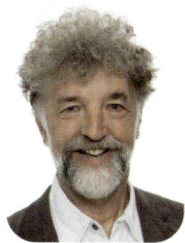

Hugo Schurgast, eidg. dipl. Apotheker, ist der hauptverantwortliche Autor des im TRIAS Verlag erschienenen Werkes »Burgerstein Handbuch Nährstoffe«, das 2023 in der 14. Auflage erschienen ist.[126] Hugo Schurgast verfasste zahlreiche wissenschaftliche Publikationen über Mikronährstoffe in Fachzeitschriften und hält Fachvorträge im In- und Ausland. Zu seinen Spezialgebieten gehören die Einflüsse von chronischen Schwermetall-Belastungen auf die menschliche Gesundheit sowie der laboranalytische Nachweis von Störungen des Mikronährstoff-Haushalts.

Lieber Herr Schurgast, zu Ihren Spezialgebieten gehört der laboranalytische Nachweis von Störungen des Mikronährstoff-Haushalts. Welche Rolle spielt Vitamin D3 für unsere Gesundheit? Wie wichtig ist es im Vergleich zu anderen Mikronährstoffen?

Vitamin D hat eine wichtige Bedeutung für die menschliche Gesundheit. Ich möchte die Frage zunächst übergreifend auf alle Mikronährstoffe beantworten. Der Unterschied zu den meisten klassischen Medikamenten ist der, dass ein einzelner Mikronährstoff immer im Team zusammen mit anderen Nährstoffen arbeitet. Jeder einzelne Mikronährstoff hat wichtige biochemische Eigenschaften, Funktionen und Wirkungen. Wenn wir uns die Ursachen der klassischen Krankheiten anschauen, fällt auf, dass es sich meistens um eine Verknüpfung verschiedener gestörter Stoffwechselfunktionen handelt. Die Störungen wieder ins Lot zu bringen, ist nicht die Aufgabe eines einzelnen Nährstoffes, sondern die Aufgabe des gesamten Nährstoffteams in seiner biochemischen Komplexität.

In diesem Kontext sehe ich Vitamin D als wichtigen Teamplayer und Einflussfaktor. Vitamin D braucht seine Cofaktoren, um gut funktionieren zu können. Im Vergleich zu anderen klassischen Nährstoffen hat Vitamin D eine Ausnahmeposition, da es über die Eigenschaft verfügt, über die Sonne und die menschliche Haut selbst hergestellt werden zu können. Hinzu kommt, dass wir über Vitamin D im Vergleich zu anderen Mikronährstoffen mittlerweile eine sehr breite, wissenschaftliche und sehr vielversprechende Datenlage haben. Man weiß auch, dass die Gesamtzahl der von Vitamin D regulierten Gene über 1000 liegt.

Die meisten Wirkungen von Vitamin D werden vom Vitamin-D-Rezeptor (VDR) vermittelt. Es sind über 20 000 Bindungsstellen für den VDR im menschlichen Genom bekannt. Man kann den Vitamin-D-Rezeptor als »molekularen Gen-Schalter« bezeichnen, der durch das 1,25-Hydroxyvitamin-D betätigt wird. Ich staune darüber, dass immer noch viele Fachleute das vielseitig wichtige Vitamin D nur mit dem Knochenstoffwechsel in Zusammenhang bringen und die zahlreichen anderen positiven Effekte ignorieren. Ich verweise in solchen Diskussionen auf die entsprechenden Studien. Nach dem Lesen dieser Studien ist es kaum mehr möglich, weiterhin an der Wichtigkeit eines guten Vitamin-D-Spiegels für jeden Menschen zu zweifeln.

Wie ist Ihre Meinung zur Erfolgsaussicht der Behandlung und Vorbeugung von Erkrankungen durch Vitamin D3?

Für den Einsatz aller Mikronährstoffe ist wichtig, dass dieser nur dann Erfolg haben kann, wenn gewisse Bedingungen erfüllt sind. Hierzu muss ich im Vorfeld verschiedene Faktoren definieren: Ich muss mir als Berater darüber bewusst sein, wo der Patient zurzeit gesundheitlich steht und welche Zielsetzung definiert ist. Geht es um Prävention? Geht es um eine Erhaltungssupplementierung oder um die Korrektur eines Mangels? Sind therapeutische Aspekte zu berücksichtigen? Danach richtet sich die individuelle Dosierung der Mikronährstoffe. Der zweite Faktor ist die richtige, evidenzbasierte Zeitdauer der Supplementierung. Ein dritter Faktor ist die Einnahmemodalität. Dieser Faktor wird oft in Studien und in der Beratungspraxis vernachlässigt. Ich möchte Ihnen hierfür ein Beispiel nennen: Die Bioverfügbarkeit der Omega-3-Fettsäuren EPA und DHA kann bei einer Einnahme nach einer fetthaltigen Hauptmahlzeit im Vergleich zur Aufnahme im nüchternen Zustand um einen Faktor von mehr als 10 höher liegen.[127] Auch bei Vitamin D ist die Einnahme zu einer fettreichen Hauptmahlzeit zu empfehlen. Als vierter Faktor ist natürlich auch der aktuelle Laborstatus wichtig.

Zur Erfolgsaussicht von Vitamin D3 als Therapieoption möchte ich sagen, dass mittlerweile genügend kontrollierte Interventionsstudien mit aussagekräftigen positiven Ergebnissen vorliegen. Die Behandlung mit Vitamin D zeigte gute Ergebnisse im Knochenstoffwechsel, im Immunsystem, bei Atemwegserkrankungen und auch bei Autoimmunerkrankungen. Auch bei Asthma und COPD konnten gute Erfolge verzeichnet werden. Dazu kann Vitamin D auch bei Depressionen helfen. Die entzündungshemmenden Eigenschaften von Vitamin D3 können hier bedeutsam sein. Man weiß, dass niederschwellige Entzündungen dazu beitragen können, dass zu wenig Serotonin gebildet und freigesetzt werden kann. Weiterhin findet man positive Ergebnisse bei Diabetes und begleitend bei Krebserkrankungen. Dies gilt für die Prävention sowie auch für die progressionsfreie Überlebenszeit von Krebspatient*innen – z. B. bei Brustkrebs und Darmkrebs.

Schwangerschaftskomplikationen konnten mit Vitamin-D-Gaben um gut die Hälfte reduziert und frühzeitige Wehentätigkeit vermindert werden und es gab Dreiviertel weniger Frühgeburten. Die Datenlage ist bei diesen Indikationen mittlerweile so gut, dass eigentlich keine gut informierte Fachperson mehr darüber hinwegsehen kann. Und doch passiert dies oft, Studien werden nicht gelesen oder sind noch nicht einmal bekannt. Im Medizin- und Pharmaziestudium wird zwar Biochemie ausführlich gelehrt, aber leider wird die Funktion und Bedeutung von Mikronährstoffen als unerlässliche Cofaktoren von biochemischen Vorgängen vernachlässigt.

Wie viel Vitamin D3 täglich benötigt ein gesunder Mensch mit einem Gewicht von 70 kg?

Was man genau unter »gesund« versteht, müsste man definieren. Die Dosierung von Vitamin D3 hängt – wie oben erwähnt - von der jeweiligen Zielsetzung ab. Geht es um eine präventive Behandlung oder um eine Therapie? Die Dosierung hängt zudem stark vom Körpergewicht ab. Adipöse Patient*innen benötigen etwa doppelt so viel Vitamin D3 wie Normalgewichtige.

Auch medikamentöse Behandlungen haben einen Einfluss. So ist zum Beispiel bei mit Cortison behandelten Patient*innen auch die doppelte Dosis Vitamin D3 notwendig. Auch die Darmsituation spielt eine große Rolle, denn eine reduzierte Darmleistung verändert den Vitamin-D3-Bedarf. Gleichzeitig müssen auch Hautfarbe und gegebenenfalls vorliegende Polymorphismen berücksichtigt werden.

Bezüglich der genauen Dosierung teile ich die Einschätzung des von mir sehr geschätzten Vitamin-D-Spezialisten Prof. Holick. Nach ihm benötigt ein erwachsener Patient für die Aufrechterhaltung eines Spiegels von 75 nmol/l 1500–2000 I.E Vitamin D3 täglich, Kinder benötigen 1000 I. E. täglich. Diese Menge könnte noch zu wenig sein, aber es ist immerhin ein Schritt in die richtige Richtung. Wenn bei dem Patienten/der Patientin ein wirklich ausgeprägter Vitamin-D3-Mangel besteht, ist es durchaus berechtigt, auch über dem »Tolerable Upper Intake Level« von 100 µg bzw. 4000 I. E. täglich zu supplementieren.[128]

Wie erklären Sie sich, dass viele Fachleute so wenig über Vitamin D wissen und sich weigern, den Vitamin-D3-Spiegel zu untersuchen oder ignorieren? Warum fließen wichtige Erkenntnisse aus Studienergebnissen zu Vitamin D3 nicht in Therapien ein?

Gerade auch Ärzt*innen haben heutzutage viel um die Ohren, die Betreuung der zahlreichen Patient*innen, die Bearbeitung der Krankengeschichten, die Buchhaltung, Diskussionen mit den Krankenkassen, rechtliche Dinge, das alles nimmt einen Großteil der Zeit in Anspruch. Es ist verständlich, wenn man daher bevorzugt, sich auf die Leitlinien zu beziehen und sich nicht zu exponieren. Dazu kommt oft ein nicht ausreichendes Wissen über Mikronährstoffe. Meine Erfahrung ist, dass nur wenige Ärzt*innen Weiterbildungen zu Mikronährstoffen besuchen. Zu alldem hinzu kommt die weit verbreitete Skepsis und Vorurteile über die Bedeutung von Mikronährstoffen. Diese »Fehl«-Meinungen kommen auch durch unseriöse Werbung und durch falsche Informationen im Internet zustande. Nahrungsergänzungsmittel oder mit Vitaminen, Mineralstoffen oder Spurenelementen angereicherte Lebensmittel versprechen oft »das Blaue vom Himmel« und dies wirft ein unseriöses Licht auf die eigentlich für unsere Gesundheit so wichtigen Mikronährstoffe.

Die Bestimmung des Vitamin-D3-Spiegels ist kostenpflichtig und Ärzt*innen diskutieren sehr ungern mit ihren Patient*innen darüber, dass diese die Kosten hierfür oft selbst tragen müssten. Außerdem bleibt auch oft das Gefühl, dass Laborwerte oder Produkte, die nicht von der Krankenversicherung bezahlt werden, wissenschaftlich nicht seriös seien. Die Ärzt*innen haben einen enormen Kostendruck und dürfen nur wenige Laborwerte untersuchen lassen. Dies alles führt dazu, dass es für Patient*innen sehr schwirig ist, von ärztlicher Seite in Sachen »gute Mikronährstoff-Versorgung« Hilfe zu finden. Außerdem ist es ja auch nachvollziehbar, dass man bei den Themen, bei denen man fachlich nicht ganz sattelfest ist, auch keine aktiven Empfehlungen abgeben möchte.

Wie sieht der Durchschnitts-Vitamin-D3-Wert bei Kindern und Erwachsenen zurzeit aus? Gibt es Auffälligkeiten? Welche Erfahrungen haben Sie mit Vitamin-D-Mangel bei Menschen?

Bei einem Vitamin-D3-Spiegel < 30 nmol/l spricht man von einem schweren Vitamin-D3-Mangel, ein Spiegel von 30–50 nmol/l gilt als moderater Mangel, 50–75 nmol/l sind suboptimal, 75–100 nmol/l liegen im optimalen Bereich. Nach Aussage des Robert Koch-Instituts haben 30 % der Deutschen einen schweren Vitamin-D-Mangel und weitere 30 % einen moderaten Mangel. Weitere 38 % verfügen nur suboptimal über Vitamin D. Die Mehrheit der Kinder und Jugendlichen sind nicht ausreichend mit Vitamin D versorgt. Die Häufigkeit von unzureichenden Vitamin-D-Blutspiegeln ist so hoch, dass der Laborstatus oft gar nicht mehr gemessen wird und direkt empfohlen wird, Vitamin D zu supplementieren. Eine ausgewogene Ernährung kann diese Mängel leider nicht ausgleichen. Der Vitamin-D-Spiegel bzw. die regelmäßige Vitamin-D3-Substitution hängt gemäß dem Robert Koch-Institut interessanterweise auch vom Bildungsstand und vom sozioökonomischen Status der Menschen ab. Berücksichtigen muss man auch, dass im Alter die Aufnahme durch den Darm schlechter wird. Zudem stören gewisse Medikamente die Vitamin-D-Aufnahme.

Wie ist Ihre Meinung zur Behandlung von Erkrankungen mit Vitamin-D-Hochdosen (z. B. das Coimbraprotokoll®)?

Ich habe schon von einigen Behandlungen mit Vitamin-D-Hochdosen und deren Erfolg gehört. Die Behandlung mit Vitamin-D-Hochdosen sollte auf jeden Fall in die Hände einer erfahrenen ärztlichen Fachkraft gegeben werden und es müssen einige Dinge beachtet werden. Das erfordert eine gewisse Kompetenz, Eigenverantwortung und Disziplin des Patienten. Laborwerte müssen kontrolliert werden und der Patient muss sich an die Regeln halten, genügend trinken und ein Sportprogramm absolvieren. Unter diesen Prämissen sind die Erfahrungen recht positiv, das Nutzen-Risiko-Verhältnis ist gut. Das Coimbraprotokoll® hat bereits zahlreiche Erfolge verbuchen können und vielen Menschen wieder zu einem besseren Leben verhelfen können.

Es ist in diesem Fall schwierig, die gewohnten randomisierten Doppelblindstudien zu erstellen, da man bei der Therapie des Coimbraprotokolls® sehr individuell vorgeht und eine Plazebogabe ethisch nicht vertretbar wäre. Das Bestreben ist es nun, in einer Nachbeobachtungsstudie in der Charité in Berlin mit einer ausreichenden Zahl an Patient*innen den Behandlungserfolg des Coimbraprotokolls® mit den Resultaten der klassischen Behandlung zu vergleichen. Allgemein kann ich sagen, dass kontrollierte Gaben von Hochdosen durchaus sinnvoll sein können, denn bei einem niedrigen Laborwert kann es sehr sinnvoll sein, möglichst schnell wieder in einen guten Referenz-Bereich zu kommen. Bei Autoimmunerkrankungen muss man zudem immer bedenken, dass es offenbar sogenannte Vitamin-D-Resistenzen gibt, die man dann entsprechend bei der Dosierung berücksichtigen muss.

Was könnte man tun, um Mediziner*innen und Patient*innen von der Wichtigkeit eines guten Vitamin-D3-Spiegels zu überzeugen?

Wenn Ärzte meine Weiterbildungsseminare besuchen und entsprechende Studienergebnisse zur Kenntnis nehmen, zeigen sie sich oft beeindruckt von der Wirkung und

Wichtigkeit der Mikronährstoffe. Fraglich ist jedoch, ob diese Information und der gewonnene Eindruck so nachhaltig sind, dass sie diese Erkenntnisse tatsächlich mit in ihre Praxis und tägliche Arbeit nehmen und bei ihren Patient*innen einsetzen.

Jeder aufgeklärte Patient sollte hier auch seinen Beitrag leisten und seinen Arzt über gute Erfahrungen informieren oder sogar Daten und Studien zur Verfügung stellen. Wenn hier möglichst viele bei der Aufklärungsarbeit mitwirken, könnte es mittel- und langfristig das Bewusstsein auch der Ärzt*innen nachhaltig verändern. Vermutlich wird es aber noch 2–3 Ärztegenerationen brauchen, um die Ärzt*innen zu sensibilisieren. Es wäre wichtig, wenn Ärzt*innen, die gute Erfahrungen mit Vitamin-D-Hochdosen gemacht haben, diese Informationen auch wieder weitergeben.

Wie schätzen Sie den Einfluss eines guten Vitamin-D-Spiegels im Hinblick auf Infektionsanfälligkeit im Allgemeinen und einer Covid-19-Infektion im Besonderen ein?

Diese Frage wurde in letzter Zeit oft gestellt. Die Behörden in der Schweiz haben während der Pandemie zwar über Hygiene, Abstände und Maskentragen informiert, nicht jedoch, wie man mittels Ernährung, Bewegung, Lebensstil oder einer evidenzbasierten Mikronährstoff-Supplementierung das Immunsystem stärken kann. Seit längerer Zeit ist bekannt, dass eine tägliche Gabe von Vitamin D3 das Risiko von akuten Infekten um etwa 20 % vermindern kann.[129] Hierbei zeigte sich, dass tägliche und wöchentliche Gaben wirksamer waren als Bolus-Gaben.

Menschen mit einem Vitamin-D3-Mangel zeigten ein um 40 % erhöhtes Risiko für eine Covid-19-Infektion. Bei einem vorliegenden Vitamin-D3-Defizit war der Krankheitsverlauf länger und die Mortalität war erhöht. Covid-19-positive Patient*innen hatten zudem tiefere 25-OH-Vitamin-D-Spiegel. Weitere Metaanalysen zeigten, dass sich bei diagnostizierten Covid-19-Patient*innen nach der Gabe von Vitamin D3 der Intensivpflegebedarf um ca. 75 % reduzierte sowie das Risiko für eine künstliche Beatmung um 66 % und das Sterberisiko um 63 % sank. Dank seinen entzündungshemmenden Eigenschaften scheint Vitamin D zudem einen wichtigen Beitrag gegenüber dem bei Covid-19-Patient*innen beobachteten sogenannten Zytokinsturm zu leisten.

Die Dosierungen schwankten in den vorliegenden Studien zwischen 25 000 I.E./Tag bis hin zu 200 000 I.E./Tag, die an 2 aufeinander folgenden Tagen verabreicht wurden.[130,131] Diese klaren Fakten sollten vermehrt dazu motivieren, Vitamin D häufiger begleitend einzusetzen. Man muss dazu berücksichtigen, dass Vitamin D unter diesen kontrollierten Bedingungen keine nennenswerten Nebenwirkungen zur Folge hatte und auch kaum Kosten verursachte.

Was möchten Sie den Leser*innen zum Thema Vitamin D mit auf den Weg geben?

Wichtig ist, dass man trotz Achtung und Respekt vom Arzt eine gesundheitliche Dienstleistung erwartet. Das heißt, Patient*innen sollen bezüglich ihrer persönlichen Gesundheitsproblematik und über alle Möglichkeiten zur Verbesserung ihrer Gesundheit umfassend beraten werden. Patient*innen sollten sich im Klaren sein, warum sie zu einem Arzt gehen und was genau sie an ihm schätzen. Sympathie reicht hier nicht aus. Ziel ist es, dass die Gesundheit des Patienten tatsächlich verbessert wird und genau dies darf auch kritisch hinterfragt werden. Wenn Fragen nicht zufriedenstellend beantwortet werden oder man sich nicht gut beraten fühlt, sollte man nicht zögern, den Arzt zu wechseln. Dazu gehört auch, wenn der Arzt nicht bereit ist, den Vitamin-D-Spiegel zu messen und/oder zu optimieren.

Jedermann sollte auch Eigenverantwortung für seine Gesundheit übernehmen, aktiv werden und sich bezüglich Vitamin D über die Bedeutung und die Folgen von Vitamin-D-Mangel bei seriösen Quellen informieren. Übrigens bieten mittlerweile auch viele Apotheken in der Schweiz, in Deutschland und auch in Österreich an, den Vitamin-D3-Spiegel zu messen. Grundsätzlich kann man als Erwachsener mit einer täglichen Einnahme von 2000–4000 I. E. in der Regel aber nichts falsch machen.

Herzlichen Dank für das Gespräch, lieber Herr Schurgast!

Interview mit dem Arzt Prof. Dr. med. Friedemann Paul

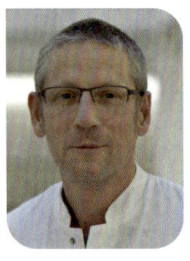

Prof. Dr. Friedemann Paul ist seit 2016 Professor für Klinische Neuroimmunologie des Klinischen Forschungszentrums NeuroCure an der Berliner Charité. Seine medizinische Ausbildung absolvierte er in Berlin. Er ist seit 2003 Facharzt für Neurologie. Seit 2018 ist er wissenschaftlicher Direktor des Experimental and Clinical Research Center (ECRC).

In der Arbeitsgruppe von Prof. Paul wird seit vielen Jahren eine große Beobachtungsstudie für Menschen mit MS und verwandten Erkrankungen durchgeführt. Seit 2020 können an dieser Beobachtungsstudie auch Betroffene mit MS teilnehmen (insgesamt 100 MS-Patient*innen), die sich andernorts durch niedergelassene Ärzte mit dem Coimbraprotokoll® behandeln lassen. Ihre Krankheitsverläufe werden dann mit denen von MS-Betroffenen verglichen, die mit anderen Therapien behandelt werden. Das folgende Interview haben wir am 04.07.2022 geführt.

Lieber Herr Prof. Paul, was hat Sie persönlich dazu bewogen, die aktuelle Beobachtungsstudie »Coimbraprotokoll® in der MS« durchzuführen und was genau passiert in dieser Studie?

Wir beschäftigen uns bereits seit ca. 10 Jahren in unserer Arbeitsgruppe an der Charité Berlin mit dem Thema Vitamin D und dessen Wirkung auf das Immunsystem. Zudem schließen wir seit etwa 2 Jahren MS-Betroffene, die sich durch ihre Ärzt*innen nach dem sogenannten Coimbraprotokoll® behandeln lassen, in unsere große Beobachtungsstudie zu Krankheitsverläufen bei MS ein. Hier beschäftigen wir uns mit dem klinischen Verlauf und dem Schweregrad der Erkrankung von MS-Patient*innen. Über diese Aktivitäten kamen wir in Kontakt mit Kolleg*innen der Coimbraprotokoll® gUG. So sind wir mit dem Coimbraprotokoll® näher in Berührung gekommen. Uns erreichten auch Anfragen, ob eine Therapie nach dem Coimbraprotokoll® bei uns möglich sei, dies musste jedoch von uns verneint werden. Die Indikation für die Therapie und die Therapie selbst und die Überwachung eventueller Nebenwirkungen werden nicht durch uns vorgenommen, sondern von niedergelassenen Ärzt*innen, die Erfahrung mit dem

Coimbraprotokoll® haben (sogenannte Protokollärzt*innen).

Wir haben schnell erkannt, dass das Thema »Coimbraprotokoll®« um sich greift und auf eine große Resonanz in Deutschland stößt. Mittlerweile gibt es eine große Anzahl an Patient*innen, die das Coimbraprotokoll® zusammen mit ihren Coimbraprotokoll-ärzt*innen durchführen. Diese Ärzt*innen haben eine offizielle Schulung durch Dr. Coimbra in Brasilien absolviert. Gleichzeitig haben wir gesehen, dass es keine wissenschaftliche Evidenz dafür gibt, dass diese Vitamin-D-Hochdosis-Therapie irgendeinen klinischen Effekt auf die MS hat. Leider haben wir auch von Dr. Coimbra selbst dazu keine Publikationen finden können. Umgekehrt fanden wir in Bezug auf die Anwendungssicherheit immer wieder Einzelfallberichte bezüglich schwerer Nebenwirkungen von sehr hohen Dosen Vitamin D wie z. B. Nierenversagen, Gefäßverkalkungen, Psychosen, die teilweise auch publiziert sind. Menschen, die sich entschlossen haben, diese Therapie zu versuchen, kann man vermutlich sowieso nicht aufhalten. Daher haben wir uns entschlossen, diese Patient*innen während der Therapie zu beobachten, um möglichst fundierte wissenschaftliche Evidenz zu generieren. Eine randomisierte, placebokontrollierte Studie können wir aus verschiedenen Gründen nicht durchführen, ethische Gründe sprechen dagegen, es fehlen Finanzierungsmöglichkeiten und auch die zuständigen Behörden würden so eine Studie wahrscheinlich nicht genehmigen.

Deswegen haben wir beschlossen, interessierte Patient*innen in unsere Beobachtungsstudie aufzunehmen und in unserem Register zu erfassen, was wir in meiner Arbeitsgruppe an der Charité führen. Es handelt sich hier um ein sehr umfangreiches neuroimmunologisches Register, in das sich alle Patient*innen mit MS und verwandten Erkrankungen einschließen lassen können, auch die mit dem Coimbraprotokoll® behandelten. In dieser Beobachtungsstudie wird der jeweilige Krankheitsverlauf verfolgt sowie klinische und bildgebende MRT-Untersuchungen durchgeführt sowie der Immunsystemstatus analysiert. Die Covid-19-Pandemie hat die Studie dann bedauerlicherweise etwas in ihrem Fortgang gebremst, da aufgrund der Corona-Maßnahmen teilweise Studienvisiten ausfallen mussten.

Wie gestalteten sich die Anfänge dieser Studie?

Wir sind anfangs mit Christina Kiening von der Coimbraprotokoll® gUG in Kontakt getreten und es gab im Jahr 2018 eine gemeinsame Konferenz mit dem Titel »Menschliche Medizin« in Frankfurt, die u. a. von Prof. Spitz organisiert wurde. Es ging hier u. a. auch um das Coimbraprotokoll® und wir überlegten, wie man die bestehenden Fragen zum Protokoll in eine vernünftige Studie einbringen könnte. Oberstes Ziel war für uns, von dem Problem der fehlenden Publikation wegzukommen. Dr. Coimbra sagt, er habe mit dem Coimbraprotokoll® viele Autoimmunpatient*innen erfolgreich behandelt, aber es sei leider bisher nichts publiziert worden, es gebe keine Evidenz und auch keinen Überblick über die Behandlungsszenarien. Im weiteren Verlauf haben wir dann mit Frau Kiening und Kolleg*innen überlegt, wie man diese Fragen angehen könnte und so entwickelte sich die Studie »Coimbraprotokoll® in der MS«.

Wie viele Patient*innen nehmen teil?

Von 100 geplanten Patient*innen, die das Coimbraprotokoll® absolvieren, haben wir ca. 50 rekrutiert. Wir haben zudem ca. 200 MS-Patient*innen, die entweder keine Behandlung haben oder die die üblichen zugelassenen Immuntherapien zur MS-Behandlung erhalten wie z. B. monoklonale Antikörper, MS-Medikamente wie Beta-Interferon usw. Diese Patient*innen können uns später als Vergleichsgruppe dienen. Da wir gern weitere Teilnehmende rekrutieren würden, können sich interessierte Patient*innen gern anmelden.

Von wann bis wann wird die Studie dauern? Wann werden erste Ergebnisse veröffentlicht?

Es ist geplant, die Rekrutierung im Juni 2023 abzuschließen. Die Nachbeobachtung der Patient*innen erfolgt dann über 3 Jahre.

Unter welchen Voraussetzungen kann man an der Studie teilnehmen? Welche Risiken und Nebenwirkungen bestehen?

Um an der aktuellen Studie teilzunehmen, muss man an der Autoimmunerkrankung MS erkrankt sein.[132] Zudem ist es erforderlich, dass der Patient noch nicht mit dem Coimbraprotokoll® begonnen hat. Bei längerer Teilnahme am Coimbraprotokoll® sind die aufwendigen Untersuchungen bei uns nicht mehr sinnvoll. Eine weitere Voraussetzung ist die Betreuung durch einen Coimbraprotokollarzt. Die Verantwortung für die Behandlung nach dem Coimbraprotokoll®, die Indikationsstellung sowie das Sicherheitsmonitoring, inklusive der Kontrolle von Laborparametern wie dem Parathormon, der Kalziumwerte, der Nierenwerte usw. liegt bei den behandelnden Protokollärzt*innen. Meine Arbeitsgruppe ist verantwortlich für die parallel stattfindende Beobachtung des MS-Krankheitsverlaufs.

Weitere Autoimmunerkrankungen können zurzeit noch nicht in die Studie eingeschlossen werden. Es ist aber prinzipiell möglich und sehr wünschenswert, diese aufzunehmen, wenn sich entsprechend genügend interessierte Patient*innen finden und die Finanzierung sichergestellt werden kann.

Welche Ergebnisse erwarten Sie? Welche Ergebnisse liegen bereits vor?

Für uns ist es wichtig herauszufinden, ob die Behandlung sicher ist und nicht zu einer Verschlechterung der Erkrankung führt, wenn sie fachgerecht durchgeführt wird. Wir hoffen, dass wir nach Abschluss der Studie auch zeigen können, dass durch die Therapie eine Stabilisierung der Erkrankung und auch im Einzelfall Verbesserungen erreicht werden können. Es ist möglich, dass wir eine erste Zwischenauswertung eventuell in 2023 herausgeben können. Natürlich werden unsere Ergebnisse von den Fachkolleg*innen und auch von Patient*innen mit anderen Autoimmunerkrankungen mit Spannung erwartet. Falls ausreichende Ressourcen zur Verfügung stehen, können wir uns vorstellen, in Zukunft auch Coimbraprotokoll®-behandelte Patient*innen mit anderen neurologischen Autoimmunerkrankungen in unser Register einzuschließen.

Für uns ist auch sehr wichtig, herauszufinden, was genau der Mechanismus der Wirkung der Vitamin-D-Hochdosis ist und wie der Zusammenhang zu den individuellen Genen ist. Hochinteressant ist auch die Frage, woran man erkennt, dass jemand ein Vitamin-D-Non-Responder ist und welchen

Effekt die Vitamin-D-Hochdosis auf die Signalwege von Vitamin D hat.

Wird es weiterführende Studien geben?

Nach dem gegenwärtigen Stand leider nein, da schon die jetzige Beobachtungsstudie nicht auskömmlich finanziert ist, sodass wir leider überlegen müssen, diese vorfristig einzustellen. Weitere Studien sind daher leider im Moment sehr unwahrscheinlich, da eine auskömmliche Finanzierung nicht in Sicht ist.

Welche positiven Folgen erwarten Sie für das Coimbraprotokoll®?

Ich bin davon überzeugt, dass man die Wirkungsweise und Sicherheit der Behandlung mit dem Coimbraprotokoll® so solide wie möglich wissenschaftlich untersuchen sollte. In der Wissenschaft ist es unstrittig, dass es eine sogenannte Vitamin-D-Resistenz gibt und dass diese bei vielen Autoimmunerkrankungen eine Rolle spielen könnte. Es gibt jedoch Unklarheit zur Frage der richtigen Behandlung bzw. richtigen Dosierung. Deswegen bin ich der Meinung, dass man dies mit einem vernünftigen Setting untersuchen sollte. Dazu gehört u. a. ein Parathormon-Monitoring, die Beratung durch erfahrene Fachleute, eine kalziumarme Diät sowie die Beachtung der übrigen Protokollregeln, um das Risiko der Nebenwirkungen gering zu halten, sowie die Nachuntersuchung und Beobachtung der Teilnehmenden gemäß höchstmöglicher wissenschaftlicher Standards.

Welche Wünsche haben Sie bezüglich der zukünftigen Entwicklung der Behandlung mit Vitamin-D-Hochdosen?

Es ist sehr wichtig, den spannenden Ansätzen und der Wirkungsweise der Behandlung mit Vitamin-D-Hochdosen nachzugehen. Die Forschung hierzu ist fundamental, um hoffentlich zukünftig Menschen mit einer Autoimmunerkrankung besser behandeln zu können und vielleicht auch sogar schon präventiv eingreifen zu können, um das Risiko für eine Autoimmunerkrankung zu senken. Es ist wichtig zu erforschen, wie die Mechanismen bei einer Vitamin-D-Hochdosis genau funktionieren, und die genetischen Hintergründe und die Wirkungsweise von Vitamin D auf das Immunsystem und andere Organsysteme zu klären. Hierzu benötigen wir Forschung und natürlich auch entsprechende finanzielle Mittel. Wir suchen Stiftungen und Menschen, die uns bei dieser so grundlegenden und klinisch wichtigen Gesundheitsforschung unterstützen können.

Lieber Herr Prof. Paul, vielen Dank für das Gespräch! Ich wünsche Ihnen viel Erfolg, damit möglichst schnell möglichst vielen Menschen geholfen werden kann und viele Autoimmunerkrankungen zukünftig vollständig vermieden werden können.

Nachwort

Das Schreiben dieses Buches hat mich selbst noch einmal durch das Erlebte geführt und mir noch einmal deutlich gemacht, wie dankbar ich sein kann, Vitamin D und das Coimbraprotokoll® entdeckt zu haben. Ich muss gestehen, dass ich nach diesem Erlebnis beginne zu leuchten, wenn ich auf Vitamin D angesprochen werde oder davon erzähle. Ich musste jedoch immer wieder feststellen, wie schwierig es ist, Menschen klarzumachen, wie wichtig ein guter Vitamin-D-Spiegel ist. Viele zuckten mit den Schultern, wenn sie mir überhaupt richtig zuhörten. Die häufigste Antwort, die ich bekam, war: »Meine Blutwerte sind in Ordnung. Die Praxis würde mir doch sagen, wenn etwas nicht in Ordnung ist. Ich habe keinen Vitamin-D-Mangel.« oder »Okay, ich frage einmal in der Praxis nach«. Oft hörte ich dann nichts mehr davon.

Ich hoffe und wünsche mir, dass ich Sie überzeugen konnte und Ihnen viele Zusammenhänge bei der Lektüre dieses Buchs klar geworden sind. Wenn ich Sie dazu bewegen konnte, ab sofort auf Ihren Vitamin-D-Spiegel zu achten, dann hat sich dieses Buch gelohnt. Vergessen Sie nicht, es ist nicht viel Aufwand, es ist nicht teuer, aber vor allem: Es ist für Ihre Gesundheit, Sie haben nur diese eine.

Ich wünsche Ihnen viel Sonnenschein und Vitamin D in Ihrem Leben.

Ihre Susanne Sander

Wichtiger Hinweis

Die individuelle tägliche Vitamin-D-Dosierung sollte immer nach Kontrolle des Vitamin-D3-Blutwertes und anschließender Absprache mit einem Arzt erfolgen. Die Behandlung nach dem Coimbraprotokoll® darf nur in Zusammenarbeit und unter Aufsicht eines zertifizierten Coimbraprotokollarztes durchgeführt werden.

Verschiedene Parameter müssen zur Optimierung der Medikation regelmäßig überwacht werden. Ohne diese Aufsicht ist die Therapie nach dem Coimbraprotokoll® gefährlich und kann zu schweren Gesundheitsschäden führen. Einen Link zur Liste zugelassener Ärzt*innen finden Sie am Ende des Buches (Seite 154).

Danksagung

Ich möchte mich von ganzem Herzen bedanken bei allen, die mich auf dem Weg zur Gesundheit begleitet und allen, die mich bei der Entstehung dieses Buches unterstützt haben: Beim TRIAS Verlag und hier vor allem bei Uta Spieldiener für die Begeisterung und das Interesse sowie ihre Unterstützung von der Buchidee bis zum fertigen Buch, und bei Anne Bleick für die redaktionelle Bearbeitung des Manuskripts. Bei Dr. Beatrix Schweiger für die gute Zusammenarbeit und medizinische Begleitung sowie ihre medizinische Unterstützung. Bei Dr. Cicero G. Coimbra, den ich verehre für seine Arbeit, sein Werk, seine Erfindung, das Coimbraprotokoll®, für seine Wohltätigkeit und Menschenliebe. Bei Robert Franz für seine Arbeit und für den wichtigsten Vortrag, den ich je hörte. Bei Dr. Rainer Didier für die schnelle Entschlossenheit, mit mir diesen Weg zu gehen, für sein Wissen und seine Unterstützung. Bei Dr. Silvia Bellenberg und ihrem Team für die vielen Laborwerte und mühsame Vorbereitung und medizinische Unterstützung. Bei allen Ärzt*innen, die meinen Weg medizinisch unterstützt haben. Bei Frau E. Kirchner für ihre freundschaftliche und besondere Unterstützung. Bei meiner Freundin Uschi Schreiber, ohne die ich den Weg zu Vitamin D und damit auch zum Coimbraprotokoll® nicht so schnell gefunden hätte. Bei Christina Kiening für ihren Mut, das Coimbraprotokoll® nach Deutschland zu bringen und die Therapie zu testen, und ihre unermüdliche Arbeit für das Coimbraprotokoll® und die gegründeten Facebookgruppen. Bei all meinen Freunden in den Coimbra-Facebookgruppen. Und besonders bei meinen beiden Töchtern, durch die ich immer Kraft und Energie schöpfe.

Quellenangaben

1. https://www.vitamin-d3-wissen.info/d3-sonne/ (Zugriffsdatum 04.01.2023)
2. https://www.vitamind.net/interviews/dr-holick-neues-zu-vitamin-d/ (Zugriffsdatum 04.01.2023)
3. https://kellymom.com/nutrition/vitamins/vitamin-d-and-breastfeeding/ (Zugriffsdatum 04.01.2023)
4. Hintzpeter B et al. Vitamin D status and health correlates among German adults. European Journal of Clinical Nutrition 2008; 62: 1079–1089
5. Rabenberg M et al. Implications of standardization of serum 25-hydroxyvitamin D data for the evaluation of vitamin D status in Germany, including a temporal analysis. BMC Public Health 2018; 18 (1): 845
6. Schilling S. Epidemischer Vitamin-D-Mangel bei Patienten einer geriatrischen Rehabilitationsklinik. Dtsch Arztebl Int 2012; 109(3): 33–8
7. Lenzen-Schulte M. COVID-19 und Supplementierung: Vitamin D – in der Pandemie hinterfragt und doch empfohlen. Dtsch Arztebl 2021; 118 (22): A-1108/B-911
8. DGE. Vitamin D und COVID-19. DGE gibt Überblick zur aktuellen Studienlage – keine pauschale Empfehlung für eine Vitamin-D-Supplementation möglich. DGE aktuell 02/2021 vom 04.02.2021
9. Rabenberg M, Mensink GBM. Vitamin-D-Status in Deutschland. Journal of Health Monitoring 2016 1(2)
10. Luxwolda MF et al. Traditionally living populations in East Africa have a mean serum 25-hydroxyvitamin D concentration of 115 nmol/l. Br J Nutr 2012; 108 (9): 1557–61
11. Chaplin G, Jablonski NG. Die Evolution der Hautfarben. Spektrum der Wissenschaft 01.06.2003. https://www.spektrum.de/magazin/die-evolution-der-hautfarben/829886 (Zugriffsdatum 04.01.2023)
12. Cashman KD et al. Vitamin D deficiency in Europe: pandemic? The American Journal of Clinical Nutrition. 2016; 103 (4): 1033–1044
13. Rabenberg M, Mensink GBM. Vitamin-D-Status in Deutschland. Journal of Health Monitoring 2016 1(2)
14. Kramer J et al. Epidemiologische Untersuchung zur Häufigkeit eines Vitamin-D-Mangels in Norddeutschland. DMW 2014; 139 (10): 470–475
15. https://www.naehrwertrechner.de/naehrwerte/Q730000/Lebertran (Zugriffsdatum 04.01.2023)
16. Elmadfa I et al. Die große GU Nährwert-Kalorien-Tabelle. 3. Aufl. GU 2018; Seiten 80–85
17. https://de.statista.com/infografik/13040/woechentliche-influenzafaelle-in-deutschland (Zugriffsdatum 04.01.2023)
18. Vitamin D und Grippe: https://www.vitamind.net/grippe/ (Zugriffsdatum 04.01.2023)
19. Schwalfenberg G. Vitamin D for influenza. Canadian Family Physician 2015; 61 (6): 507
20. Sabetta JR et al. Serum 25-Hydroxyvitamin D and the Incidence of Acute Viral Respiratory Tract Infections in Healthy Adults. PLOS ONE 2010
21. https://www.vitamin-d-ratgeber.de/vitamin-d-mangel-symptome-folgen.html?gclid=EAIaIQobChMI5LbM0N369QIVAtd3Ch0aXQDrEAAYASAAEgIGgfD_BwE (Zugriffsdatum 04.01.2023)
22. Littlejohns TJ et al. Vitamin D and the risk of dementia and Alzheimer disease. Neurology. 2014; 83 (10): 920–928
23. https://www.euroimmunblog.de/vitamin-d-alzheimer/ (Zugriffsdatum 04.01.2023)
24. Evatt ML et al. Prevalence of Vitamin D Insufficiency in Patients with Parkinson Disease and Alzheimer Disease. Arch Neurol. 2008 Oct; 65(10): 1348–1352
25. Hribar CA et al. Potential Role of Vitamin D in the Elderly to Resist COVID-19 and to Slow Progression of Parkinson's Disease. Brain Sci. 2020; 10 (5): 284
26. Zhang H-J et al. Relationship between 25-Hydroxyvitamin D, bone density, and Parkinson's disease symptoms. Acta Neurolica Scandinavica 2019; 140 (4); 274–280
27. Keum N et al. Vitamin D supplementation and total cancer incidence and mortality: a meta-analysis of randomized controlled trials. Ann Oncol. 2019; 30 (5): 733–743
    Haykal T et al. The role of vitamin D supplementation for primary prevention of cancer: meta-analysis of randomized controlled trials. J Community Hosp Intern Med Perspect. 2019; 9 (6): 480–488
    Zhang X, Niu W. Meta-analysis of randomized controlled trials on vitamin D supplement and cancer incidence and mortality. Biosci Rep. 2019; 39 (11)
28. https://www.dkfz.de/de/presse/pressemitteilungen/2021/dkfz-pm-21-07-Vitamin-D-Supplementierung-moeglicher-Gewinn-an-Lebensjahren-bei-gleichzeitiger-Kostenersparnis.php (Zugriffsdatum 04.01.2023)
29. Li H et al. A prospective study of plasma vitamin D metabolites, vitamin D receptor polymorphisms, and prostate cancer. PLoS Med. 2007 Mar; 4(3): e103
30. McDonnell SL et al. Breast cancer risk markedly lower with serum 25-hydroxyvitamin D concentrations ≥60 vs <20 ng/ml (150 vs 50 nmol/L): Pooled analysis of two randomized trials and a prospective cohort. PLOS ONE 2018. https://doi.org/10.1371/journal.pone.0199265
31. Mohr SB et al. Serum 25-hydroxyvitamin D and prevention of breast cancer: pooled analysis. Anticancer Res. 2011; 31 (9): 2939–48
32. Engel P et al. Joint effects of dietary vitamin D and sun exposure on breast cancer risk: results from the French E3N cohort. Cancer Epidemiol Biomarkers Prev. 2011; 20 (1): 187–98

33. https://www.krebsdaten.de/Krebs/DE/Content/Krebsarten/Darmkrebs/darmkrebs_node.html (Zugriffsdatum 06.01.2023)
34. Klampfer L. Vitamin D and colon cancer. World J Gastrointest Oncol. 2014; 6 (11): 430–7
35. Meeker S. et al. Protective links between vitamin D, inflammatory bowel disease and colon cancer. World J Gastroenterol. 2016; 22 (3): 933–48
36. Martineau AR et al. Vitamin D supplementation to prevent acute respiratory tract infections: systematic review and meta-analysis of individual participant data. BMJ. 2017; 356: i6583
37. https://www.aerzteblatt.de/archiv/219362/COVID-19-und-Supplementierung-Vitamin-D-in-der-Pandemie-hinterfragt-und-doch-empfohlen
38. https://www.heraldscotland.com/news/19053271.vitamin-d-campaign-doesnt-detail-covid-protection/ (Zugriffsdatum 06.01.2023)
39. Radujkovic A et al. Vitamin D Deficiency and Outcome of COVID-19 Patients. Nutrients 202; 12 (9): 2757
40. Wiechering C. Covid-19: Englische Regierung verteilt kostenlos Vitamin-D an Risikogruppen. Wann kommt Empfehlung hier? Pressemitteilung 01.12.2020. Covid-19:Englische Regierung verteilt kostenlos Vitamin-D an Risikogruppen. Wann kommt Empfehlung hier? - openPR (Zugriffsdatum 06.01.2023)
41. https://www.biokrebs.de/aktuell/vitamin-d-und-covid-19-hinweise-auf-immunschutz (Zugriffsdatum 06.01.2023)
42. Annweiler C et al. Vitamin D and survival in COVID-19 patients: A quasi-experimental study. J Steroid Biochem Mol Biol. 2020; 204: 105771
43. Dror AA et al. Pre-infection 25-hydroxyvitamin D3 levels and association with severity of COVID-19 illness. PLoS One 2022; 17 (2): e0263069
44. Kaufman HW et al. SARS-CoV-2 positivity rates associated with circulating 25-hydroxyvitamin D levels. PLoS One. 2020; 15 (9): e0239252
45. https://vdmeta.com (Zugriffsdatum 06.01.2023)
46. https://www.dmsg.de/multiple-sklerose/was-ist-ms#:~:text=Sch %C3 %A4tzungen %20zufolge %20leben %20weltweit %20ca,mehr %20als %20252.000 %20MS %2DErkrankte (Zugriffsdatum 10.01.2023)
47. https://sonnenallianz.spitzen-praevention.com/2019/03/28/vitamin-d-schuetzt-vor-multiple-sklerose/ (Zugriffsdatum 06.01.2023)
48. https://n.neurology.org/content/89/15/1538 (Zugriffsdatum 06.01.2023)
49. Pierrot-Deseilligny C, Souberbielle J-C. Vitamin D and multiple sclerosis: An update. Mult Scler Relat Disord. 2017; 14: 35–45
50. Simpson S et al. Higher 25-hydroxyvitamin D is associated with lower relapse risk in multiple sclerosis. Annals of Neurology 2010; 68: 193–203
51. https://www.vitamind.net/multiple-sklerose-ms/ (Zugriffsdatum 06.01.2023)
52. Munger KL et al. Serum 25-hydroxyvitamin D levels and risk of multiple sclerosis. JAMA 2006; 296 (23): 2832–8
53. https://www.atlasofms.org/map/global/epidemiology/number-of-people-with-ms (Zugriffsdatum 06.01.2023)
54. Kassandra L. Munger KL et al. 25-Hydroxyvitamin D deficiency and risk of MS among women in the Finnish Maternity Cohort. Neurology 2017; 89 (15)
55. »Vitamina D – Por uma outra terapia«, 11.04.2012, Interview mit Dr. Coimbra https://www.youtube.com/watch?v=erAgu1XcY-U (Zugriffsdatum 10.01.2023)
56. »Vitamin D and Breastfeeding: An interview with Bruce Hollis, PhD« https://kellymom.com/nutrition/vitamins/vitamin-d-and-breastfeeding/ (Zugriffsdatum 10.01.2023)
57. http://drholick.com (Zugriffsdatum 10.01.2023)
58. https://www.kinderaerzte-im-netz.de/media/564ab9e2b49d3808130d148e/source/vitamin-d-bvkj..pdf (Zugriffsdatum 10.01.2023)
59. Buchheit M. Vitamin-D-Mangel bei Kindern ist häufig. DAZ online 06.09.2021. https://www.deutsche-apotheker-zeitung.de/news/artikel/2021/09/06/vitamin-d-mangel-bei-kindern-ist-haeufig (Zugriffsdatum 10.01.2023)
60. Melough MM et al. Maternal Plasma 25-Hydroxyvitamin D during Gestation Is Positively Associated with Neurocognitive Development in Offspring at Age 4–6 Years. J Nutr. 2021; 151 (1): 132–139
61. Vortrag Prof. Spitz »Die 2. Evolution«, Kongress für menschliche Medizin, April 2018 Frankfurt
62. Zhang Y et al. Birth month, birth season, and overall and cardiovascular disease mortality in US women: prospective cohort study. BMJ 2019; 367. doi: https://doi.org/10.1136/bmj.l6058
63. Oda Meulenbrink, Angst vor Nullen? Alte DDR-Wiegekarte beweist hohe Vitamin D Gaben an Babys bis 2 Jahre. https://youtu.be/RALftDSPD_0
64. Matthews LR et al. Worsening severity of vitamin D deficiency is associated with increased length of stay, surgical intensive care unit cost, and mortality rate in surgical intensive care unit patients. Am J Surg. 2012; 204 (1): 37–43
65. Matthews LR et al. Worsening severity of vitamin D deficiency is associated with increased length of stay, surgical intensive care unit cost, and mortality rate in surgical intensive care unit patients. Am J Surg. 2012; 204 (1): 37–43
66. Pilz S et al. Low 25-hydroxyvitamin D is associated with increased mortality in female nursing home residents. J Clin Endocrinol Metab. 2012; 97 (4): E653–7
67. Gaul C et al. Improvement of migraine symptoms with a proprietary supplement containing riboflavin, magnesium and Q10: a randomized, placebo-controlled, double-blind, multicenter trial. J Headache Pain. 2015; 16: 516

68 Lehmkuhl D. Ärzte und Pharmareferenten: Zur Dynamik eines Verhältnisses. Dtsch Arztebl 2009; 106(6): A-234 / B-198 / C-190
69 https://pharma-fakten.de/die-branche/ (Zugriffsdatum 10.01.2023)
70 https://de.statista.com/statistik/daten/studie/257954/umfrage/pharmaumsatz-in-der-therapieklasse-der-autoimmunerkrankungen/
71 Breen KJ. The medical profession and the pharmaceutical industry: when will we open our eyes? Med J Aust. 2004; 180 (8): 409–10
72 Garrelts N. Nahrungsergänzungsmittel: Grüne wollen Höchstmengen und schärfere Regeln. Tagesspiegel online 18.05.2020. https://www.tagesspiegel.de/wirtschaft/grune-wollen-hochstmengen-und-scharfere-regeln-7543816.html (Zugriffsdatum 10.01.2023)
73 Pilz S. Vitamin D-Zusatz in Nahrungsmittel: Internationales Konsensus-Dokument veröffentlicht. August 2018. https://www.dach-praevention.eu/wissenschaftlicher-beitrag/vitamin-d-zusatz-in-nahrungsmittel-internationales-konsensus-dokument-veroeffentlicht/ (Zugriffsdatum 10.01.2023)
74 https://www.aerzteblatt.de/nachrichten/55271/Finnland-Inzidenzanstieg-des-Typ-1-Diabetes-gestoppt (Zugriffsdatum 10.01.2023)
75 Stoff H. Lebertran, Rachitis und Vitamin D
76 https://www.britannica.com/biography/Niels-Ryberg-Finsen
77 https://de.innerself.com/Leben/der-Knochen-und-des-Bewegungsapparates/Heildisziplinen/23158-Coronavirus-und-die-Sonne-eine-Lehre-aus-der-Grippepandemie-von-1918.html?msclkid=52610ad2ae1611ec8457a87fbbb3c08b
78 https://www.wissenschaft.de/gesellschaft-psychologie/vitamin-d-des-guten-nicht-zu-viel-tun/ (Zugriffsdatum 16.03.2023)
79 Samefors M et al. Association between serum 25(OH)D3 and cardiovascular morbidity and mortality in people with Type 2 diabetes: a community-based cohort study. Diabet Med. 2017; 34 (3): 372–379
80 Samefors M et al. Vitamin D deficiency in elderly people in Swedish nursing homes is associated with increased mortality. Eur J Endocrinol. 2014; 170 (5): 667–75
81 https://www.zentrum-der-gesundheit.de/ernaehrung/vitamine/vitamin-d-uebersicht/tagesbedarf-vitamin-d?msclkid=bfdaffb5b1a211ec90fc9096fc918ebc (Zugriffsdatum 04.01.2023)
82 https://www.zentrum-der-gesundheit.de/ernaehrung/vitamine/vitamin-d-uebersicht/tagesbedarf-vitamin-d?msclkid=bfdaffb5b1a211ec90fc9096fc918ebc (Zugriffsdatum 04.01.2023)
83 https://www.oekotest.de/gesundheit-medikamente/Vitamin-D-im-Test-Tabletten-oft-ueberdosiert_105730_1.html (Zugriffsdatum 10.01.2023)
84 https://www.forum-ernaehrung.at/artikel/detail/news/detail/News/im-fokus-vitamin-d/ (Zugriffsdatum 10.01.2023)
85 https://fastrt.nilu.no/VitD_quartMEDandMED_v2.html (Zugriffsdatum 10.01.2023)
86 https://www.dge.de/wissenschaft/faqs/vitamin-d/ (Zugriffsdatum 10.01.2023)
87 https://sonnenallianz.spitzen-praevention.com/der-optimale-vitamin-d-spiegel/ (Zugriffsdatum 04.01.2023)
88 https://sonnenallianz.spitzen-praevention.com/wp-content/uploads/sites/2/2019/01/Table1.jpg (Zugriffsdatum 04.01.2023)
89 https://www.efsa.europa.eu/de/press/news/120727-0 (Zugriffsdatum 10.01.2023)
90 https://www.dge.de/wissenschaft/referenzwerte/vitamin-d/?L=0 (Zugriffsdatum 10.01.2023)
91 Karsten M. Vitamin-D-Substitution: Bewusster Umgang gefordert. Dtsch Arztebl 2012; 109(6): A-261 / B-227 / C-227. https://www.aerzteblatt.de/archiv/121884/Vitamin-D-Substitution-Bewusster-Umgang-gefordert (Zugriffsdatum 10.01.2023)
92 https://sonnenallianz.spitzen-praevention.com/vitamin-d-bedarfsrechner/ (Zugriffsdatum 12.01.2023)
93 www.melz.eu/index.php/formeln/vitamin-d-substituierung (Zugriffsdatum 12.01.2023)
94 https://www.vitamindservice.de/ (Zugriffsdatum 10.01.2023)
95 Interview Prof Spitz, 10.03.2014. https://ptaforum.pharmazeutische-zeitung.de/ausgabe-042014/vitamin-d-richtig-dosieren/?msclkid=0e44e-702ac3511ec97063abe81b27cff (Zugriffsdatum 10.01.2023)
96 Veugelers PJ, Ekwaru JP. A Statistical Error in the Estimation of the Recommended Dietary Allowance for Vitamin D. Nutrients. 2014; 6 (10): 4472–4475
97 https://sonnenallianz.spitzen-praevention.com/vitamin-d-bedarfsrechner/ (Zugriffsdatum 04.01.2023)
98 Hollis BW, Wagner CL. (2013): The Role of the Parent Compound Vitamin D with Respect to Metabolism and Function: Why Clinical Dose Intervals Can Affect Clinical Outcomes. Journal of clinical endocrinology and metabolism 2013; 98 (12): 4619–4628
99 https://www.vitamind.net/interviews/dr-hollis-vitamin-d-taeglich/ (Zugriffsdatum 16.03.2023)
100 https://www.aerzteblatt.de/nachrichten/123654/Autoimmunerkrankungen-haben-in-Deutschland-zugenommen. 06.05.2021 (Zugriffsdatum 11.01.2023)
101 Gröber U. Gesund mit Vitamin D. südwest 1. Auflage 2017; 150
102 Ramagopalan V et al. A ChIP-seq defined genome-wide map of vitamin D receptor binding: Associations with disease and evolution. Genom Res. 2010; 20 (10): 1352–1360
103 https://coimbraprotokoll.de/ (Zugriffsdatum 10.01.2023)

104 https://web.facebook.com/groups/Coimbraprotokoll
105 https://www.vitamind.net/interviews/coimbra-ms-autoimmun/ (Zugriffsdatum 11.01.2023)
106 Finamor DC et al. A pilot study assessing the effect of prolonged administration of high daily doses of vitamin D on the clinical course of vitiligo and psoriasis. PMID 2013; 5 (1): 222–34
107 https://coimbraprotokoll.de/coimbra/ (Zugriffsdatum 10.01.2023)
108 https://coimbraprotokoll.de/ (Zugriffsdatum 10.01.2023)
109 Carlberg C, Haq A. The Concept of the Personal Vitamin D Response Index. J. Steroid Biochem. Mol. Biol. 2018; 175: 12–17
110 Carlberg C, Haq A. The Concept of the Personal Vitamin D Response Index. J. Steroid Biochem. Mol. Biol. 2018; 175: 12–17
111 Carlberg C, Haq A. The Concept of the Personal Vitamin D Response Index. J. Steroid Biochem. Mol. Biol. 2018; 175: 12–17
112 Amon U et al. Safety Data in Patients with Autoimmune Diseases during Treatment with High Doses of Vitamin D3 According to the «Coimbra Protocol». Nutrients 2022; 14: 1575
113 Amon U et al. Safety Data in Patients with Autoimmune Diseases during Treatment with High Doses of Vitamin D3 According to the «Coimbra Protocol». Nutrients 2022; 14: 1575
114 Fisang C et al. Urolithiasis—an interdisciplinary diagnostic, therapeutic and secondary preventive challenge. Dtsch Arztebl Int 2015; 112: 83–91
115 Vortrag Dr. Dirk Lemke: https://www.youtube.com/watch?v=4orV6qtc_6s (Zugriffsdatum 11.01.2023)
116 Lemke D et al. Vitamin D Resistance as a Possible Cause of Autoimmune Diseases: A Hypothesis Confirmed by a Therapeutic High-Dose Vitamin D Protocol. Front. Immunol. 2021; 12. https://doi.org/10.3389/fimmu.2021.655739 (Zugriffsdatum 11.01.2023)
117 Amon U et al. Safety Data in Patients with Autoimmune Diseases during Treatment with High Doses of Vitamin D3 According to the «Coimbra Protocol». Nutrients 2022; 14: 1575
118 https://coimbraprotokoll.de/projekte/#verlaufsbeobachtung (Zugriffsdatum 11.01.2023)
119 https://www.norsan.de/omega-3-kurz-erklaert/ (Zugriffsdatum 11.01.2023)
120 www.Vitamine.com/spurenelemente/zink (Zugriffsdatum 11.01.2023)
121 https://www.vitamine.com/cholin/#:~:text= Die %20wichtigsten %20Funktionen %20von %20 Cholin %20sind %3A %201 %20Bildung,weiterer %20Fette %20von %20der %20Leber %20 in %20das %20Gewebe (Zugriffsdatum 11.01.2023)
122 https://www.dkfz.de/de/presse/pressemitteilungen/2021/dkfz-pm-21–07-Vitamin-D-Supplementierung-moeglicher-Gewinn-an-Lebensjahren-bei-gleichzeitiger-Kostenersparnis.php (Zugriffsdatum 04.01.2023)
123 https://c19early.org/dmeta.html (Zugriffsdatum 04.01.2023)
124 Schmiedel V. Nährstofftherapie. Thieme; 2022
125 https://www.youtube.com/channel/UCxzvS-HbJ7l-VzvECnZRS87w (Zugriffsdatum 04.01.2023)
126 Burgerstein Foundation. Burgerstein Handbuch Nährstoffe: Mikronährstoffe richtig einsetzen: Alles über Vitamine, Mineralstoffe, Spurenelemente und Fettsäuren. TRIAS, 14. Aufl.; 2023
127 Schuchardt JP et al. Bioavailability of long-chain omega-3 fatty acids. Prostaglandins, Leukotriens and Essential Fatty Acids 2013; 89: 1–8
128 Holick MF et al. Evaluation, treatment and prevention of vitamin D deficiency: an Endocrine Society Clinical Practice Guideline. J Clin Endocrinol Metab. 2011; 96 (7): 1911–1930
129 Martineau AR et al. Vitamin D supplementation to prevent acute respiratory tract infections: systematic review and meta-analysis of individual participant data. Brit Med J 2017; 356: i6583
130 Hariyanto TI et al. Vitamin D supplementation and Covid-19 outcomes: A systematic review, meta-analysis and meta-regression. Rev Med Virol. 2021; e2269
131 Pal R et al. Vitamin D supplementation and clinical outcomes in COVID-19: a systematic review and meta-analysis. J Endocrinol Invest. 2021; 1–16
132 https://coimbraprotokoll.de/projekte/#verlaufsbeobachtung (Zugriffsdatum 11.01.2023)

Stichwortverzeichnis

A
Altersheim 64
Alzheimer-Krankheit 44
Äquator 26, 135
– Autoimmunerkrankung 60
– Brustkrebsrisiko 49
Aufklärungsarbeit 67, 141
Ausgeglichenheit, seelische 128
Autoimmunerkrankung 16, 59, 88, 89, 96, 136
– Coimbraprotokoll® 99
– Geschichte, persönliche 110
– Vitamin D 95
Autoimmunpaleo-Ernährung 112

B
Baby 15, 60
Berichterstattung, negative 24
Besonnung 18
– Vitamin-D-Bildung 32
Brustkrebs 47

C
Calcidiol 17, 18, 56
Calcitriol 17, 18, 45, 56
Cholecalciferol 13, 17, 56
Cholin 127
Chrom 126
Coimbraprotokoll® 87, 90, 91, 115, 135, 140
– Ablauf 91, 93
– Betreuung, ärztliche 128
– Cofaktoren 123
– Eckpunkte 94
– Entwicklung 94
– Erfahrungen, medizinische 101
– Erfolge 98, 106
– Erfolgskontrolle 92
– Erkrankungen 90
– Erkrankungsliste 99
– Ernährung 120
– Geschichte, persönliche 115
– Kalzium 102
– Kostenerstattung 122
– MS 143
– Myositis, Remission 119
– Nierenschäden 105
– Nierensteine 105
– Regeln 97
– Sportprogramm 122
– Studien 107
– Trinkmenge 104, 121
– Überwachung, medizinische 122
– Untersuchung, wissenschaftliche 145
– Wirksamkeit 106
Coimbraprotokoll® gUG 93, 142
Corona 23
Corona-Pandemie 51
Covid-19-Erkrankung, Vitamin-D-Spiegel 55
Covid-19-Infektion 51, 134, 141
Covid-19-Studien 52

D
Darmerkrankung, entzündliche 49
Darmkrebs 49
Demenz 44

G
Grippesaison 36
Grippewelle 37

H
Haut, helle 28
Hautkrebs 14

I
Infektionen 50
Intensivpatient 63

K
Käse 102
Kind 15, 61
Kreatinkinase 111
Krebs 46

L
Lebensmittel, Vitamin-D-Gehalt 35
Lebertran 70

M
Magnesium 125
Mikronährstoffe 137, 138, 139
MS 56, 136
– Coimbraprotokoll® 107, 143
MS-Studie 144
MS-Vorkommen, Weltkarte 58
Multiple Sklerose 56
Muttermilch 60
Myositis 112

N
Nahrungsergänzungsmittel 67
Nahrungsmittel, Vitamin D 133

O
Omega-3-Fettsäuren 126
Osteoporose 58

P
Parathormon 88, 135
Parkinson-Krankheit 45
Pharmaindustrie 66, 69
Pharmaumsatz 68
Prostatakrebs 47
Protokollarzt 92
– Kontrolltermine 93

R
Rachitis 16
Rachitis-Prophylaxe 60
Raynaud-Syndrom 111

S
Schlaf 128
Schulmedizin 24, 69, 112
Schwangerschaft 62
Selen 127
Sonnenbad 18
– Vitamin-D-Bildung 78
Sonnenbestrahlung 114
Sonneneinstrahlung 26
Sonnenstrahlen, Einfallswinkel 29

V
Viruserkrankungen 37
Vitamin A 127
Vitamin D 13, 137
– Altersheim 64
– Baby 60
– Bezeichnungen 17
– Bildung 15
– Covid-19 51, 55
– Dosierung 139
– Dosis 7
– Einheiten 75
– Einnahme 79, 82
– Geschichte 16
– Gesundheit 132
– Höchstmengenfestsetzung 68
– Intensivpatient 63
– Irrtümer 14
– Kind 61
– Schwangerschaft 62
– Therapieoption 138
Vitamin-D-Bedarfsrechner 80
Vitamin-D-Bildung 25
– Besonnung 32
– Haut, dunkle 26
– Jahresverlauf 28
– Sonnenbad 78
Vitamin-D-Experten 20
Vitamin-D-Gabe, DDR, ehemalige 71

Stichwortverzeichnis

Vitamin-D-Mangel 14, 30
– Alzheimer-Demenz 44
– Brustkrebsrisiko 48
– Covid-19-Infektion 141
– Folgen 133
– Ignoranz, ärztliche 113
– Mortalitätsrisiko 71
– MS 57, 58
– Norddeutschland 33
– Osteoporose 58
– Parkinson-Krankheit 46
– Risikogruppen 38
– Symptome 40
Vitamin-D-Präparate 75
Vitamin-D-Resistenz 59, 88, 95
Vitamin-D-Rezeptor 135, 137
– Mutationen 88
Vitamin-D-Spiegel 134, 140
– Bestimmung 69, 81
– Empfehlungen 133
– Finnland 70
– Messung 74
– optimaler 78, 102
– zu hoher 102
Vitamin-D-Supplementation 17, 25
– Atemwegsinfektionen 50
– Krebssterberate 46
Vitamin-D-Synthese 17
Vitamin-D-Versorgung 22, 24, 30
– Deutschland 132
– Empfehlungen 31
– England 52
– Sonnenlicht 77
Vitamin-D-Zonen 27

Z

Zink 127

Liebe Leserin, lieber Leser,

hat Ihnen dieses Buch weitergeholfen? Für Anregungen, Kritik, aber auch für Lob sind wir offen.
So können wir in Zukunft noch besser auf Ihre Wünsche eingehen.
Schreiben Sie uns, denn Ihre Meinung zählt!

Ihr TRIAS Verlag

https://kundenservice.thieme.de | Lektorat TRIAS Verlag, Postfach 30 05 04, 70445 Stuttgart

  /trias.tut.mir.gut
  /trias_verlag
  /triasverlag
  www.trias-verlag.de/newsletter

Empfehlungen von Susanne Sander

Hier finden Sie weiterführende Informationen

Bücher zum Weiterlesen

Domene AC. Multiple Sklerose und (sehr viel) **Vitamin D: Meine erfolgreiche Behandlung mit dem Coimbraprotokoll® für Autoimmunerkrankungen**. Riva; 2018

Gröber U, Holick MF. **Vitamin D: Die Heilkraft des Sonnenvitamins**. Wissenschaftliche Verlagsgesellschaft; 2020

Spitz J, Weiß S. **Vitamin D: Immer wenn es um Leben oder Tod geht.** Verlag der Gesundheit; 2020

Spitz J, Grant WB. **Krebszellen mögen keine Sonne.** Vitamin D – der Schutzschild gegen Krebs, Diabetes und Herzerkrankungen: Ärztlicher Rat für Betroffene. Mit Vitamin-D-Barometer und Lebensstil-Risiko-Fragebogen. Mankau; 2020

Vorträge und Interviews

Vortrag Dr. C. Coimbra »Kongress für menschliche Medizin«, 14.–15. April 2018: Hochdosis-Vitamin-D-Therapie (Coimbraprotokoll®) https://www.youtube.com/watch?v=w1XT0btvVSg (Zugriffsdatum 10.01.2023)

Vortrag Dr. C. Carlberg »Kongress für menschliche Medizin«, 14.–15. April 2018: Vitamin-D-Rezeptor Funktionen und Vitamin-D-Sensitivität https://www.youtube.com/watch?v=1K4XHKq1Mhk (Zugriffsdatum 10.01.2023)

Vortrag Prof. Jörg Spitz, 20. Februar 2018, Wien: Vitamin D – Hype or Hope https://www.youtube.com/watch?v=xEU7Hb8KrpM (Zugriffsdatum 10.01.2023)

Interview zwischen Prof. Jörg Spitz und Prof. Ulrich Amon »Coimbra-Protokoll bei Autoimmunerkrankungen« https://youtu.be/64ih7s5UldA (Zugriffsdatum 10.01.2023)

Vortrag Christina Kiening »Kongress für menschliche Medizin«, 14.–15. April 2018: Umsetzung des Coimbra Protokolls für Patienten https://youtu.be/MtL8e0z58hg (Zugriffsdatum 10.01.2023)

Interview Naturmedizin QS24 Gesundheitsfernsehen – MS und alle Autoimmunkrankheiten stoppen! https://youtu.be/PG9UphjrEqI (Zugriffsdatum 10.01.2023)

Interview zwischen Prof. Jörg Spitz und Patric Heizmann »Die Bedeutung von Vitamin D« https://www.youtube.com/watch?v=xTg88eUo_Xo (Zugriffsdatum 10.01.2023)

Interview mit Dr. Coimbra, 2016: Vitamin D bei MS und Autoimmunerkrankungen https://www.vitamind.net/interviews/coimbra-ms-autoimmun/ (Zugriffsdatum 10.01.2023)

Möglichkeiten der Vitamin-D-Spiegel-Bestimmung

Vitamin-D-Test: https://www.cerascreen.de/products/vitamin-d-test?variant=39658756341808 (Zugriffsdatum 10.01.2023)

Vitamin-D-Bedarfsrechner: https://sonnenallianz.spitzen-praevention.com/vitamin-d-bedarfsrechner/ (Zugriffsdatum 10.01.2023)

Coimbraprotokoll®-Website

Im Jahr 2019 gründeten Christina Kiening und Britta Meyer-Peveling die »Coimbraprotokoll® gUG«, um über das Coimbraprotokoll® in Deutschland zu informieren und so vielen autoimmunerkrankten Menschen Zugang zu ermöglichen. Unter https://coimbraprotokoll.de/ (Zugriffsdatum 10.01.2023) finden Sie umfangreiche Informationen zu dieser Therapiemethode und die Möglichkeit, sich mit anderen Betroffenen zu vernetzen.

Eine Liste der zugelassenen Coimbraprotokollärzt*innen finden Sie unter https://coimbraprotokoll.de/coimbraprotokoll_aerzte/ (Zugriffsdatum 17.03.2023)

Spenden an die Coimbraprotokoll® gemeinnützige UGmbH: https://www.betterplace.org/de/projects/74058-coimbraprotokoll-vitamin-d-hochdosistherapie-gegen-autoimmunerkrankungen (Zugriffsdatum 10.01.2023)

Weitere hilfreiche Internetadressen

Vitamin D bei Covid-19: Echtzeit-Metaanalyse von 102 Behandlungs- und 143 Spiegelstudien: https://c19early.org/dmeta.html (Zugriffsdatum 10.01.2023)

Gemeinnützige Deutsche Stiftung für Gesundheitsinformation und Prävention, gegründet von Prof. Dr. med Jörg Spitz: https://dsgip.de/ (Zugriffsdatum 16.03.2023)

Facebookgruppen

Patient*innen und Freunde des Coimbraprotokolls® treffen sich überall auf der Welt in zahlreichen Facebookgruppen, um sich dort über ihre Erfahrungen und Fragen auszutauschen. Einige davon möchte ich nachfolgend nennen:

In den deutschen Facebookgruppen »Vitamin D gegen Autoimmunerkrankungen« (https://web.facebook.com/groups/Coimbraprotokoll und »Blog Coimbraprotokoll – Vitamin D gegen Autoimmunerkrankungen« und »Ernährung im Coimbra-Protokoll« versammeln sich mittlerweile rund 10 000 Patient*innen und Interessenten und auch Protokollärzt*innen und tauschen sich über Erfahrungen mit und Fragen zum Coimbraprotokoll® aus.

In der Facebookgruppe »Gruppe Coimbraprotokoll – Vitamin D gegen Autoimmunerkrankungen« findet man Antworten zu vielen medizinischen Fragen und kann hier auch Coimbraprotokoll-Ärzte um Rat fragen. Nachrichten von Dr. Coimbra, ein Patientenleitfaden sowie alle wichtigen Informationen rund um das Coimbraprotokoll® finden hier ihren Raum. Dazu wurde eine umfangreiche Info-Liste im Ordner »Dateien« hinterlegt, die alles Wichtige sortiert zur Verfügung stellt und viele Fragen beantwortet. Parallel dazu hat man die Möglichkeit, Fragen direkt zu stellen. Viele positive Erfahrungsberichte können hier veröffentlicht und gelesen werden. Ein Video über das Coimbraprotokoll® komplettiert das Angebot. Auch über Nahrungsergänzungsmittel kann man sich hier informieren.

Ein lockerer Austausch findet statt in der Facebookgruppe »Bistro-Plauderecke fürs CP« (https://www.facebook.com/groups/270861196658491) mit rund 1000 Mitgliedern. Ich habe die Erfahrung gemacht, dass der Austausch in einer solchen Gruppe sehr wichtig ist, gerade weil das Coimbraprotokoll® noch keine von der Schulmedizin anerkannte Therapie ist. Das Gefühl, nicht allein zu sein, und bei Fragen immer Ansprechpartner zu haben, gibt Sicherheit und Mut. In der deutschen Facebookgruppe empfehle ich vor allem, die sehr positiven Erfahrungsberichte zu lesen, um sich vom Erfolg des Coimbraprotokolls® zu überzeugen. Es gibt auch kleinere deutsche Coimbragruppen wie zum Beispiel die Gruppe »Coimbra Baden-Württemberg« mit rund 220 Mitgliedern und die Gruppe »Coimbra Protokoll Mitteldeutschland mit rund 80 Mitgliedern.

In Österreich kann man sich in der Facebook-Gruppe »Coimbra – Österreich« mit rund 400 Mitgliedern informieren. Das gleiche ist möglich in der Gruppe »Coimbra Protokoll Schweiz – Vitamin D gegen Autoimmunerkrankungen« mit rund 150 Mitgliedern. In Frankreich treffen sich Coimbraprotokollfreunde in der Gruppe »Protocole du Dr. Cicero G. Coimbra et vitamine D (Francophonie)« mit rund 5000 Mitgliedern. In Nordamerika gibt es die Gruppe: »Coimbra Protocol: North America (English)« mit rund 14 000 Mitgliedern. Sehr große Gruppen findet man in Brasilien: Die Gruppe »Protocolo Coimbra – Brasil« umfasst mittlerweile rund 110 000 aktive Mitglieder. »Protocolo Coimbra – Vitamina D grupo« ist eine weitere brasilianische Coimbragruppe mit rund 54 000 Mitgliedern. Diese Gruppe erklärt auf ihrer Seite, dass sie diese aus Dankbarkeit ins Leben gerufen habe, Dankbarkeit darüber, dass die durch die entstandenen Krankheiten verschwundene Lebensqualität durch das Coimbraprotokoll® wiedergefunden wurde. Weiterhin wird aufgeführt, dass es das Ziel der Gruppe sei, Menschen, die dasselbe Leid erleben, Zugang zu diesen Informationen zu ermöglichen.

Impressum

Bibliografische Information der Deutschen Nationalbibliothek
Die Deutsche Nationalbibliothek verzeichnet diese Publikation in der Deutschen Nationalbibliografie; detaillierte bibliografische Daten sind im Internet über http://dnb.d-nb.de abrufbar.

Programmplanung: Uta Spieldiener
Projektmanagement: Anja Bippus
Redaktion: Anne Bleick
Bildredaktion: Christoph Frick, Marie Crämer
Covergestaltung: © Thieme
Layout: CYCLUS · Visuelle Kommunikation, Stuttgart

Bildnachweis
Covermotiv und Bild S. 3: © Thieme
Autorinnenfotos: S. 2 oben © Marsha Glauch, unten © Björn Giesbrecht Photography
Inhalt: S. 10, 42, 72, 84 © Thieme; S. 26 © Anton Shahrai / stock.adobe.com – edited by Thieme; S. 119 © Dr. Rutscheidt, Willich
Zeichnungen: Christine Lackner, Ittlingen

1. Auflage 2023

© 2023. Thieme. All rights reserved.
TRIAS Verlag in Georg Thieme Verlag KG
Rüdigerstraße 14, 70469 Stuttgart, Germany
www.trias-verlag.de

Printed in Germany

Satz und Repro: Reemers Publishing Services GmbH, Krefeld
Druck: Grafisches Centrum Cuno, Calbe

Gedruckt auf chlorfrei gebleichtem Papier

ISBN 978-3-432-11687-7

Auch erhältlich als E-Book:
eISBN (ePub) 978-3-432-11688-4

1 2 3 4 5 6

Wichtiger Hinweis: Wie jede Wissenschaft ist die Medizin ständigen Entwicklungen unterworfen. Forschung und klinische Erfahrung erweitern unsere Erkenntnisse. Ganz besonders gilt das für die Behandlung und die medikamentöse Therapie. Bei allen in diesem Werk erwähnten Dosierungen oder Applikationen, bei Rezepten und Übungsanleitungen, bei Empfehlungen und Tipps dürfen Sie darauf vertrauen: Autoren, Herausgeber und Verlag haben große Sorgfalt darauf verwandt, dass diese Angaben dem Wissensstand bei Fertigstellung des Werkes entsprechen. Rezepte werden gekocht und ausprobiert. Übungen und Übungsreihen haben sich in der Praxis erfolgreich bewährt.

Eine Garantie kann jedoch nicht übernommen werden. Eine Haftung des Autors, des Verlags oder seiner Beauftragten für Personen-, Sach- oder Vermögensschäden ist ausgeschlossen.

Das Werk, einschließlich aller seiner Teile, ist urheberrechtlich geschützt. Jede Verwendung außerhalb der engen Grenzen des Urheberrechtsgesetzes ist ohne Zustimmung des Verlages unzulässig und strafbar. Das gilt insbesondere für Vervielfältigung und Verbreitung in gedruckter Form, Übersetzung, Übertragung und Bearbeitung in andere Sprachen oder Fassungen sowie die Einspeicherung und Verbreitung in elektronischen Medienformen (z. B. CD-Rom, DVD, USB-Speicher, Datenbank, cloud-basierter Dienst, e-book und sonstige Formen des electronic publishing) und auch öffentlicher Zugänglichmachung (z. B. Internet, Intranet oder andere leitungsgebundene oder -ungebundene Datennetze), u. a. durch Wiedergabe auf stationären oder mobilen Empfangsgeräten, Monitoren, Smartphones, Tablets oder sonstigen Empfangsgeräten per Download (z. B. PDF, ePub, App) oder Abruf in sonstiger Form etc.

Marken, geschäftliche Bezeichnungen oder Handelsnamen werden nicht in jedem Fall besonders kenntlich gemacht. Aus dem Fehlen eines solchen Hinweises kann nicht geschlossen werden, dass es sich um einen freien Handelsnamen handelt.

Thieme Publikationen streben nach einer fachlich korrekten und unmissverständlichen Sprache. Dabei lehnt Thieme jeden Sprachgebrauch ab, der Menschen beleidigt oder diskriminiert, beispielsweise aufgrund einer Herkunft, Behinderung oder eines Geschlechts. Thieme wendet sich zudem gleichermaßen an Menschen jeder Geschlechtsidentität. Die Thieme Rechtschreibkonvention nennt Autor*innen mittlerweile konkrete Beispiele, wie sie alle Lesenden gleichberechtigt ansprechen können. Die Ansprache aller Menschen ist ausdrücklich auch dort intendiert, wo im Text (etwa aus Gründen der Leseleichtigkeit, des Text-Umfangs oder des situativen Stil-Empfindens) z. B. nur ein generisches Maskulinum verwendet wird.

Datenschutz
Wo datenschutzrechtlich erforderlich, wurden die Namen und weitere Daten von Personen redaktionell verändert (Tarnnamen). Dies ist grundsätzlich der Fall bei Patient*innen, ihren Angehörigen und Freund*innen, z. T. auch bei weiteren Personen, die z. B. in die Behandlung von Patient*innen eingebunden sind.

TRIAS, einer der führenden Ratgeberverlage im Bereich Gesundheit, gehört zur Thieme Gruppe, marktführender Anbieter medizinischer Fachinformationen und Services. Anspruch der Thieme Gruppe ist es, den im Gesundheitswesen tätigen Berufsgruppen sowie allen an Gesundheit Interessierten genau die Informationen und Angebote bereitzustellen, die sie in einer bestimmten Arbeitssituation oder Lebensphase benötigen. Durch die hohe Qualität und zielgruppenspezifische Relevanz der angebotenen Leistungen bereitet Thieme den Weg für eine bessere Medizin und mehr Gesundheit im Leben.

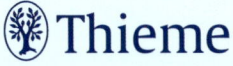

Das richtige Rezept für jede Indikation

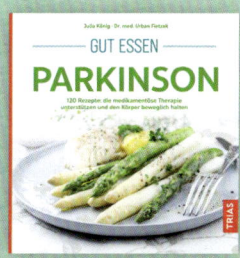

Julia König
Gut essen Parkinson

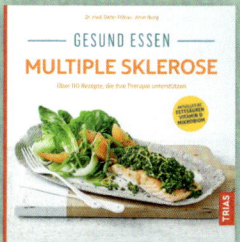

Dieter Pöhlau/Anne Iburg
Gesund essen Multiple Sklerose

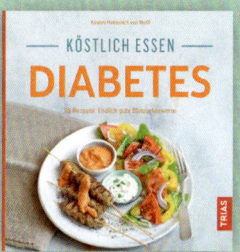

Kirsten Metternich
Köstlich essen Diabetes

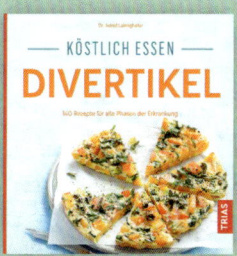

Astrid Laimighofer
Köstlich essen Divertikel

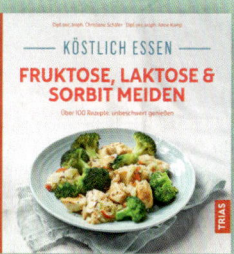

Christiane Schäfer/Anne Kamp
Köstlich essen Fruktose, Laktose & Sorbit meiden

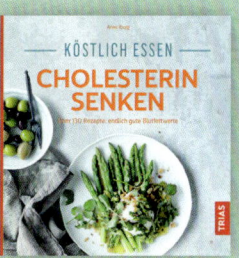

Anne Iburg
Köstlich essen –Cholesterin senken

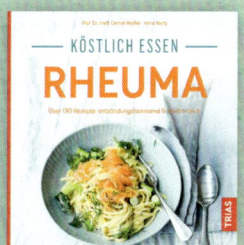

Gernot Keyßer
Köstlich essen – Rheuma

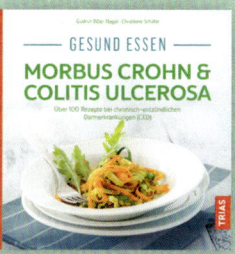

Gudrun Biller-Nagel
Gesund essen – Morbus Crohn & Colitis ulcerosa

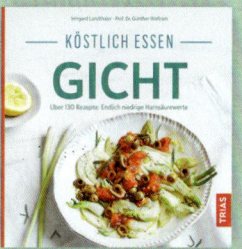

Irmgard Landthaler/ Günther Wolfram
Köstlich essen bei Gicht

Auch erhältlich als E-Book!

Mehr Bücher finden Sie hier: www.trias-verlag.de

TRIAS

Rundum fit & entspannt

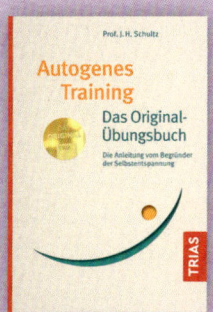

J.H. Schultz
**Autogenes Training –
Das Original-Übungsbuch**

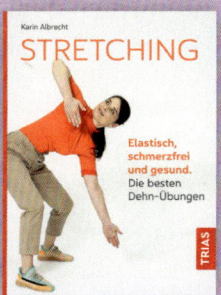

Karin Albrecht
Stretching

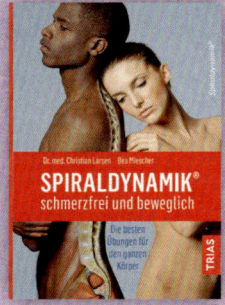

Christian Larsen, Bea Miescher
Spiraldynamik – schmerzfrei und beweglich

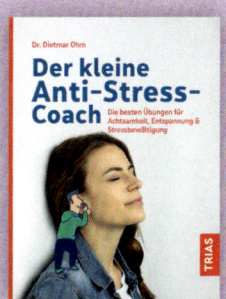

Dietmar Ohm
Der kleine Anti-Stress-Coach

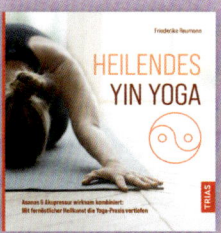

Friederike Reumann
Heilendes Yin Yoga

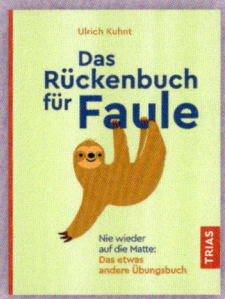

Ulrich Kuhnt
Das Rückenbuch für Faule

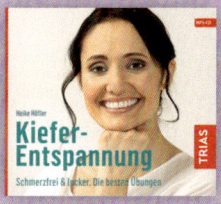

Heike Höfler, Sophia Baron
Kiefer-Entspannung

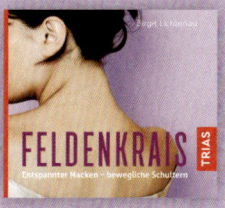

Birgit Lichtenau
Feldenkrais: Entspannter Nacken – bewegliche Schultern (Hörbuch)

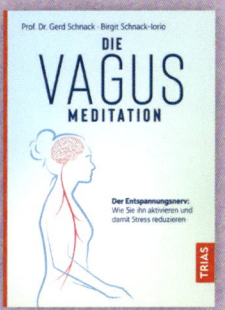

Gerd Schnack, Birgit Schnack-Iorio
Vagus-Meditation

Auch erhältlich als E-Book!

 Mehr Bücher finden Sie hier:
www.trias-verlag.de

TRIAS